安徽省高职高专护理专业规划教材

U0656348

人体解剖学

（可供高职高专卫生职业教育各专业及五年制护理专业使用）

（第 2 版）

主　编　苏传怀　姚玉芹

副主编　李蔚如　杨治河

编　者　（以姓氏笔画为序）

叶大平（安徽省黄山职业技术学院）

李蔚如（安徽省计划生育学校）

李凤林（安徽省淮南卫生学校）

朱晓红（安徽省计划生育学校）

孙宗波（安徽省宿州卫生学校）

苏传怀（安徽省淮南卫生学校）

余云学（安徽省阜阳卫生学校）

杨治河（安徽省滁州城市职业学院）

张华民（安徽省淮北卫生学校）

张　磊（皖西卫生职业学院）

姚玉芹（安徽省医学高等专科学校）

褚世居（安徽省巢湖职业技术学院）

东南大学出版社

内 容 提 要

本书主要介绍运动系统、消化系统、呼吸系统、泌尿系统、生殖系统、腹膜、脉管系统、感觉器官、神经系统、内分泌系统解剖和局部解剖知识。本书以新的教学计划和新大纲为依据,强调基础理论、基础知识和基本技能,体现思想性、科学性、先进性、启发性和实用性。本书为第二版,将第一版的局部解剖学的内容放在相应的系统解剖学里。本书为全彩印刷,现是一本教材,又是一本解剖示图谱。修订后的《人体解剖学》内容与职业护士考试紧密地结合起来,争取教学与岗位"零距离"。

本书可供高职高等卫生职业教育各专业及五年制护理专业使用。

图书在版编目(CIP)数据

人体解剖学/苏传怀,姚玉芹主编－2 版.—南京:东南大学出版社,2011.7(2015.3 重印)

安徽省高职高专护理专业规划教材

ISBN 7－5641－2863－0

Ⅰ. 人…   Ⅱ. ①苏…   ②姚…   Ⅲ. 人体解剖学
—高等职业教育—教材   Ⅳ. ①R322

中国版本图书馆 CIP 数据核字(2011)第 119955 号

人体解剖学(第 2 版)

出版发行	东南大学出版社
出 版 人	江建中
社　　址	南京市四牌楼 2 号
邮　　编	210096
电　　话	(025)83793328
经　　销	江苏省新华书店
印　　刷	南京京新印刷厂印刷
开　　本	787mm×1092mm　1/16
印　　张	16.75
字　　数	415 千字
版　　次	2011 年 7 月第 2 版　　2015 年 3 月第 6 次印刷
定　　价	54.00 元

* 凡因印装质量问题,可直接向发行部调换。电话:025－83795801

第一版前言

本书是医学高等职业技术教育系列教材中的一门医学基础课。根据安徽省卫生厅、省教育厅2005年3月于庐江召开的"安徽省五年制护理专业高职规划教材主编人员会议"的精神,本着适应高职教育的特点,培养以实用型、技能型高级护理人才为主的原则,我们组织编写了这本《人体解剖学》。

在编写过程中,以新的教学计划和新大纲为依据,强调"基础理论、基本知识和基本技能,体现"思想性、科学性、先进性、启发性和适用性"。本教材与传统教材相比,有如下特点:一是突出了"应用解剖"和"人体表面解剖"方面的知识,并适当地反映本学科的新进展。二是内容精练、突出重点、图文并茂、通俗易懂;语言通顺、流畅、不赘述,从而增加了可读性和广泛的适用性。三是书中的专业名词均按全国自然科学名词审定委员会公布的名词为准,规范使用人体解剖学名词。本书除可作为高等职业教育护理专业教材外,还可供在职医护人员自学参考。

本书按144学时编写,共分十一章。内容包括绪论、运动系统、消化系统、呼吸系统、泌尿系统、生殖系统、腹膜、脉管系统、感觉器官、神经系统、内分泌系统和局部解剖学。另附实验指导。全书590千字,470余幅插图,其中套(彩色)图140余幅。

安徽省卫生厅、教育厅以及省医学会教育学会对本教材给予了大力的支持和指导;安徽省淮南卫生学校程正兴、苏传怀老师负责本书插图的选择、修改、绘制和统稿工作,同时还得到了各参编院校的大力支持,在此表示衷心的感谢。

热忱欢迎使用本教材。由于时间仓促,经验不足,缺点和不妥之处在所难免,恳请各校师生和读者提出批评指正,以便今后进一步修订提高。

苏传怀

2005年9月

再版前言

安徽省五年制护理专业高职规划教材《人体解剖学》第一版于 2006 年 1 月出版以来,先后有十多所卫生职业院校的近 2 万名师生使用了本教材,受到广大同仁和医学生的好评。

为了深入贯彻落实国家关于大力发展职业教育的精神,本着"以服务为宗旨,以岗位需求为导向"的卫生职业教育办学方针;坚持以就业为导向,以能力为本位的指导思想,在原有《人体解剖学》教材的基础上进行修订,使本教材具有如下特点:

1. 删除了局部解剖学内容,并将与护理专业有关的局部解剖学内容撰写在相应的系统解剖学内。

2. 插图全部采用全彩色印刷,共有 350 幅,既是一本人体解剖学教材,又是一本人体解剖学图谱,犹如将教材和解剖图谱合二为一,对学生使用教材有很大的帮助。

3. 本教材编写尽可能使教学内容与国家护士执业资格考试相贴近,力求卫生职业教育与岗位"零距离",以培养技能型高级护理人才为宗旨。

4. 在每章后的复习题针对性强,便于老师辅导和学生学习;在正文中插入与临床、日常生活常识等有关内容的"链接",以拓展学生的知识面。

第二版教材编写得到了东南大学出版社的大力支持和帮助,也得到了安徽医学高等专科学校、安徽省淮南卫生学校、安徽省黄山职业技术学院、安徽省计划生育学校、安徽省阜阳卫生学校、安徽省滁州城市职业学院、安徽省淮北卫生学校、安徽省巢湖职业技术学院等单位领导的大力支持,在此一并致谢。

热诚欢迎使用本教材。由于编写时间仓促,经验不足,缺点和不妥之处在所难免,恳请各校师生和读者提出批评指正,以便进一步修订完善。

苏传怀　姚玉芹

2011 年 3 月

目 录
CONTENTS

绪 论

应 用 解 剖

实验指导

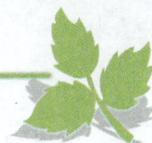

绪　　论

　　人体是复杂、神秘、美丽的有机体。健康的人体是一种美,疾病是对美的破坏,医疗是对美的修复,护理是对美的呵护,解剖是对美的追求。认识人体的美是热爱生命的基础,从人体解剖学开始,让我们的天使以美的心灵去呵护美丽的生命,让我们从众多的解剖学知识中感受到生命的美好、生命的崇高和生命的伟大。

一、人体解剖学的定义和地位

　　人体解剖学是研究正常人体形态结构的科学,属生物学科中的形态学范畴,是医学教育中重要的基础课程之一。

　　学习这门课程的目的,就是让学生能系统全面地理解和掌握正常人体器官的形态结构、位置与毗邻,为学习其他基础课程和专业课程奠定坚实的形态学基础。只有在掌握正常人体器官形态结构的基础上,才能正确理解人体的生理功能和病理现象,正确判断人体的正常与异常,从而对疾病采取相应的治疗和护理措施,协助患者康复。

二、人体解剖学的分科

　　人体解剖学是一门古老的学科。最初的解剖学是通过持刀切割尸体,凭借肉眼观察的方法研究人体的形态结构,随着科学技术的进步、研究方法的革新、相关学科的发展以及医学实践的促进,解剖学的研究对象及研究范围不断扩大,其发展经历了大体解剖学、显微解剖学、超微结构解剖学3个阶段,并分化形成了许多新的分支学科。

　　广义的人体解剖学包括大体解剖学和微体解剖学。大体解剖学是指用肉眼观察的方法研究正常人体器官形态结构的科学,包括系统解剖学、局部解剖学。微体解剖学是指借助显微镜等观察的方法研究正常人体微细结构的科学,包括细胞学、组织学和胚胎学。

　　系统解剖学是按照人体各功能系统(如消化系统、泌尿系统、呼吸系统等)阐述各器官位置及形态结构的科学。

　　局部解剖学则是按照人体的某一局部,由浅入深,逐层阐述各部结构的形态及相互关系的科学。

　　由于研究的角度、手段和目的不同,人体解剖学又分出若干类。如密切联系外科手术的解剖学,称为外科解剖学;运用X线摄影技术研究人体形态结构的解剖学,称为X线解剖学;

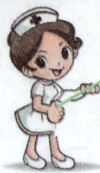

研究人体各局部或器官横断面形态结构的解剖学,称为**断层解剖学**;以研究个体生长发育、年龄变化为特征的解剖学,称为**成长解剖学**;以分析研究运动器官的形态结构和提高体育运动效果为目的的解剖学称为**运动解剖学**;还有研究人体外形轮廓及结构比例,为绘画造型打基础的**艺术解剖学**等。

三、学习人体解剖学的基本观点和方法

人体解剖学是一门形态科学。要准确地认识和理解人体形态结构,学习时必须运用进化发展的观点、形态与功能相互联系的观点、局部与整体统一的观点和理论联系实际的观点,才能正确地掌握人体各器官的位置和形态结构。

(一)进化发展的观点

人类是由亿万年前的灵长类古猿进化而来的,在形态结构上至今还保留着灵长类哺乳动物的结构特点。例如,两侧对称的身体,体腔被分成胸腔和腹腔等。现代人的形态结构仍在不断地发展变化着,如人体的细胞、组织和器官一直处于新陈代谢、分化和发育的动态之中。此外,不同的自然因素、社会环境和劳动条件等,均影响人体形态结构的发展。所以,只有用进化发展的观点来学习人体解剖学,才能正确、全面地认识人体。

(二)形态与功能相互联系的观点

人体每个器官都有一定的形态结构和完成其特定的功能。器官的形态结构是功能的物质基础。功能的改变会影响器官形态结构的变化,形态结构的变化也会影响器官功能的改变。如加强体育锻炼,可使骨骼肌细胞变粗,肌肉发达;长期卧床,可导致骨骼肌细胞细弱、或肌肉萎缩。所以,在学习过程中将形态与功能相互联系起来,便于更好地理解和记忆解剖学知识。

(三)局部与整体统一的观点

人体是一个有机的统一整体,各个器官、系统都是整体不可分割的一部分,不能离开整体而独立存在,它们之间密切联系,互相影响。局部的改变或损伤不仅影响到相邻的局部,而且会影响到整体。因此在学习人体解剖学的过程中,必须始终注意从局部联系到整体,从整体的角度来理解个别器官和局部,以便更深刻地把握整体与局部的关系。

(四)理论联系实际的观点

人体解剖学是一门形态科学,其结构复杂,名词繁多,如死记硬背,往往事倍功半。因此,学好人体解剖学必须坚持理论联系实际,做到3个结合:① 图文结合:学习时做到文字和图形并重,两者结合,以利于理解和记忆;② 理论学习与实验相结合:重视实验课教学,充分利用模型、标本、组织切片、挂图、活体观察与触摸、多媒体,以及尸体解剖等手段,增进理解,形成形象记忆,这是学好人体解剖学最重要的方法;③ 理论知识与临床应用相结合:基础是为临床服务的,在学习人体解剖学的过程中适度联系临床应用,可激发同学的学习兴趣,增强对某些结构的认识。

四、人体的组成和系统的划分

构成人体结构和功能的基本单位是**细胞**。许多形态相似、功能相近的细胞借细胞间质结合在一起构成具有一定功能的结构,称为**组织**。人体的基本组织按其结构和功能可分为4种类型:上皮组织、结缔组织、肌组织和神经组织。由几种不同的组织有机地结合构成具有

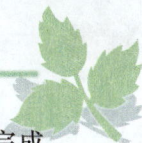

一定形态结构、完成特定功能的结构,称为器官。许多功能相关的器官组合在一起,能完成连续的生理功能,称为系统。人体由九大系统组成:即运动系统、消化系统、呼吸系统、泌尿系统、生殖系统、脉管系统、感觉器、神经系统和内分泌系统。其中,消化、呼吸、泌尿和生殖系统,大部分器官都位于胸腔、腹腔和盆腔内,并通过一定的管道直接或间接地与外界相通,总称为内脏。

人体虽然是由九大系统组成,但都在神经和体液的调节下,彼此联系,相互协调,相互影响,共同构成一个完整统一的有机体。

按照人体的外形,可分为头、颈、躯干和四肢。躯干又可分为胸部、腹部、背部和盆部。四肢又分为上肢和下肢。

五、人体解剖学常用的方位术语

为了准确地描述人体内各结构、各器官的位置关系,必须使用国际通用的标准及描述用语,以便统一认识,避免混淆与误解。

(一)解剖学姿势

解剖学姿势又称为标准姿势,指身体直立,面向前,双眼平视正前方,上肢自然下垂于躯干两侧,下肢并拢,手掌和足尖向前。无论被观察对象处于何种状态,描述其结构位置时均应以此标准姿势为准(图绪-1)。

(二)方位术语

以解剖学姿势为准,使用规定的方位术语,可以正确的描述各器官、各结构的相互位置关系(图绪-1)。

1. 上和下　近头者为上,近足者为下。

2. 前和后　近腹者为前,也可以称为腹侧。近背者为后,也可以称为背侧。

3. 内侧和外侧　以人体的正中面为准,距正中面近者为内侧,距其远者为外侧。

4. 内和外　是描述空腔器官相互位置关系的术语。近腔者为内,远腔者为外。

5. 浅和深　以体表为准,距皮肤近者为浅,距皮肤远者为深。

6. 近侧和远侧　在四肢,距附着部位近者为近侧,距附着部位远者为远侧。

(三)轴

为了分析关节的运动,在解剖学姿势的条件下,通过人体可设置3种相互垂直的轴(图绪-2)。

1. 垂直轴　为上下方向并垂直于水平面的轴。

2. 矢状轴　为前后方向并与水平面平行的轴。

3. 冠状轴　为左右方向并与水平面平行的轴,也称为额状轴。

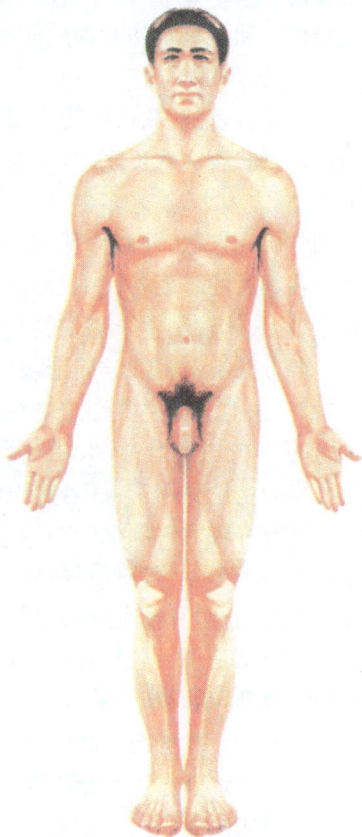

图绪-1　人体标准姿势

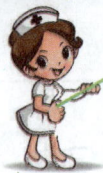

（四）面

解剖学上常用的切面有（图绪-2）。

1. 矢状面　从前后方向把人体为分左、右两部分的纵切面，称为**矢状面**。通过人体正中线将人体分为左右对称两半的矢状面，称为正中矢状面。

2. 冠状面　从左右方向把人体分为前、后两部分的纵切面，称为**冠状面**，也称为额状面。

3. 水平面　从水平方向把人体分为上、下两部分的纵切面，称为**水平面**，也称为**横切面**。

六、人体解剖学发展简史

人体解剖学是一门古老的自然学科。它的发展和建立与其他自然科学一样，经历了一个长期探索、实践和知识积累的过程。

最初的解剖学知识可从古代印度、中国、希腊和埃及的一些书籍中见到，这些知识也是当初在祭祀狩猎屠宰和战争负伤时偶尔而观察所获得。因而，对人体和动物内部结构的认识是极其有限、极不完整的。

远在春秋战国时期，我国最早的一部医学著作《黄帝内经》中就有关于人体形态结构的描述，例如"若夫八尺之士，皮肉在此，外可度量切循而得之；其尸可解剖而视之"。"其脏之坚脆，腑之大小，谷之多少，脉之长短，……皆有大数"等。当时就有了"度量切循"、"解剖"等解剖学研究方法，并对内脏名称、大小和位置都已有了记载。也许这是最古老的解剖学记载。在其后的各朝各代中，都出现了与解剖学相关的记载和研究，但由于我国封建社会的长期束缚，人体解剖学未能发展并建立成为一门独立的学科。

西方医学对解剖学的记载，是从古希腊名医 Hippocrates（公元前 460－公元前 377 年）开始的，在他的医学著作中对头骨作了正确的描述，并认为心脏有 2 个心室和 2 个心房。古希腊的另一位学者 Aristotle（公元前 384－公元前 322 年）进行过动物解剖，但他误将动物解剖所得的结论移用于人体，错误较多。

西方有较大解剖学影响的当数古希腊医学家 Herophilus（公元前 335－公元前 280 年），他对人体多个器官进行了研究，并命名了"十二指肠"、"前列腺"、"睫状体"、"视网膜"、"乳糜管和淋巴"。而有较完整的解剖学记述的论著，当推 Galen（盖伦）（公元 130－201 年）的《医经》，这部书是 16 世纪以前西方医学的权威巨著，书中有许多解剖学记载。因其资料主要来自动物解剖，错误难免较多。

公元 1－16 世纪，欧洲文艺复兴时期，科学艺术有了蓬勃的发展，解剖学也有了相应的进步。如 Leonardo Da Vinci（1457－1519 年），他制作的人体骨骼解剖学图谱，描绘精细正确，是一部时代巨著。

现代解剖学的奠基人 A. Vesalius（维萨里）（1514－1564 年），他亲自从事人的尸体解剖，进行细致的观察，最终在 1543 年出版了《人体构造》这一划时代的解剖学巨著，系统记述了人体器官和系统的形态与构造，对其他人的一些错误论点予以纠正，为医学的发展开拓了新的道路，从而奠定了人体解剖学的基础。

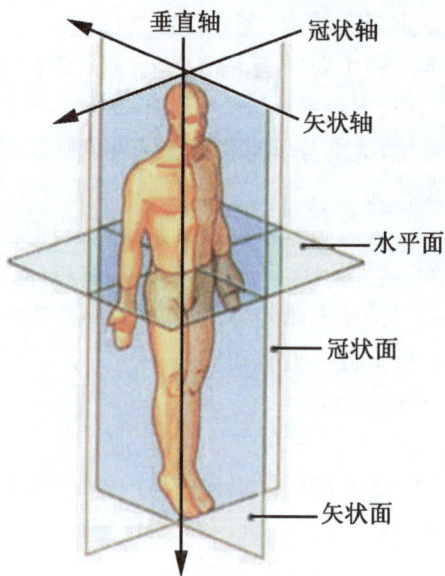

图绪-2　人体的轴和面

（标注：垂直轴、冠状轴、矢状轴、水平面、冠状面、矢状面）

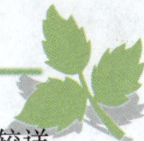

　　我国远在春秋战国时代(公元前300—200年)的《黄帝内经》,是我国对人体解剖的较详细描述。两宋时代,曾有尸体解剖的记载,以及《五脏六腑》、《存真图》的绘制。宋代法医学家宋慈(1186—1249年)1247年所著《洗冤集录》,广泛的描述了解剖学知识,并附有检骨图,成为世界上最早的法医学专著。清代道光年间,王清任(1768—1831年)编著《医林改错》,描述了人体各器官系统的解剖学知识,对古医书中的错误进行订正。

　　18世纪,人们对解剖学的研究日益深入。

　　19世纪,第一部显微解剖学教科书问世,建立了细胞学。随着西方医学的快速发展,大量西方解剖学译著不断传入我国,推动了我国现代解剖学的形成与发展。

　　我国的解剖学研究,虽然在古代已有很大成就,但由于长期受着封建社会制度的束缚,科学技术落后,未能得到较快的发展。解剖学始终融合在传统医学之中,没有形成独立的学科体系。直到1893年(光绪十九年)在天津的北洋医学堂,教授课程中设有《人体解剖学》。至此,在我国解剖学才成为一门独立的学科。

　　20世纪发明的电子显微镜,广泛应用于细胞的超微结构与三维构筑的研究,使形态科学研究跨入到细胞、亚细胞和分子水平。形成了大体解剖学、显微解剖学和超微结构解剖学这3个不同的发展阶段。

　　进入21世纪,随着医学研究领域的专业化和计算机技术的不断改进,人体解剖学的研究范围也在不断延伸,在组织学、胚胎学、发育生物学、神经生物学以及影像应用解剖学等领域取得了很大的成就,为医学事业的发展做出了巨大的贡献。

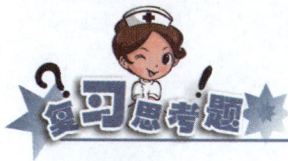

复习思考题

一、名词解释

　　1. 人体解剖学　2. 解剖姿势　3. 器官　4. 组织　5. 内脏

二、填空题

　　1. 根据解剖学姿势,给人体规定的轴是_____、_____、_____。

　　2. 根据外形,人体可分为_____、_____、_____和_____。

　　3. 构成人体的基本组织有4种,即_____、_____、_____和_____。

三、选择题

A₁型选择题

　　1. 下列哪一器官不属内脏　　　　　　　　　　　　　　　　　　　　　　　(　　)

　　A. 食管　　　　B. 肺　　　　　C. 心　　　　　D. 膀胱　　　　E. 卵巢

　　2. 用来描述空腔器官的方位术语　　　　　　　　　　　　　　　　　　　(　　)

　　A. 上和下　　　B. 前和后　　　C. 内和外　　　D. 近侧和远侧　　E. 浅和深

　　3. 矢状轴　　　　　　　　　　　　　　　　　　　　　　　　　　　　　(　　)

　　A. 呈上下方向　　　　　　　　　B. 与身体长轴垂直

　　C. 可将人体分为左、右两部分　　D. 只有1条

　　E. 呈左右方向

　　4. 关于解剖学姿势的描述,哪项是错误的　　　　　　　　　　　　　　　(　　)

　　A. 身体直立　　　　　　　　　　B. 两眼向前平视

　　C. 上肢下垂　　　　　　　　　　D. 足尖向前

　　E. 手掌贴靠大腿

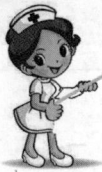

5. 以人体正中面为准的方位术语是 （　）

A. 内侧和外侧

B. 上和下

C. 近侧和远侧

D. 背侧和腹侧

E. 深和浅

B 型选择题

A. 矢状面　　　　B. 冠状面　　　　C. 水平面　　　　D. 正中矢状面　　　　E. 横切面

1. 从前后方向把人体为分左、右两部分的纵切面是 （　）

2. 从左右方向把人体分为前、后两部分的纵切面是 （　）

四、简答题

1. 举例说明常用的解剖学方位术语有哪些。

2. 简述人体的组成和分部。

（苏传怀　姚玉芹）

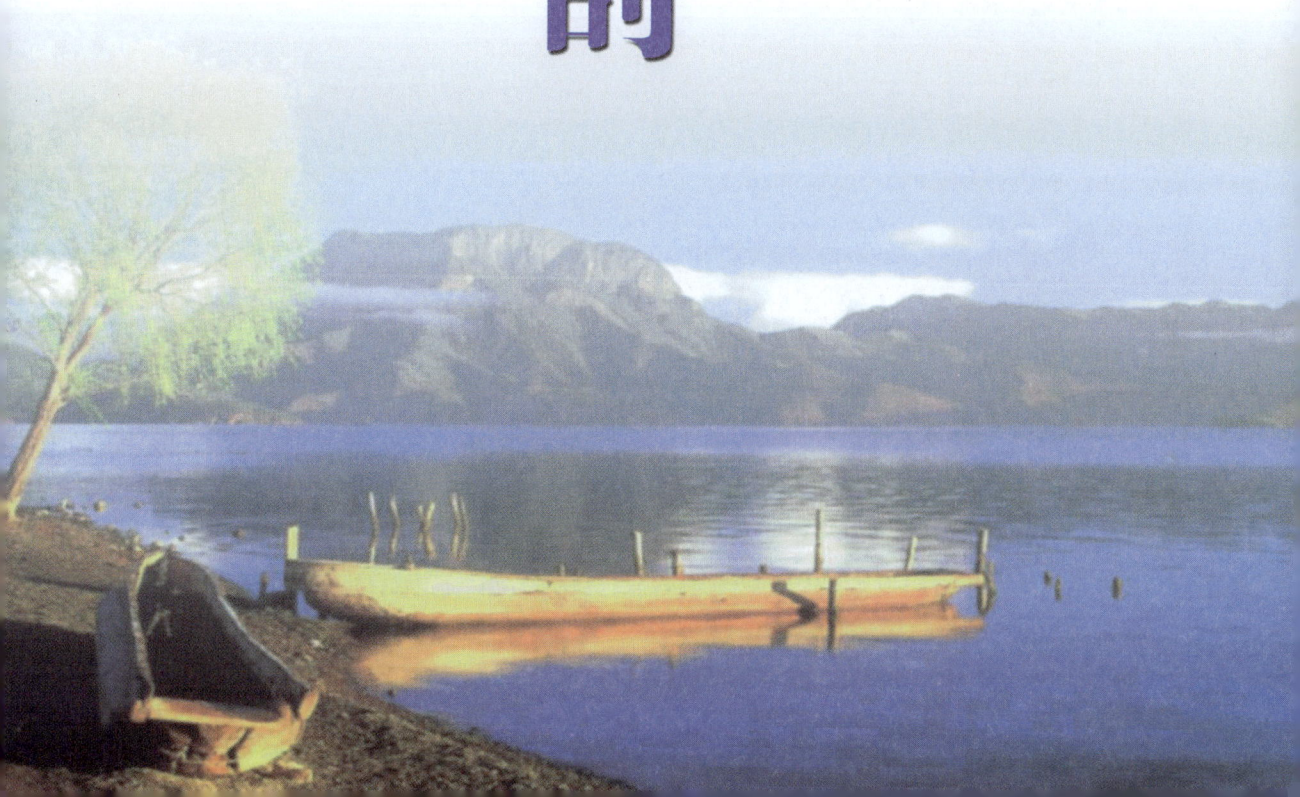

应用解剖

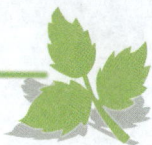

第一章
运 动 系 统

运动系统由骨、骨连结和骨骼肌 3 部分组成,成人占体重的 60%～70%。全身骨借骨连结形成骨骼(图 1-1),构成人体的支架。具有支持体重、保护内脏和运动等功能。骨骼肌附着于骨的表面,收缩时牵拉骨引起关节的运动。在运动过程中,骨起杠杆作用,骨连结是运动的枢纽,骨骼肌是运动的动力器官。

在体表可以摸到一些骨的突起、凹陷、肌和腱的隆起等,这些重要的体表标志对于确定内脏器官、血管和神经的位置,确定手术切口的部位等具有重要意义。

第一节 骨 学

一、概 述

骨是坚硬并具有生命的器官。成人骨共有 206 块,其中 6 块听小骨在感觉器章节中描述。

(一)骨的分类

1. 根据骨的部位 可分为颅骨、躯干骨和四肢骨(表 1-1)。

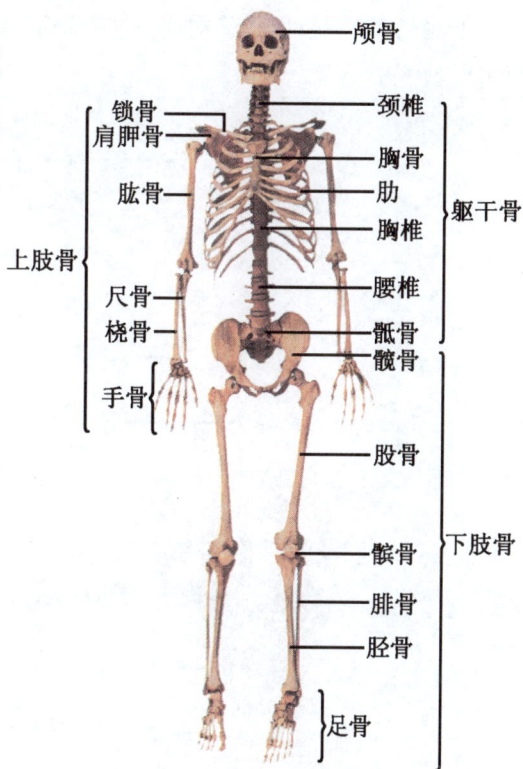

图 1-1 人体骨骼

颅骨
锁骨
肩胛骨
肱骨
上肢骨
尺骨
桡骨
手骨

颈椎
胸骨
肋
胸椎
躯干骨
腰椎
骶骨
髋骨

股骨
髌骨
腓骨
胫骨
下肢骨
足骨

表 1-1 全身骨名称

全身骨	颅骨 (23块)	脑颅骨:额骨、顶骨、枕骨、颞骨、筛骨、蝶骨
		面颅骨:上颌骨、鼻骨、泪骨、颧骨、腭骨、下鼻甲、下颌骨、犁骨、舌骨
	躯干骨 (51块)	椎骨 胸骨 肋
	四肢骨 (126块)	上肢骨:锁骨、肩胛骨、肱骨、尺骨、桡骨、腕骨、掌骨、指骨
		下肢骨:髋骨、股骨、髌骨、胫骨、腓骨、跗骨、跖骨、趾骨

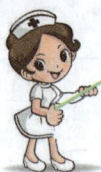

2. 根据骨的形态　可分为**长骨**、**短骨**、**扁骨**和**不规则骨**(图1-2)。

(1) 长骨:呈长管状,多分布于四肢,如肱骨、股骨等。长骨分为一体两端,体又称为**骨干**,内有空腔,称为**髓腔**,容纳骨髓;两端膨大,称为骺,其表面有光滑的关节面,面上附有一层关节软骨。长骨多起支持和杠杆作用。

(2) 短骨:呈立方形,多成群分布于承受压力较大而且运动较复杂的部位。如腕骨、跗骨等。

(3) 扁骨:呈板状,主要构成颅腔、胸腔和盆腔的壁,起保护作用。如颅盖骨、胸骨等。

(4) 不规则骨:形状不规则,如椎骨等。

此外,在手、足和膝部肌腱内有豆形的小骨,称为籽骨,运动时它既可减少对肌腱的摩擦,又可改变肌牵引力的方向。

(二) 骨的构造

骨由**骨质**、**骨膜**和**骨髓**构成,并有血管、淋巴管和神经分布(图1-3)。

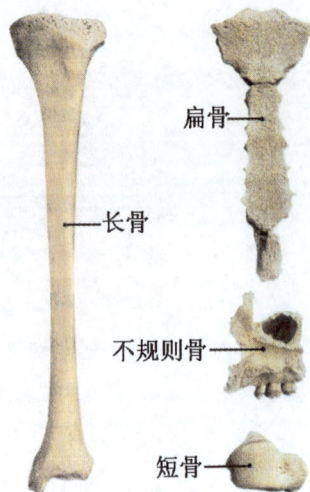

图1-2　骨的形态

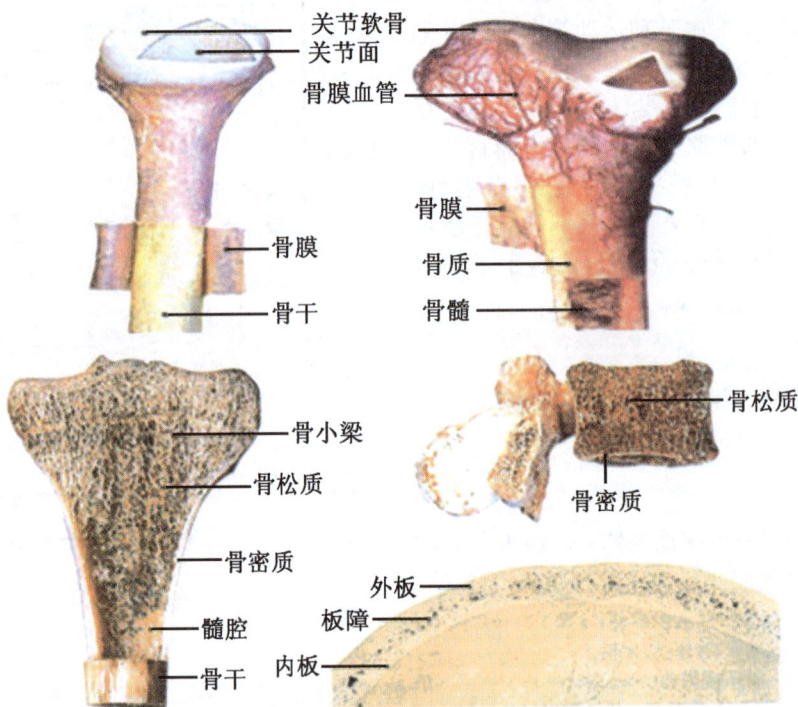

图1-3　骨的构造

1. **骨质**　由骨组织构成,分为**骨密质**和**骨松质**。骨密质致密坚硬,抗压性强,分布于各类骨的表面,在长骨骨干处最厚;骨松质呈蜂窝状,由相互交织的骨小梁构成,分布于骨的内部。骨小梁的排列与骨所承受的压力和张力方向一致,因而能承受较大的重量。颅盖骨内外两层的骨密质分别称为**内板**和**外板**,两板间的骨松质称为**板障**。

2. **骨膜**　是一层致密结缔组织膜,被覆于骨的内面和外面(关节面除外)。被覆于骨外表面的称为**骨外膜**,较厚;衬于骨髓腔内面或骨松质腔隙内的称为**骨内膜**,较薄。骨膜内含有丰富的血管、神经、淋巴管和幼稚的成骨细胞等,对骨的营养、生长和修复再生等有重要作

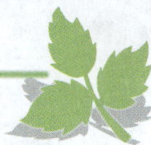

用。当骨膜剥离时,骨不易修复,甚至可能坏死,故手术时要尽量保留骨膜。

3. 骨髓 位于髓腔和骨松质的间隙内,分红骨髓和黄骨髓。红骨髓呈深红色,主要由网状组织和处于不同发育阶段的血细胞及少量脂肪细胞等构成,有造血功能。胎儿和婴儿的骨髓均为红骨髓。约在5岁以后,髓腔内的红骨髓逐渐被脂肪组织取代转化为黄骨髓,失去造血功能;但当慢性大量失血或严重贫血时,黄骨髓又可转化为红骨髓,恢复造血功能。成年后分布于长骨两端、扁骨和不规则骨的骨松质内的红骨髓终身保留。因此,临床需要检查骨髓的造血功能时,常选择髂骨和胸骨等处进行骨髓穿刺,抽取红骨髓进行检查。

(三)骨的化学成分和物理特性

骨的化学成分是由有机物和无机物组成。有机物主要是骨胶原纤维和黏多糖蛋白,构成骨的支架,成年人约占骨重量的1/3,使骨具有韧性和弹性;无机物主要是碱性磷酸钙,成年人骨的无机物含量约占骨重量的2/3,使骨坚硬。

骨的化学成分和物理特性随年龄的增长而发生变化,幼儿骨的有机物比例较成人多,故骨的弹性和韧性都较大,在外力的影响下,易弯曲变形,而不易发生完全性骨折。因此,青年人,尤其是儿童应注意养成良好的坐、立姿势,以避免骨的变形;老年人骨的有机物减少,无机物相对增多,使骨变脆,易发生骨折。

(四)骨的发生和生长

在胚胎发育的第8～9周,中胚层的间充质以两种方式发育成骨:一类是间充质先分化成膜状,以后在膜的基础上骨化,称为膜化骨;另一类是间充质先发育成软骨,以后再骨化,称为软骨化骨,绝大部分骨是以此种方式形成的,如长骨的生长(图1-4)。颅顶骨和面颅骨的发生属于膜化骨,四肢骨(锁骨除外)和颅底骨的发生属于软骨化骨。

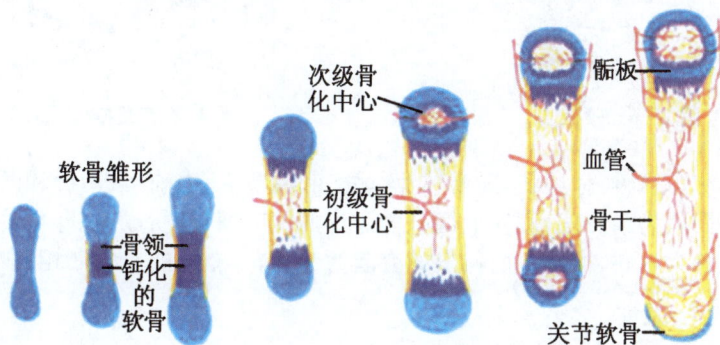

图 1-4 长骨的发生过程

二、躯干骨

躯干骨包括椎骨、胸骨和肋。

(一)椎骨

成人椎骨共26块,即颈椎7块、胸椎12块、腰椎5块、骶骨1块、尾骨1块。

1. 椎骨的一般形态 椎骨属不规则骨,由前方的椎体和后方的椎弓组成。椎体呈短圆柱状,是负重的主要部分。椎弓由椎弓根和椎弓板构成。椎体和椎弓围成椎孔,所有椎骨的椎孔相连构成椎管,管内容纳脊髓。椎弓与椎体相连的部分较细,称为椎弓根,其上、下方分别有椎上切迹和椎下切迹。相邻椎弓根的上、下切迹围成椎间孔,孔内有脊神经根和血管通过。椎弓的后部,称为椎弓板,从椎弓板上发出7个突起,包括伸向两侧的1对横突,向上、下

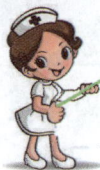

各伸出 1 对**上关节突**和**下关节突**,向后伸出 1 个**棘突**(图 1-5)。

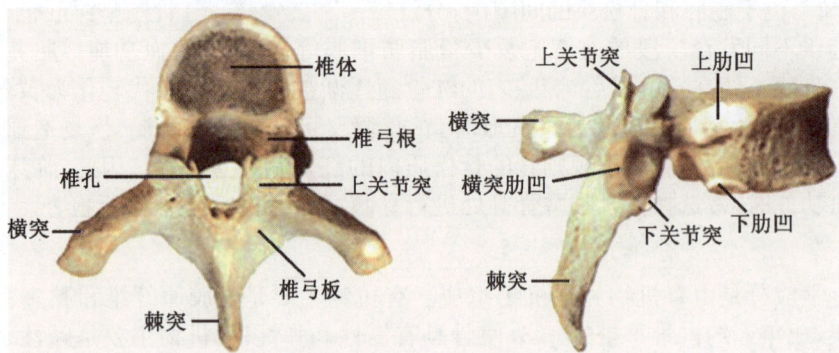

图 1-5 胸椎

2. 各部椎骨的主要特征

(1) 颈椎:椎体较小,棘突末端分叉(第 2～6 颈椎),横突根部有**横突孔**,其中有椎动脉和椎静脉通过,椎孔较大呈三角形(图 1-6)。

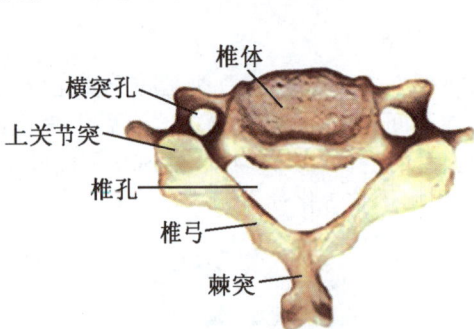

图 1-6 颈椎

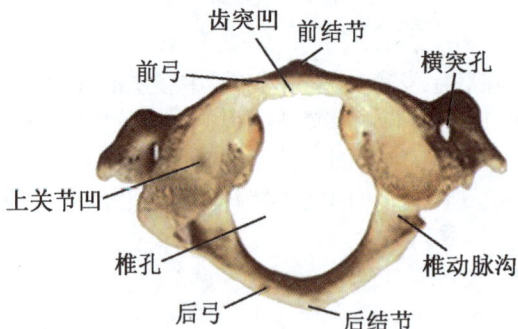

图 1-7 寰椎(上面)

第 1 颈椎又称为**寰椎**,呈环状,无椎体、无棘突和关节突,由前弓、后弓和两侧块构成。前弓后面正中有一凹陷为**齿突凹**,侧块上面有椭圆形的关节面与枕骨的枕髁相关节(图 1-7)。

第 2 颈椎又称为**枢椎**,椎体上面伸出的突起为**齿突**,与寰椎的齿突凹相关节(图 1-8)。

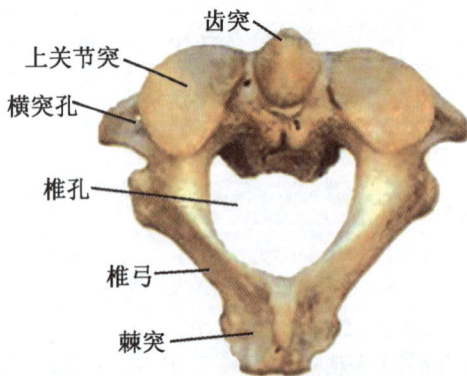

图 1-8 枢椎(上面)

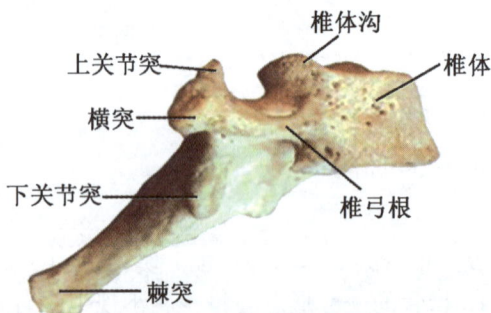

图 1-9 第 7 颈椎(侧面)

第 7 颈椎又称为**隆椎**,棘突较长,末端不分叉,皮下易触及,是临床上计数椎骨序数和针灸定穴的标志(图 1-9)。

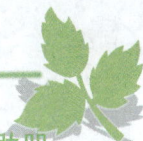

(2) 胸椎:椎体侧面的后部和横突末端的前方均有与肋相连结的关节面,分别称为肋凹和横突肋凹,棘突细长,呈叠瓦状伸向后下方(图1-5)。

(3) 腰椎:椎体最大,棘突宽短呈板状,水平后伸,棘突之间的间隙较宽。临床常选第3~4或第4~5腰椎间隙做穿刺(图1-10)。

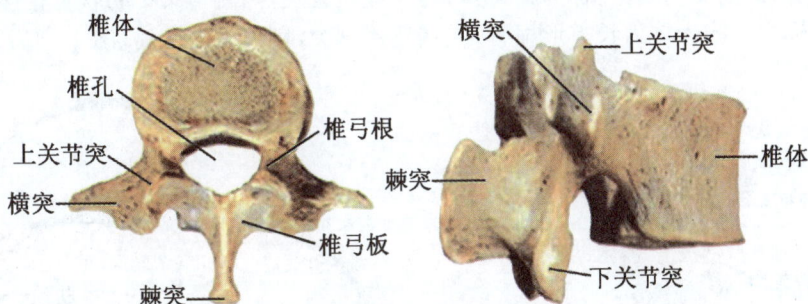

图 1-10 腰椎

(4) 骶骨:由5块骶椎融合而成,呈三角形,底向上与第5腰椎相连,尖向下与尾骨相连接,底前缘中部向前突出,称为岬。前面光滑而凹陷,后面粗糙而隆凸,前、后面各有4对孔,分别称为骶前孔和骶后孔,均通入骶管,有骶神经的前、后支通过。骶骨内有骶管,向上通椎管,向下开口于骶管裂孔,此孔两侧有向下突出的骶角,临床上进行骶管麻醉时,常以骶角作为确定骶管裂孔的标志。骶骨侧面的上份有耳状面,与髋骨的耳状面相关节(图1-11,1-12)。

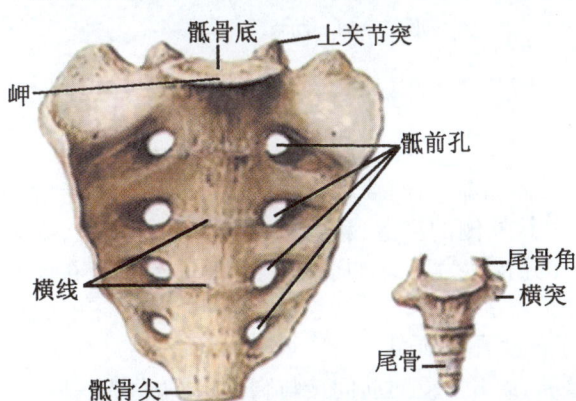

图 1-11 骶骨和尾骨(前面)

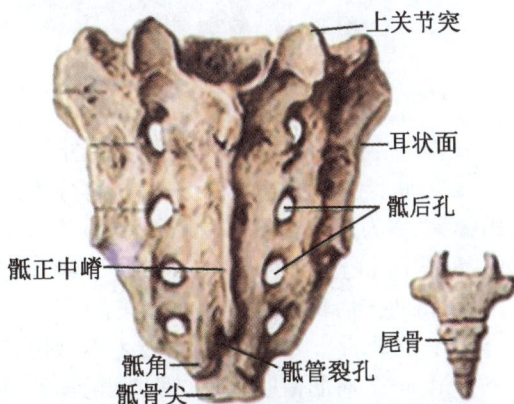

图 1-12 骶骨和尾骨(后面)

(5) 尾骨:由4块退化的尾椎融合而成,上接骶骨,下端游离(图1-11,1-12)。

知识链接

颈 椎 病

颈椎病又称为颈椎综合征,主要由于颈椎长期劳损、骨质增生,或椎间盘脱出、韧带增厚和继发的椎管狭窄等,刺激或压迫了邻近的神经根、脊髓、椎动脉及颈部交感神经等组织,并引起各种各样症状和体征的综合征。据统计90%的长期伏案工作者患有颈椎病。颈椎病的主要症状是头、颈、肩、臂、背及胸前区疼痛,上肢麻木,甚至四肢瘫痪。

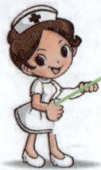

（二）胸骨

胸骨位于胸前壁正中，自上而下可分为**胸骨柄**、**胸骨体**和**剑突**3部分。两侧接第1~7肋软骨。胸骨上缘正中的凹陷，称为**颈静脉切迹**，两侧有锁切迹与锁骨相连。胸骨柄与胸骨体连接处，形成微向前突的横嵴，称为**胸骨角**，易在体表触及，两侧与第2肋软骨相连，是计数肋序数的重要标志。胸骨体为长方形扁骨，下端连接剑突，剑突下端游离（图1-13）。

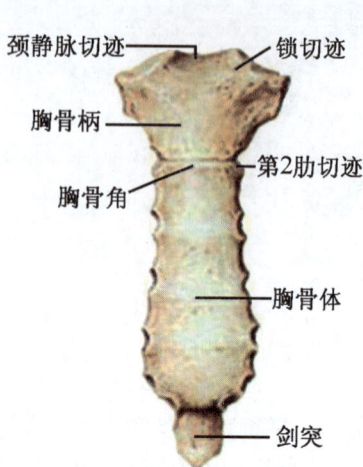

图 1-13　胸骨（前面）　　　　　图 1-14　肋骨

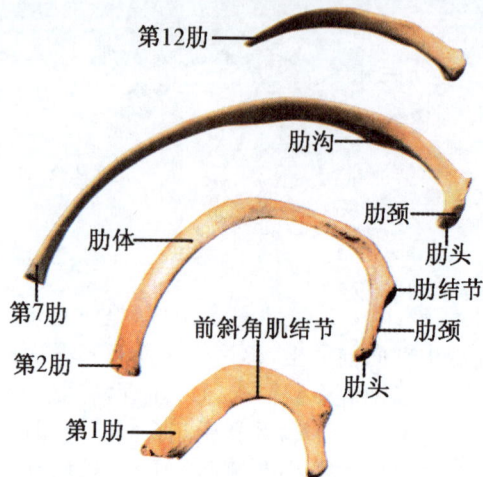

（三）肋

肋包括肋骨和肋软骨，共12对（图1-14）。

1. 肋骨　为细长的弓形扁骨，可分为中部的体和前、后两端。前端稍宽，接肋软骨，后端稍膨大，称为**肋头**，肋头外侧部较细，称为**肋颈**，其外侧的突起，称为**肋结节**。肋体扁长，有内、外两面和上、下两缘，内面接近下缘处有一浅沟，称为**肋沟**，肋间神经和肋间后血管在此沟走行，肋体后份的弯曲处，称为**肋角**。

2. 肋软骨　为透明软骨，终生不骨化，连于各肋骨的前端。

第1~7对肋借肋软骨与胸骨相连，称为**真肋**；第8~10对肋间接与胸骨相连，称为**假肋**；第11~12对肋前端游离于腹肌内，称为**浮肋**。

（四）躯干骨的重要骨性标志

第7颈椎棘突、胸椎棘突、腰椎棘突、颈静脉切迹、胸骨角、肋、骶角。

三、上肢骨

人类由于直立行走，上肢从支持功能中解脱出来，成为劳动器官，故上肢骨形体较小，以适应灵活的运动。上肢骨包括上肢带骨（**锁骨**、**肩胛骨**）和自由上肢骨（**肱骨**、**桡骨**、**尺骨**和**手骨**）。每侧32块，共64块。

（一）上肢骨带骨

1. 锁骨　呈"～"形弯曲，位于胸廓前上方，全长可在体表摸到。内侧2/3凸向前，外侧1/3凸向后，锁骨的外、中1/3交界处是骨折易发生的部位。上面光滑，下面粗糙，内侧端粗大，称为胸骨端，与胸骨柄构成关节。外侧端扁平，称为**肩峰端**，与肩胛骨的肩峰相关节（图1-15）。锁骨支撑肩胛骨向外，保证上肢的灵活运动。

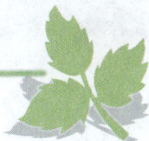

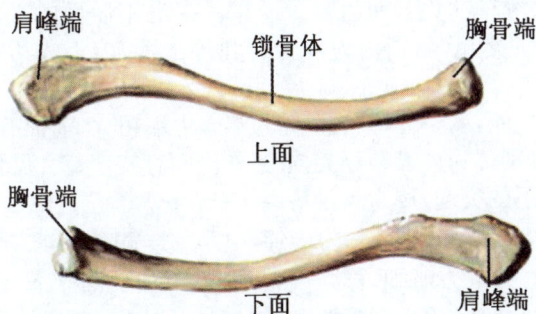

图 1-15 锁骨

2. 肩胛骨 位于胸廓后外上方,为三角形的扁骨,可分为三缘、三角和两面(图 1-16)。
内侧缘长而薄锐,朝向脊柱,又称为**脊柱缘**;外侧缘肥厚,邻近腋窝,亦称为**腋缘**;上缘薄
而短,靠近外侧角有一小切迹,称为**肩胛切迹**,其外侧有一向前弯曲的指状突起,称为**喙突**。

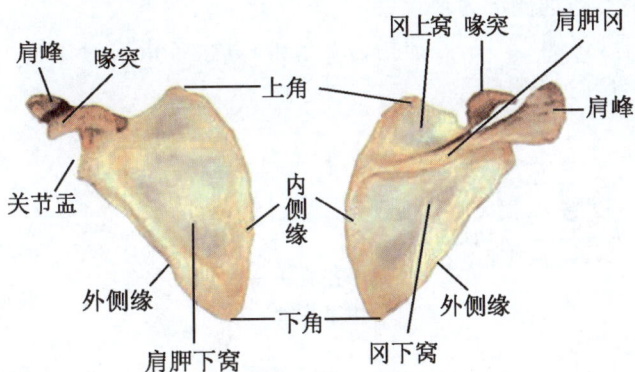

图 1-16 肩胛骨

上角平对第 2 肋;**下角**平对第 7 肋,易触及,是确定肋骨序数的体表标志。外侧角肥厚,
有一梨形的浅窝,称为**关节盂**,与肱骨头相关节。前面有一浅窝为**肩胛下窝**;后面上部有一
横嵴,称为**肩胛冈**,外侧端扁平,称为**肩峰**,是肩部的最高点,肩胛冈上、下的浅窝分别称为
冈上窝和**冈下窝**。

(二)自由上肢骨

1. 肱骨 位于臂部,属长骨,分为一体两端(图 1-17)。

上端膨大,有朝向上后内方呈半球形**肱骨头**,头周围的浅沟为**解剖颈**,头的外侧和前方的突起分别为**大结节**和**小结节**,两者之间的沟为**结节间沟**。上端与体交界处较细为**外科颈**,为骨折好发部位。

肱骨体中部外侧有一粗糙的**三角肌粗隆**,后面中部有自内上斜向外下的浅沟为**桡神经沟**,桡神经等紧贴此沟经过,肱骨体骨折易伤及桡神经。

下端前后略扁,外侧有呈半球形的关节面

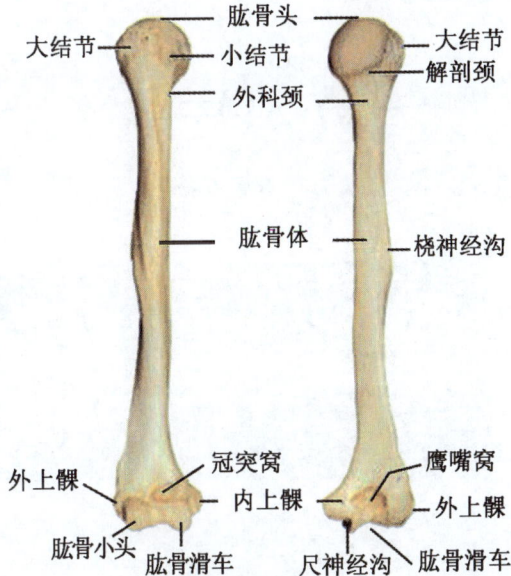

图 1-17 肱骨

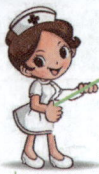

为**肱骨小头**，内侧有形如滑车的关节面为**肱骨滑车**。在滑车后面的上方有**鹰嘴窝**，前方有**冠状窝**。下端内外侧各有一突起，分别称为**内上髁**和**外上髁**，内上髁后方有**尺神经沟**，此处骨折易损伤尺神经。

2. 尺骨　位于前臂内侧，属长骨，分为一体两端。上端粗大，前面有半月形的滑车切迹，在切迹上、下各有1突起，分别称为**鹰嘴**和**冠突**，冠突外侧面有**桡切迹**。尺骨体呈棱柱形。下端有**尺骨头**，其后内侧有一向下的突起，称为**尺骨茎突**(图1-18)。

3. 桡骨　位于前臂外侧，属长骨，分为一体两端。上端膨大称为**桡骨头**，其周围的环形关节面，称为**环状关节面**，头下方略细，称为**桡骨颈**，颈下内侧有**桡骨粗隆**。桡骨体呈三棱柱形。下端外侧的向下突起部分，称为**桡骨茎突**，内侧的关节面，称为**尺切迹**(图1-18)。

4. 手骨　包括**腕骨**、**掌骨**和**指骨**(图1-19)。

(1)腕骨：属短骨，每侧8块，排成2排。由桡侧向尺侧，近侧排依次为**手舟骨**、**月骨**、**三角骨**和**豌豆骨**；远侧排依次为**大多角骨**、**小多角骨**、**头状骨**和**钩骨**。

(2)掌骨：属长骨，每侧5块，从桡侧向尺侧依次排列为第1～5掌骨，每块掌骨的近侧端为掌骨底，中部为掌骨体，远侧部为掌骨头。

(3)指骨：属长骨，每侧14块，除拇指为2节外，其余各指均为3节，由近侧向远侧依次为近节指骨、中节指骨和远节指骨。

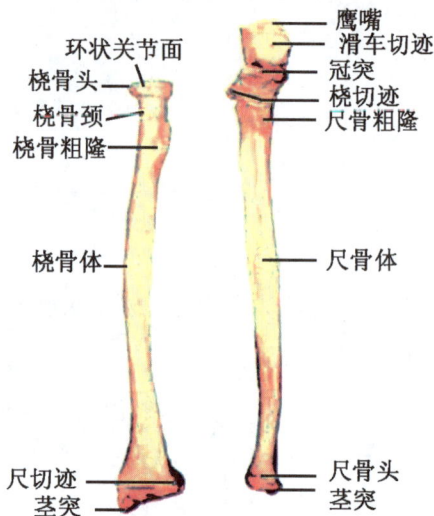

图1-18　尺骨和桡骨

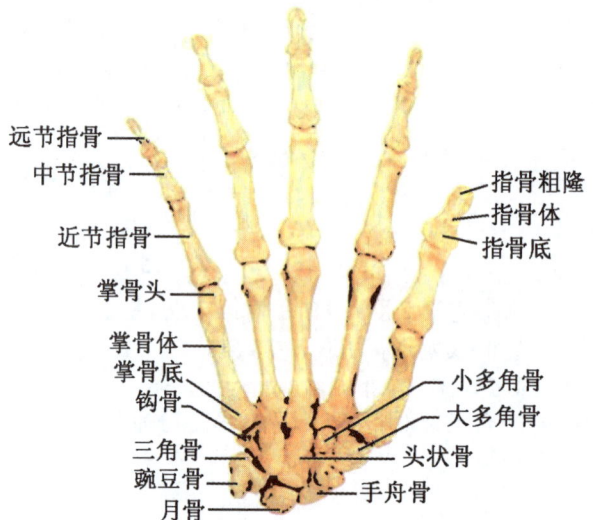

图1-19　手骨(右侧)

知识链接

腕　骨

舟月三角豆，大小头状钩。

(三)上肢骨的重要骨性标志

锁骨、肩胛冈、肩峰、肩胛骨的上角和下角、肱骨内上髁、肱骨外上髁、鹰嘴、桡骨茎突和

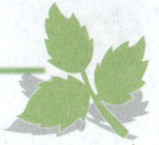

尺骨茎突。

四、下肢骨

人类下肢的功能主要是支持、行走和承受体重,故下肢骨均较上肢骨粗大。下肢骨包括下肢带骨(髋骨)和自由下肢骨(股骨、髌骨、胫骨、腓骨和足骨)。每侧31块,共62块。

(一)下肢骨带骨

髋骨 位于盆部,属不规则骨,由髂骨、坐骨和耻骨互相融合而成。髋骨外面的圆形深窝,为3块骨的融合之处,称为髋臼,髋臼的下份有一大孔,称为闭孔(图1-20)。

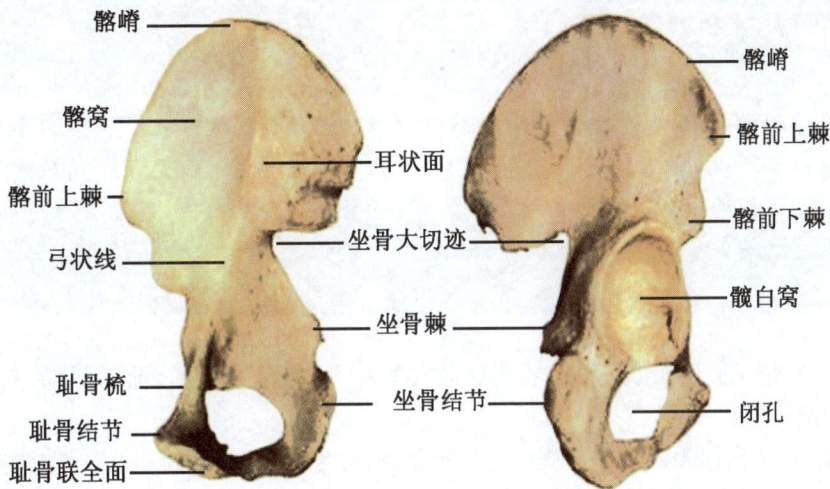

图 1-20 髋骨

1. 髂骨 位髋骨的上部,分体和翼两部分。髂骨体构成髋臼的上部;髂骨翼的上缘肥厚,称为髂嵴,髂嵴前、中 1/3 交界处的向外突起,称为髂结节,髂嵴的前、后两端分别称为髂前上棘和髂后上棘。髂骨翼内面前部光滑稍凹陷,称为髂窝,其后部粗糙,前下份为耳状面。髂窝的下界为突出的弓状线。两侧髂嵴最高点的连线在后正中线上平对第 4 腰椎棘突。

2. 坐骨 位于髋骨的后下部,分为体和支两部分。坐骨体的上部构成髋臼的后下部,其下部粗大的隆起,称为坐骨结节。在坐骨体的后缘内侧有尖形的突起,称为坐骨棘,坐骨棘的上、下各有一切迹分别称为坐骨大切迹和坐骨小切迹,从坐骨结节伸向前内上方的骨板,称为坐骨支,其末端与耻骨下支结合。

3. 耻骨 位于髋骨的前下部,分为体和上、下支。耻骨体构成髋臼的前下部,自体向前内侧延伸为耻骨上支,其上缘锐薄,称为耻骨梳,向后续弓状线,其前端的圆形隆起,称为耻骨结节。耻骨上支末端急转向后下方成为耻骨下支,末端与坐骨支相

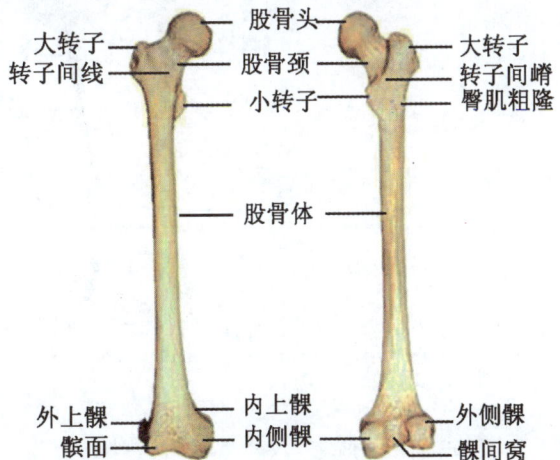

图 1-21 股骨

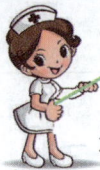

连,耻骨上支和耻骨下支移行处的内侧呈长圆形粗糙面,称为**耻骨联合面**。

(二)自由下肢骨

1. **股骨**　位于大腿部,为人体最长最粗壮的长骨,分为一体两端(图1-21)。

上端有朝向内上方球形的**股骨头**,头中央有**股骨头凹**,头下外较细部为**股骨颈**,颈与体交界处外上方的隆起,称为**大转子**,内下方隆起,称为**小转子**。颈与干之间形成的角,称为**颈干角**。股骨体呈微向前凸的弓形,其后面有纵行的骨嵴称为**粗线**,粗线向上延续为**臀肌粗隆**。

下端有两个突向下后方的膨大,分别称为**内侧髁**和**外侧髁**,两髁后方之间的窝为**髁间窝**。两髁侧面的突起,分别称为**内上髁**和**外上髁**。

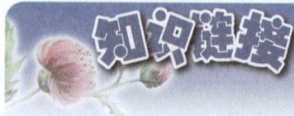

知识连接
颈 干 角

股骨颈的长轴线与股骨干纵轴线之间形成颈干角,为110°~140°,平均127°。颈干角有年龄和性别差异,儿童颈干角大于成年人,男性颈干角大于女性。若颈干角大于127°为髋外翻,小于127°为髋内翻。由于颈干角改变,使力的传导也发生改变,容易导致骨折和关节软骨退变,发生创伤性关节炎。

2. **髌骨**　位于股四头肌腱内,是全身最大的籽骨,略呈三角形,前面粗糙,后面有关节面,与股骨相接触(图1-22)。

3. **胫骨**　位于小腿内侧,是小腿的主要负重骨,分为一体两端(图1-22)。上端膨大,形成**内侧髁**和**外侧髁**。两髁之间向上的隆起,称为**髁间隆起**。外侧髁的后外方有**腓关节面**,与腓骨头相关节。上端前面的粗糙隆起,称为**胫骨粗隆**。胫骨体呈三棱柱形,其内侧面和前缘可在体表摸到。下端稍膨大,内侧向下突起,称为**内踝**,外侧面有三角形的腓切迹,与距骨相关节。

4. **腓骨**　位于小腿外侧,细长,亦分为一体两端(图1-22)。上端稍膨大,称为**腓骨头**,下端膨大,称为**外踝**。

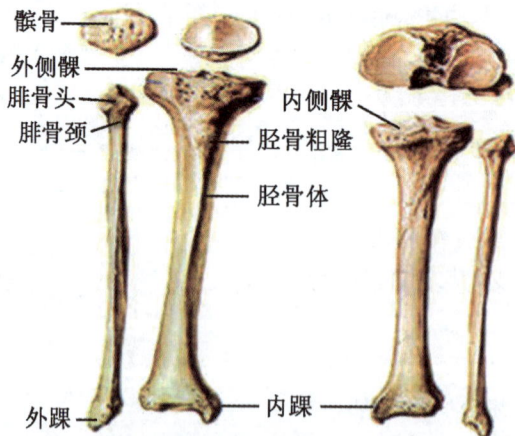

图 1-22　髌骨、胫骨和腓骨

5. **足骨**　包括**跗骨**、**跖骨**和**趾骨**(图1-23)。

(1)跗骨:属短骨,每侧7块,分为后、中、前3列,后列有位于下方的**跟骨**和上方的**距骨**,

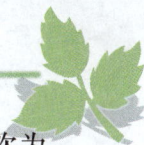

跟骨后下部的隆突为跟骨结节。中列有位于距骨前方的足舟骨。前列由内侧向外侧依次为内侧楔骨、中间楔骨、外侧楔骨和骰骨。

(2)跖骨:属长骨,每侧5块,由内侧向外侧依次排列为第1～5跖骨。

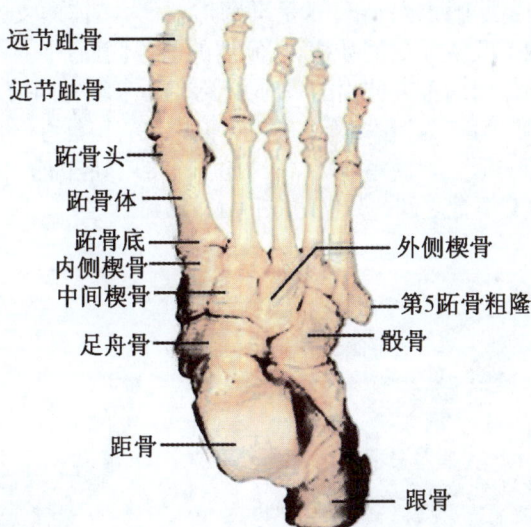

图1-23 足骨

(3)趾骨:属长骨,每侧14块,趾骨命名同指骨。

知识链接

跗 骨

跟骨驮距骨,距前有一舟; 　三楔舟前列,骰骨外侧候。

(三)下肢骨的重要骨性标志

髂嵴、髂前上棘、髂结节、坐骨结节、耻骨结节、大转子、内侧髁、外侧髁、髌骨、胫骨粗隆、内踝、外踝和跟结节。

五、颅骨

成人颅骨共23块(不包括3对听小骨),位于脊柱上方,多为扁骨或不规则骨。

(一)颅骨的分部

按颅骨所在位置分为脑颅骨和面颅骨。脑颅骨围成颅腔,容纳脑;面颅骨构成面部支架(图1-24)。

1. 脑颅骨　共8块。成对的有:① 顶骨:位于颅顶部;② 颞骨:位于颅两侧,其外面有外耳门,外耳门的后方有突向下的乳突。不成对的有:① 额骨:位于脑颅前方;② 枕骨:位于颅的后下方;③ 蝶骨:位于颅底中央;④ 筛骨:位于额骨下方,蝶骨的前方。

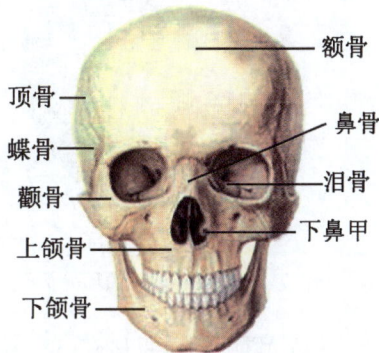

图1-24 颅的前面观

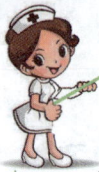

2. 面颅骨　共 15 块。成对的有:① 上颌骨:构成面部的中央;② 腭骨:位于上颌骨的后方;③ 鼻骨:位于鼻背,上窄下宽;④ 颧骨:位于眶的外下,形成面的颧部;⑤ 下鼻甲:薄而卷曲,附于骨性鼻腔外侧壁的下部;⑥ 泪骨:位于眶内侧壁的前份,为菲薄的小骨片。不成对的有:① 下颌骨(图 1-25):位于面部前下份,呈马蹄形,分为一体两支。下颌体呈凸向前的弓形,上缘为牙槽弓,有容纳下颌各牙根的牙槽,下颌体的前外侧面,平对下颌第 2 前磨牙根的下方有颏孔。下颌支为下颌体向后上方伸出的一对方形骨板,末端有向前方突起的冠突和向后方突起的髁突,髁突的上端膨大,称为下颌头,下颌支内面中央有下颌孔,经下颌管与颏孔相通,下颌支后缘与下颌体下缘相交形成下颌角。② 犁骨:位于骨性鼻腔的正中,构成骨性鼻中隔的后下部。③ 舌骨:位于喉与下颌骨之间,呈蹄铁形(图 1-26)。

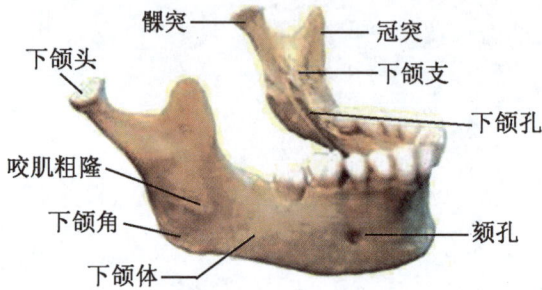

图 1-25　下颌骨

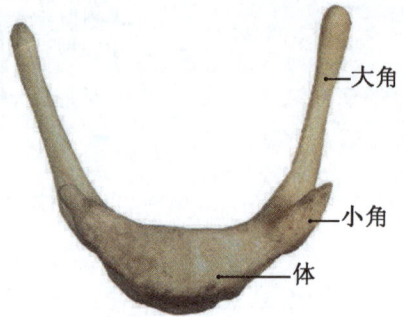

图 1-26　舌骨

(二)颅的整体观

所有颅骨连成的整体结构,称为颅,对脑、视器和位听器等有保护和支持作用。

1. 颅顶外面观　颅的顶面呈卵圆形,前窄后宽。各骨间形成 3 条缝,前方的额骨与两侧顶骨之间形成冠状缝,两侧顶骨间为矢状缝,左右顶骨与枕骨之间为人字缝(图 1-27)。

2. 颅底内面观　颅底内面承托脑,形成与脑相适应的阶梯状的 3 个窝,从前向后依次为颅前窝、颅中窝和颅后窝(图 1-28)。

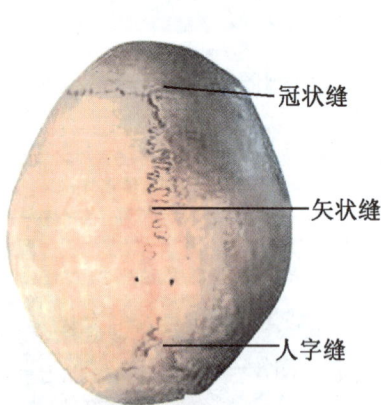

图 1-27　颅顶外面观

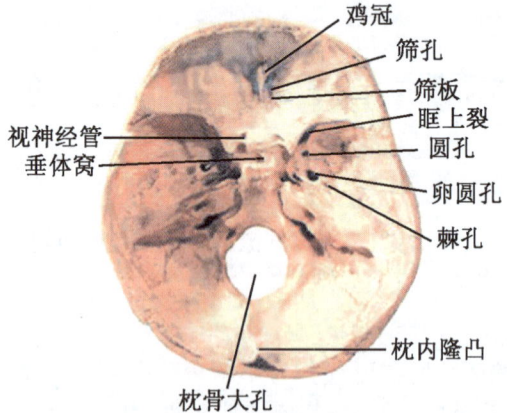

图 1-28　颅底内面观

(1)颅前窝:位置最高,正中向上的突起为鸡冠,两侧的水平板,称为筛板,筛板上有筛孔通鼻腔。

(2)颅中窝:比颅前窝低,中央为蝶骨体,上面有垂体窝,容纳垂体。窝的前外侧有视神经管,两侧由前向后依次有眶上裂、圆孔、卵圆孔和棘孔。

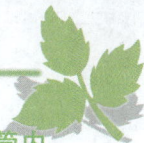

（3）颅后窝：位置最低，中央有枕骨大孔，孔的前方为斜坡，孔的前外侧有舌下神经管内口。颅后窝后部向两侧续为横窦沟，继而弯向前下延续为乙状窦沟，末端续于颈静脉孔。颞骨岩部后面中央有内耳门通内耳道。

3. 颅底外面观 颅底外面的前部有上颌骨和腭骨构成的骨腭，骨腭前缘和两侧为牙槽弓，后上方有1对鼻后孔。后部中央有枕骨大孔，其两侧有隆起的枕髁。髁根部有舌下神经管外口，外侧是颈静脉孔，孔前方有颈动脉管外口。在乳突前内侧有一细长的茎突，茎突与乳突之间的孔，称为茎乳孔。在乳突的前方有下颌窝，其前缘隆起为关节结节（图1-29）。

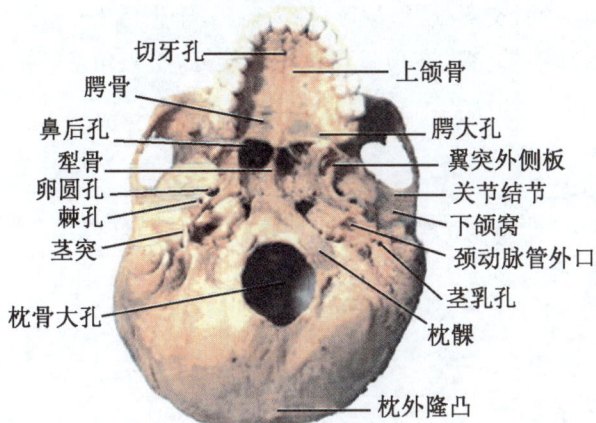

图1-29 颅底外面观

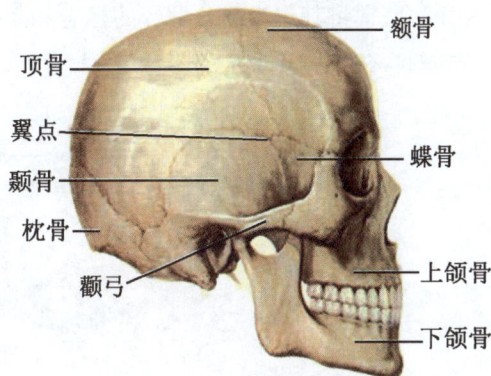

图1-30 颅的侧面观

4. 颅的侧面观 可见中部有外耳门，外耳门后方有乳突，前上方有颧弓，颧弓的上方为颞窝，下方为颞下窝。在颞窝的内侧壁，额、顶、颞、蝶4骨汇合处构成"H"形的缝，称为翼点，此处最为薄弱，内面紧贴脑膜中动脉前支，若此处骨折，易损伤该动脉，引起硬脑膜外血肿（图1-30）。

5. 颅的前面观 颅的前面中部有骨性鼻腔，其外上方为眶，下方是不完整的骨性口腔（图1-24）。

（1）眶：眶呈锥体形，尖向后内，有视神经管和眶上裂通颅内。底朝前外，呈四边形，上、下缘分别称为眶上缘和眶下缘，在眶上缘的中内1/3交界处有眶上切迹或眶上孔，眶下缘中份下方有眶下孔，上壁前外侧的深窝，称为泪腺窝，内侧壁前下份的长圆形深窝，称为泪囊窝，向下经鼻泪管通下鼻道。

（2）骨性鼻腔：骨性鼻腔位于面部中央，前经梨状孔与外界相通，后经鼻后孔通咽腔。骨性鼻腔被犁骨和筛骨形成的骨性鼻中隔分为左、右两部分。鼻腔外侧壁从上至下有3个向下卷曲的骨片，分别称为上鼻甲、中鼻甲和下鼻甲，每个鼻甲的下方有相应的鼻道，分别称为上鼻道、中鼻道和下鼻道（图1-31）。上鼻甲后上方的浅窝，称为蝶筛隐窝。

（3）鼻旁窦（骨性）：为鼻腔周围某些颅骨内的含气空腔，共有4对，包括上颌窦、额窦、筛窦和

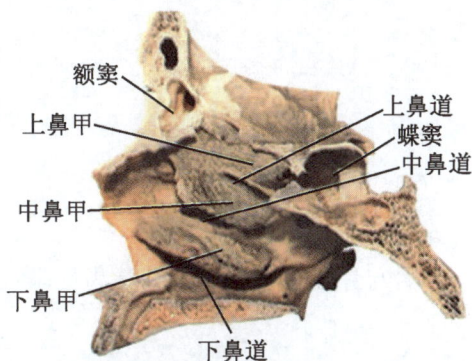

图1-31 鼻腔外侧壁（右侧）

蝶窦,分别位于同名颅骨内,且开口呈鼻腔。蝶窦开口于蝶筛隐窝;上颌窦、额窦、筛窦前、中群开口于中鼻道;筛窦后群开口于上鼻道。其中上颌窦最大,由于窦口高于窦底,不利引流,感染时易形成慢性炎症。

鼻旁窦对发音共鸣及减轻颅骨的重量起一定作用。

(三)新生儿颅的特点

新生儿脑颅大于面颅。颅顶各骨的骨化尚未完成,骨与骨之间的间隙较大,被结缔组织膜所封闭,称为颅囟。最大的颅囟位于额骨与顶骨交界处,呈棱形,称为前囟,于生后1~2岁时闭合,常将其作为婴儿发育的标志和颅内压测试之窗,在顶骨与枕骨相接处,呈三角形,称为后囟,在生后6个月内闭合(图1-32)。

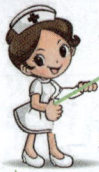

图 1-32　新生儿颅囟

(四)颅骨的重要骨性标志

枕外隆凸、乳突、颧弓、眶上缘、眶下缘、眉弓、翼点、下颌角等。

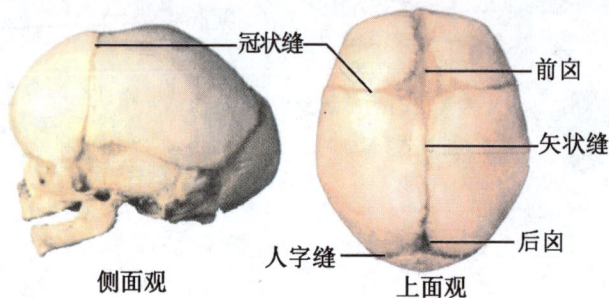

知识连接

全 身 骨

头颅躯干加四肢,总共206块;脑面颅骨23块,躯干总共51块;

四肢126块,全身骨头基本齐;还有6块听小骨,藏在中耳鼓室内。

第二节　关节学

一、概述

骨与骨之间的连结装置,称为骨连结,分为直接连结和间接连结。

(一)直接连结

直接连结是骨与骨之间借纤维结缔组织、软骨或骨直接相连,其间无腔隙,稳固,活动性小或不能活动。按连结组织的不同,将其分为纤维连结、软骨连结和骨性结合。

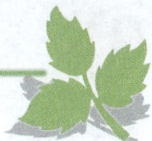

1. 纤维连结　是两骨之间借纤维结缔组织相连,如前臂骨间膜和颅骨的缝等。

2. 软骨连结　是两骨之间借软骨相连,如椎间盘和耻骨联合等。

3. 骨性结合　是骨与骨之间借骨组织相连,如髋骨之间的融合等。

(二)间接连结

间接连结即关节,又称为滑膜关节,是骨与骨之间借膜性的结缔组织囊相连而成,在相对骨面之间具有腔隙,活动性较大,是人体骨连结的主要形式。

1. 关节的基本结构　关节的基本结构包括关节面、关节囊和关节腔(图1-33)。

图1-33　关节的基本结构

(1)关节面:是组成关节各相关骨的接触面,一般是一凸一凹,彼此适应,关节面覆盖有一层关节软骨,光滑而有弹性,能减少摩擦,缓冲震荡。

(2)关节囊:由结缔组织构成,附着于关节面周围的骨面,关节囊可分内层和外层。外层为纤维层,由致密结缔组织构成,其厚薄、松紧与关节的运动和负重相适应;内层为滑膜层,薄而柔润,能分泌滑液,有助于减少关节面的摩擦,并向关节软骨提供营养。

(3)关节腔:是由关节囊的滑膜层和关节软骨共同围成的密闭腔隙,内含少量滑液,腔内为负压,对维持关节的稳固性有重要作用。

2. 关节的辅助结构　关节除以上的基本结构外,有的关节还有一些辅助结构,如韧带、关节盘和关节唇等。

(1)韧带:是连于相邻两骨间的致密结缔组织束,有加强关节的稳固性或限制关节过度运动的作用。

(2)关节盘:是位于两关节面之间的纤维软骨板,一般呈圆形,中央薄,周缘厚。其功能是使两关节面更加适合,从而增加关节的稳固性和灵活性,调节关节的运动形式和范围。

(3)关节唇:是附着于关节窝周缘的纤维软骨环,可加深关节窝,增强关节稳固性。

3. 关节的运动形式

(1)屈和伸:是围绕冠状轴的运动,两骨之间的角度变小为屈,反之为伸。

(2)内收和外展:是围绕矢状轴的运动,骨向正中矢状面靠拢的运动为内收,反之为外展。

(3)旋转:是围绕垂直轴的运动,骨的前面转向内侧的运动为旋内,反之为旋外。在前臂,手背转向前面,称为旋前,反之为旋后。

(4)环转:是骨绕冠状轴和矢状轴的复合运动。运动时,骨的近端在原位转动,远端做圆周运动,称为环转。

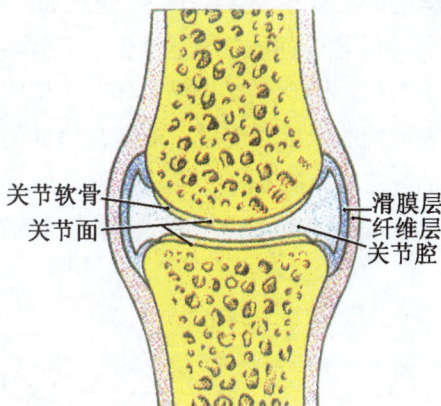

二、躯干骨的连结

(一)脊柱

脊柱位于背部正中,由24块椎骨、1块骶骨、1块尾骨借骨连结而成。除具有支持体重和

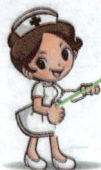

运动的功能外,还参与胸腔、腹腔和盆腔后壁以及椎管的构成。

1. 椎骨间的连结　椎骨之间借椎间盘、韧带和关节等相连。

(1)椎间盘:是连结相邻两个椎体的纤维软骨盘,成人共有23个。椎间盘由中央的髓核和周围的纤维环组成。椎间盘坚韧而富有弹性,除有连接椎体、承受压力外,还有缓冲外力的震荡和保护脑的作用。纤维环的后外侧部较薄弱,若纤维环破裂,髓核突入椎管或椎间孔,压迫脊髓或脊神经根,临床上称为椎间盘脱出症(图1-34)。

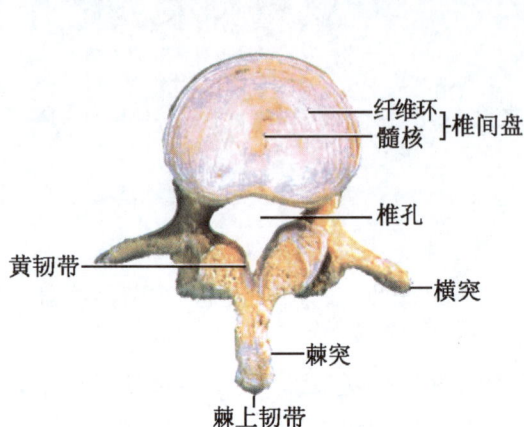

图1-34　椎间盘

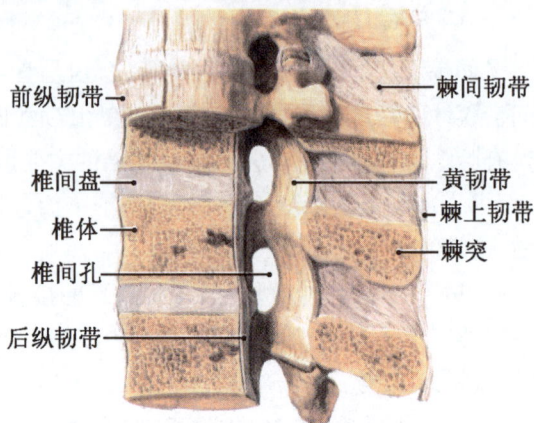

图1-35　椎骨间的连结

(2)韧带:① 前纵韧带:位于各椎体和椎间盘的前面,可限制脊柱过度后伸(图1-35);② 后纵韧带:位于各椎体和椎间盘的后面,可限制脊柱过度前屈;③ 黄韧带:是连结相邻椎弓板之间的短韧带,参与构成椎管后壁,可限制脊柱前屈(图1-36);④ 棘上韧带:为附着于各棘突末端纵行长韧带,第7颈椎以上,则变薄增宽,成为膜状的项韧带(图1-37);⑤ 棘间韧带:是连于相邻棘突之间的短韧带。

腰椎穿刺时,穿刺针由浅入深,需依次经过棘上韧带、棘间韧带和黄韧带。

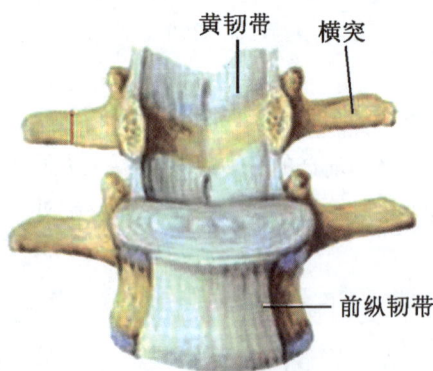

图1-36　黄韧带

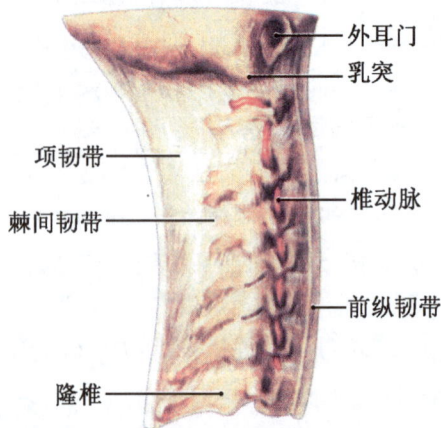

图1-37　项韧带

(3)关节:是由相邻两个关节突构成的关节突关节,运动幅度很小。

寰枢关节由寰椎和枢椎构成,可使头部做旋转运动。寰枕关节由寰椎与枕骨髁构成,可

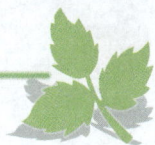

使头做前俯、后仰和侧屈运动。

2. 脊柱的整体观

(1) 前面观:椎体自上而下逐渐增大,从骶骨耳状面以下迅速变小,与负重有关。

(2) 侧面观:可见脊柱有 4 个生理性弯曲,即颈曲、腰曲凸向前,胸曲、骶曲凸向后。脊柱的这些弯曲增大了脊柱的弹性,有利于维持人体重心的平衡和减轻震荡。

(3) 后面观:颈椎棘突短而分叉,近水平位,但第 7 颈椎棘突较长而突出;胸椎棘突长,斜伸向后下方,呈叠瓦状排列;腰椎棘突呈板状,水平伸向后方(图 1-38)。

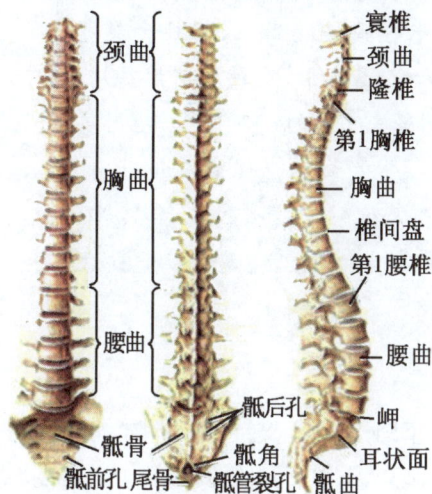

图 1-38 脊柱

寰椎
颈曲
隆椎
第1胸椎
胸曲
椎间盘
第1腰椎
腰曲
岬
耳状面
骶后孔
骶骨
骶角
骶前孔 尾骨 骶管裂孔 骶曲

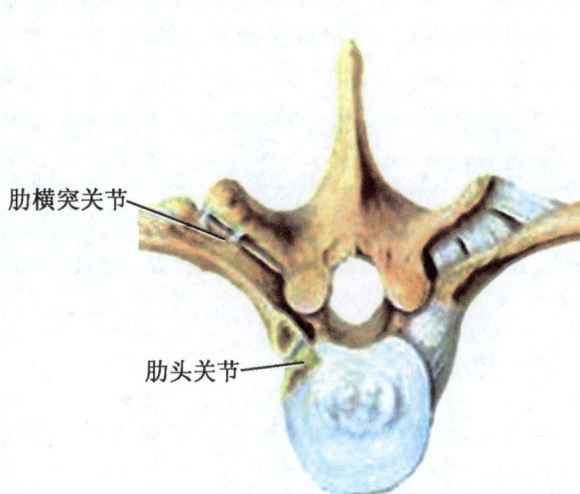

图 1-39 肋椎关节

肋横突关节
肋头关节

3. 脊柱的运动 脊柱除支持躯体、保护脑和脊髓外,还可做屈、伸、侧屈、旋转和环转等运动,其中颈椎和腰椎的运动范围较大,故其损伤也多见。

(二)胸廓

1. 胸廓的组成和连结 胸廓由 12 块胸椎、12 对肋、1 块胸骨及其连结组成。肋骨的后端与胸椎构成肋椎关节(图 1-39);肋骨的前端,第 1 肋软骨与胸骨柄直接连结;第 2~7 肋软骨与胸骨外侧构成胸肋关节(图 1-40);第 8~10 肋软骨依次与上位肋软骨相连形成的软骨缘,称为肋弓;第 11 和 12 肋软骨前端游离于腹肌中,不与胸骨相连结。

2. 胸廓的形态 成人胸廓呈前后略扁的圆锥形,上窄下宽,横径大于前后径。胸廓上口较

胸廓上口
胸骨柄
肋骨
肋软骨
胸骨体
胸肋关节
肋间隙
剑突
右剑肋角
肋弓

图 1-40 胸廓(前面观)

小,由第 1 胸椎体、第 1 肋和胸骨颈静脉切迹围成;胸廓下口较大,由第 12 胸椎、第 12 肋、第 11 肋、肋弓和剑突围成。两侧肋弓之间形成向下开放的夹角,称为胸骨下角。剑突又将胸骨下角分成左、右剑肋角,左剑肋角是心包腔穿刺的常选部位。相邻两肋之间的间隙,称为肋间隙(图 1-40)。

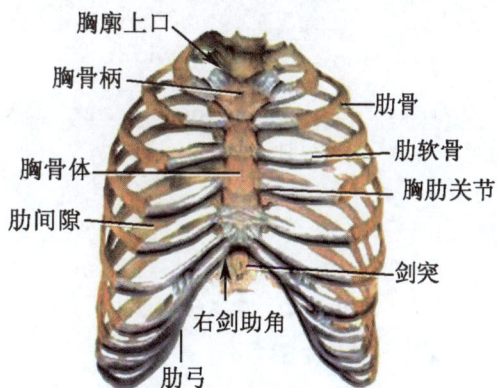

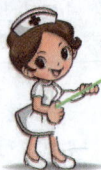

3. 胸廓的运动 胸廓除具有支持、保护胸腔脏器外,主要是参与呼吸运动。吸气时,在呼吸肌的作用下,使肋的前端上提,胸骨上升,使胸腔容积增大;呼气时则相反,使胸腔容积缩小。

知识链接

胸廓的临床意义

胸廓的形态和大小与年龄、性别、体型及健康状况有密切关系。新生儿的胸廓呈圆桶状,前后径和横径相近。成年人的胸廓呈扁圆锥形,前后径小于横径。老年人则因肋的弹性减退,运动减弱,胸廓变得更扁而长。成年女性比男性略圆短。运动员由于经常锻炼,胸肌和肺发育良好,胸廓较为宽短;身体瘦弱或胸肌和肺发育不好的人,胸廓扁平、狭长。佝偻病患儿,因缺乏钙盐而骨质疏松,易变形,致胸廓前后径增大,胸骨明显突出,形成"鸡胸"。患肺气肿的病人,胸廓各径线都增大而成为"桶状胸"。

三、颅骨的连结

颅骨之间借缝、软骨和骨相连结,彼此之间结合较为牢固,有助于支持和保护脑。颅骨的连结中唯一能活动的关节是颞下颌关节。颞下颌关节由下颌头、下颌窝及关节结节构成。其特点是:关节囊内有关节盘,将关节腔分为上部和下部;关节囊前部薄而松弛,使该关节易向前脱位。两侧颞下颌关节需同时运动,使下颌骨上提、下降、向前、向后及侧方运动(图1-41)。

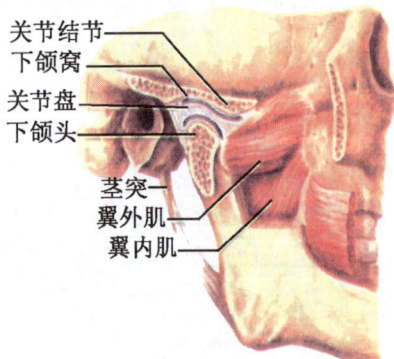

图1-41 颞下颌关节

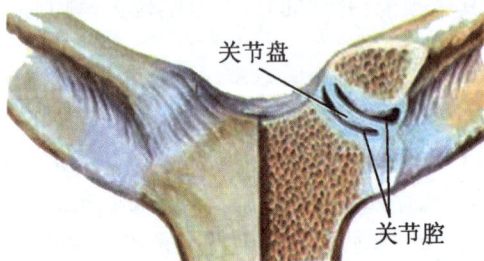

关节结节
下颌窝
关节盘
下颌头
茎突
翼外肌
翼内肌

图1-42 胸锁关节

关节盘
关节腔

四、上肢骨的连结

(一)胸锁关节和肩锁关节

胸锁关节由锁骨的胸骨端和胸骨锁切迹构成,关节囊内有关节盘,可使锁骨作轻微运动(图1-42)。肩锁关节是由肩峰和锁骨肩峰端构成的微动关节。

(二)肩关节

1. 组成 由肱骨头和肩胛骨的关节盂构成(图1-43)。

2. 结构特点 ①肱骨头大,关节盂小而浅;②关节囊薄而松弛,关节囊内有肱二头肌长头腱通过;③关节囊的前壁、上壁和后壁均有韧带或肌肉加强,但囊的下壁较薄弱,故肩关节

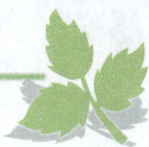

脱位时,肱骨头常从下份滑出,发生前下方脱位。

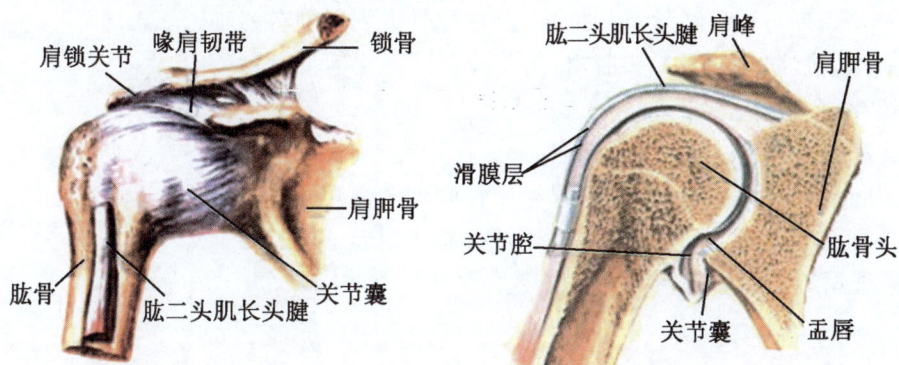

图1-43 肩关节

3. 运动形式 肩关节是人体最灵活的关节,可做屈、伸、内收、外展、旋转和环转运动。

知识链接

肩 周 炎

肩周炎,全称为肩关节周围炎,是肩关节周围肌肉、韧带、肌腱、滑囊、关节囊等软组织损伤、退变而引起的关节囊和关节周围软组织的一种慢性无菌性炎症。发病年龄大多40岁以上,女性发病率略高于男性。多为单侧发病,少数可双侧同时发病。本病主要症状是肩部周围疼痛,有时放射到臂,夜间痛甚,初因畏痛而不敢活动,久则产生黏连和挛缩,活动受限,尤以外展、上举、背伸时明显,甚者肩关节失去活动能力。

(三)肘关节

1. 组成 由肱骨下端和尺、桡骨上端构成,包括3个关节,为复合关节。即肱桡关节由肱骨小头和桡骨头构成;肱尺关节由肱骨滑车和尺骨滑车切迹构成;桡尺近侧关节由桡骨头和尺骨的桡切迹构成(图1-44)。

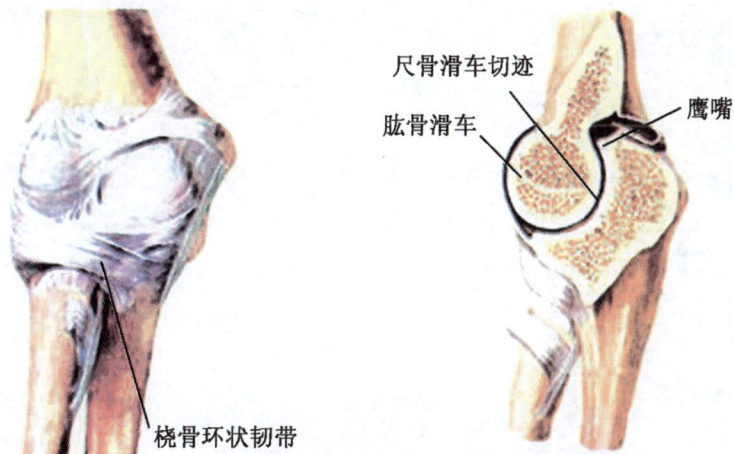

图1-44 肘关节

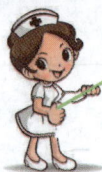

2. 结构特点　① 关节囊的前、后壁薄而松弛,两侧壁厚而紧张,并有桡侧副韧带和尺侧副韧带加强;② 在桡骨头的周围有桡骨环状韧带包绕,防止桡骨小头脱出,幼儿桡骨及环状韧带发育不全,易发生桡骨小头脱位。

3. 运动形式　可做前屈和后伸运动。

当肘关节伸直时,肱骨内、外上髁与尺骨鹰嘴3点可连成1条直线;当肘关节屈至90°时,此3点则形成等腰三角形。若肘关节脱位时,上述3点位置关系将发生改变。

(四)前臂骨的连结

前臂骨连结包括桡尺近侧关节、前臂骨间膜和桡尺远侧关节。前臂骨间膜为坚韧的致密结缔组织构成的薄膜,连结桡骨体和尺骨体。桡尺远侧关节由桡骨的尺切迹和尺骨头组成。

图1-45　前臂骨的连结

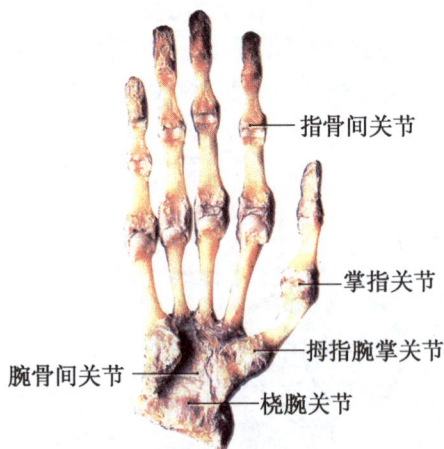

桡尺近侧和远侧关节同属联合关节,可使前臂做旋前和旋后运动。旋前是指桡骨下端转向尺骨内前方,桡尺骨交叉,手背向前的运动,反之桡骨转向与尺骨平行,手背向后的运动,称为旋后(图1-45)。

(五)手关节

手关节包括桡腕关节、腕骨间关节、腕掌关节、掌骨间关节、掌指关节和指骨间关节(图1-46)。其中,桡腕关节又称为腕关节,由桡骨下端、尺骨下端的关节盘与手舟骨、月骨和三角骨共同构成。关节囊松弛,其前、后及两侧均有韧带加强。可做屈、伸、内收、外展和环转运动(图1-47)。腕掌关节是由远侧排的腕骨与各掌骨底构成,其中拇指腕掌关节可做屈、伸、内收、外展、环转运动,还可做对掌运动,即使拇指尖与其他各指的掌面相接触,这是人类进行取物和握持工具的主要动作。

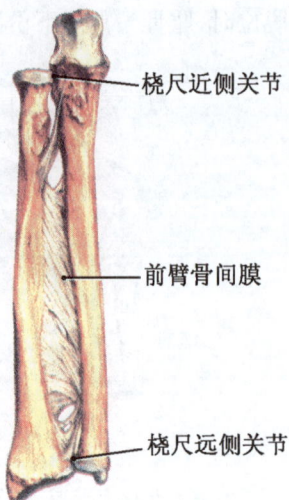

图1-46　手关节

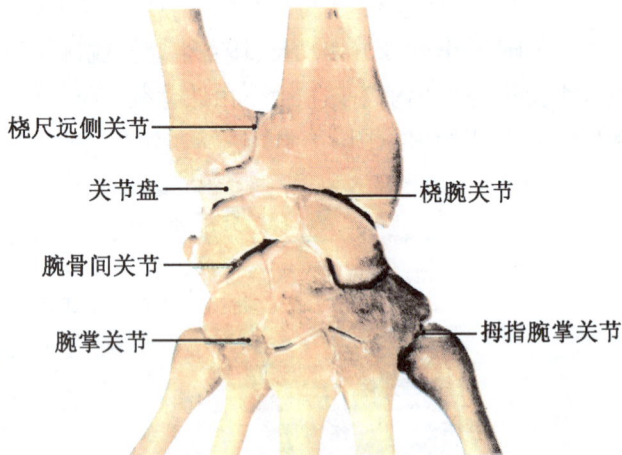

图1-47　桡腕关节

五、下肢骨的连结

(一)骨盆

1. 组成　由左右髋骨、骶骨、尾骨借关节、韧带和软骨连结而成(图1-48)。

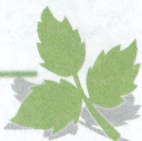

2. 骨盆的连结　主要有骶髂关节、耻骨联合以及骶棘韧带和骶结节韧带（图1-49）。① 骶髂关节：由髋骨和骶骨的耳状面构成，关节囊紧张，运动范围极小；② 耻骨联合：由两侧的耻骨联合面借纤维软骨连结而成，基本无活动，但孕妇在分娩时耻骨联合可以轻度分离，以增大骨盆的径线；③ 骶棘韧带和骶结节韧带：骶棘韧带连于骶骨、尾骨侧缘与坐骨棘之间；骶结节韧带是连于骶骨、尾骨侧缘与坐骨结节之间的强大韧带。此二韧带将坐骨大、小切迹分别围成坐骨大孔和坐骨小孔。

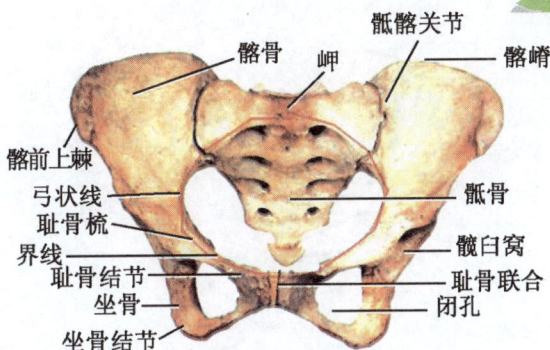

图1-48　骨盆

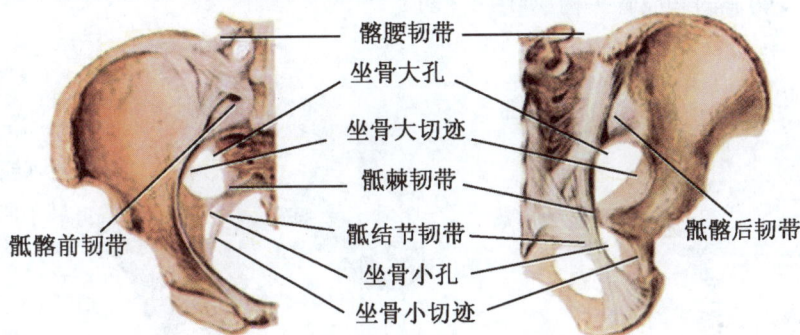

图1-49　骨盆的连结

3. 骨盆的分部与功能　骨盆以界线为界分为大骨盆和小骨盆。界线是由骶骨岬和两侧的弓状线、耻骨梳及耻骨联合上缘构成的环状线。小骨盆上口即界线，下口由尾骨尖、骶结节韧带、坐骨结节、坐骨支、耻骨下支和耻骨联合下缘围成。两侧耻骨下支和坐骨支连成耻骨弓，它们之间的夹角，称为耻骨下角。

骨盆具有保护盆腔脏器和承受、传递重力的作用。在女性，骨盆还是胎儿娩出的产道。

4. 男女性骨盆的差异　成年女性骨盆因在功能上与分娩有关，故在形态上与男性骨盆差异显著（表1-2，图1-50）。

表1-2　骨盆的性别差异

区别要点	男　性	女　性
外形	窄长	宽短
上口	心形	椭圆形
下口	狭小	宽大
盆腔	漏斗形	圆桶形
耻骨下角	70°～75°	90°～100°

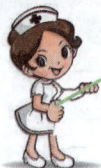

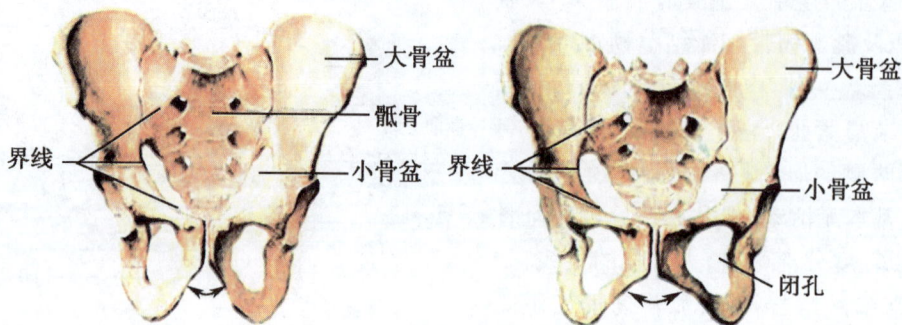

图 1-50　男、女性骨盆

（二）髋关节

1. 组成　由髋臼和股骨头构成(图 1-51)。

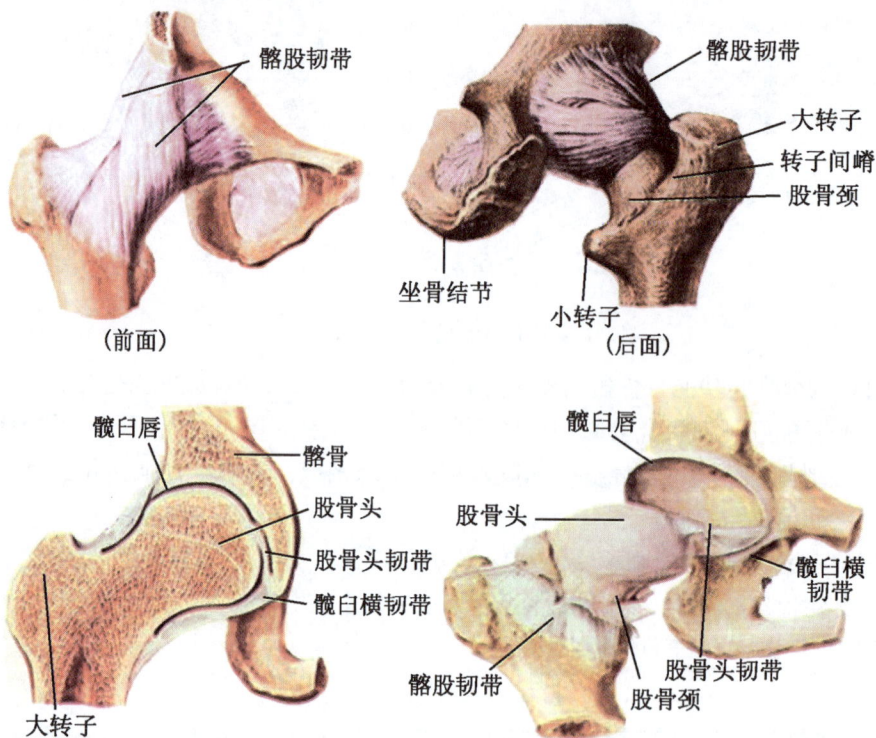

图 1-51　髋关节

2. 结构特点　① 髋臼深,股骨头深嵌于内;② 关节囊厚而坚韧,其前壁包绕股骨颈的全长,后壁只包绕股骨颈内侧 2/3,故股骨颈骨折有囊内骨折和囊外骨折之分;③ 关节囊周围有韧带和肌腱加强,其中以前壁的髂股韧带最为强大,可限制髋关节过度后伸;④ 关节囊内有股骨头韧带,内含营养股骨头的血管。

3. 运动形式　髋关节可做屈、伸,内收、外展,旋转和环转运动。

股骨头坏死

股骨头坏死主要病理为股骨头血运受阻,而引起的头部骨质缺血,故多称为股骨头缺血性坏死或股骨头无菌性坏死。现代医学认为股骨头坏死的治疗方法是手术治疗。国内外专家均主张早期坏死采取姑息手术,如:核心减压、带血管骨移植术、血管植入术、骨支架术等。晚期不可避免的行人工股骨头置换术等。

(三)膝关节

1. 组成 由股骨下端、胫骨上端和髌骨构成,是人体最大、最复杂的关节(图1-52,1-53,1-54)。

2. 结构特点 ① 关节囊薄而松弛;② 关节囊周围有韧带加强,如前壁有股四头肌腱、髌骨和髌韧带,两侧分别有腓侧副韧带和胫侧副韧带加强;③ 关节囊内有前交叉韧带和后交叉韧带,牢固地连结股骨和胫骨,分别有防止胫骨前移和后移的作用;④ 在股骨和胫骨的关节面之间垫有内侧半月板和外侧半月板,内侧半月板较大呈"C"形、外侧半月板较小,近似"O"形。内、外侧半月板周缘较厚,内缘很薄,可增加膝关节的稳固性,且有缓冲作用。当突然伸小腿并有强力旋转时,可至内、外侧半月板损伤。

3. 运动形式 膝关节主要可做屈、伸运动,在半屈位时,可做轻微的旋内和旋外运动。

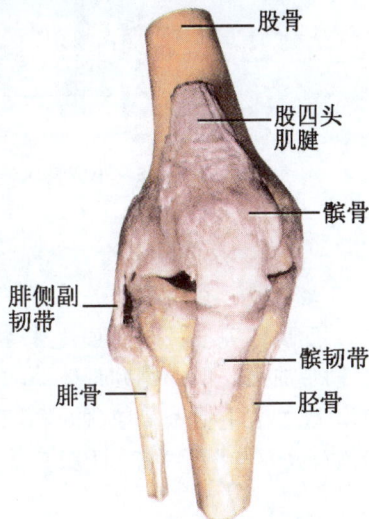

图1-52 膝关节(前面)

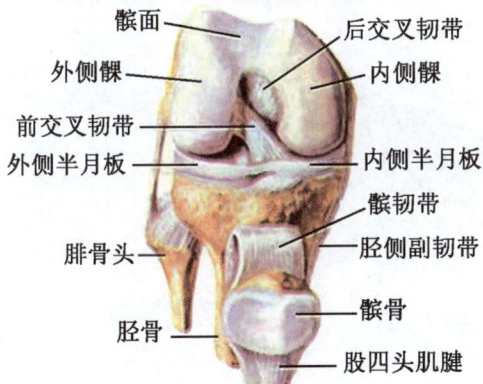

图1-53 膝关节的内部结构

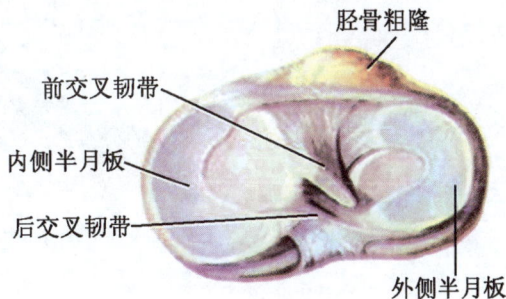

图1-54 半月板

(四)小腿骨的连结

腓骨的上端形成微动的胫腓关节,体和下端分别以小腿骨间膜和韧带相连(图1-55),因此两骨之间的运动极微弱。

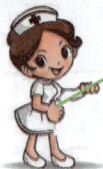

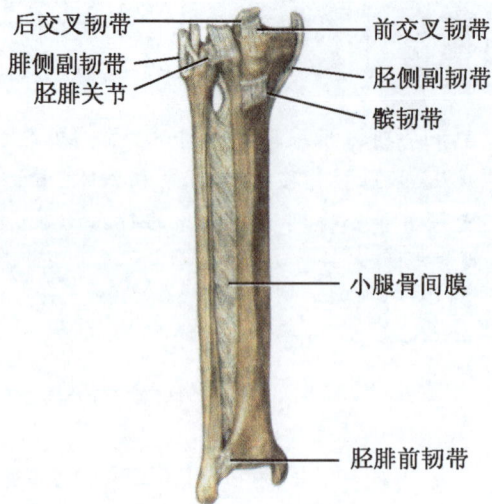

图 1-55　小腿骨的连结

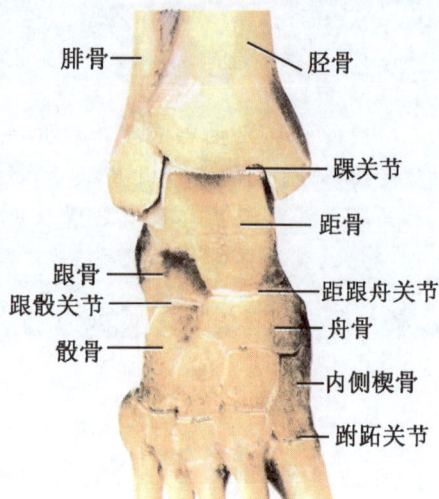

图 1-56　足关节

(五) 足关节

足关节包括距小腿关节、跗骨间关节、跗跖关节、跖趾关节和趾骨间关节。

距小腿关节又称为**踝关节**,由胫、腓骨下端和距骨构成,关节囊前壁薄而松弛,两侧分别有韧带加强。但外侧韧带较薄弱,在足过度内翻时常可致外侧韧带损伤,是最容易扭伤的关节。踝关节主要做背屈(伸)和跖屈(屈)运动(图 1-56)。跖屈时还可做轻度的内收和外展运动,也可与距跟关节、距跟舟关节配合进行足内翻和外翻运动。

(六) 足弓

足弓是由跗骨、跖骨、足底韧带和肌腱紧密相连,在纵横方向上构成凸向上的弓形结构,称为**足弓**。足弓增加了足的弹性,有利于行走和跳跃,并能缓冲震荡;还可保护足底血管、神经免受压迫。足弓主要由足底的韧带、肌和肌腱维持,如果这些结构过度劳损、先天发育不良或骨折损伤等,均可导致足弓塌陷,形成扁平足(图 1-57)。

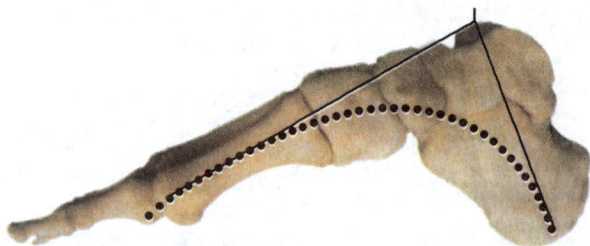

图 1-57　足弓

第三节　肌　学

一、概述

运动系统的肌均为**骨骼肌**,一般附着于骨。骨骼肌分布广泛,全身有 600 多块,约占体重的 40%。每块肌都是 1 个器官,都具有一定的形态、结构和功能,并有丰富的血管、淋巴管和神经等(图 1-58)。

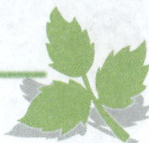

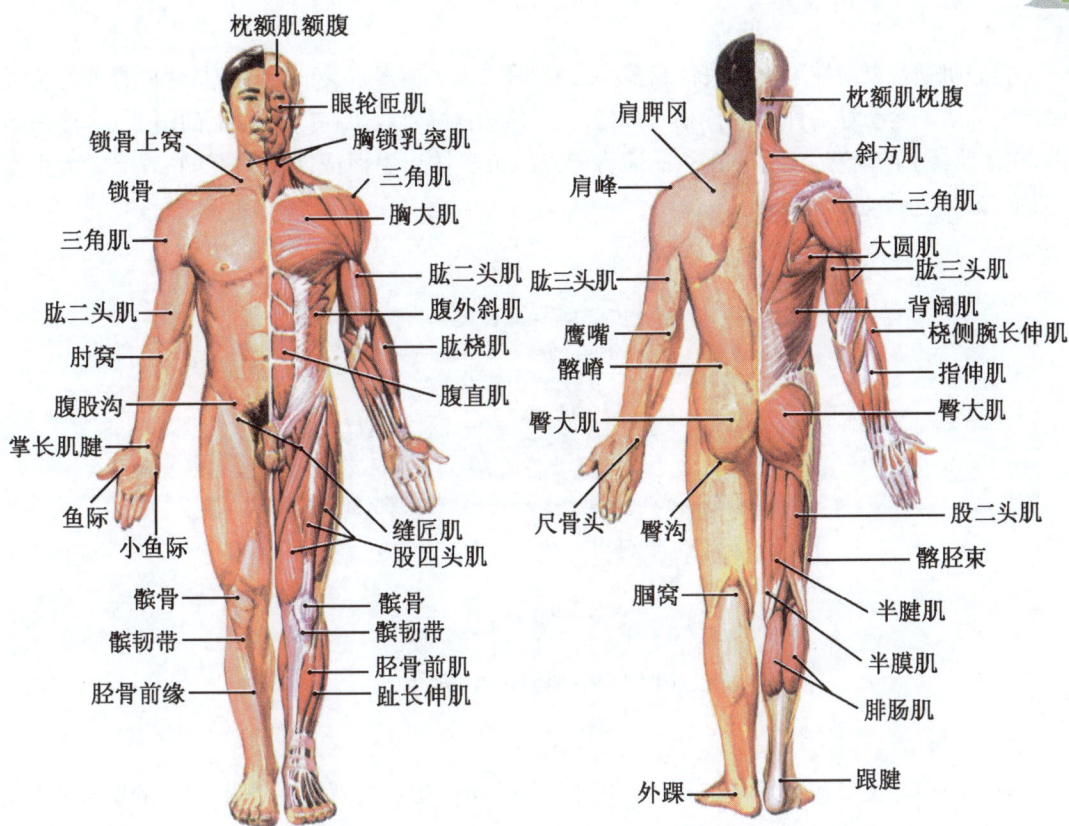

图 1‑58　全身肌

(一)肌的形态和构造

1. 肌的形态　骨骼肌的基本形态有 4 种,即长肌、短肌、扁肌和轮匝肌。长肌多分布于四肢,呈梭形。短肌短小,多位于躯干的深部。扁肌扁而宽,多分布于躯干浅层。轮匝肌呈环形,多分布于孔、裂的周围(图 1‑59)。

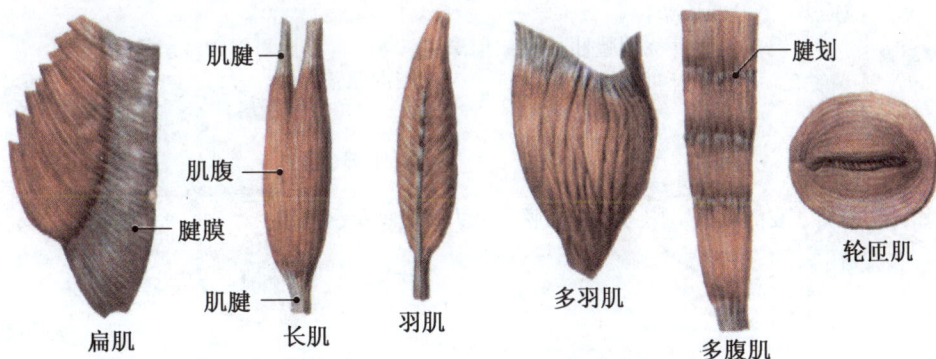

图 1‑59　肌的形态和构造

2. 肌的构造　每块骨骼肌均由肌腹和肌腱构成。肌腹主要由骨骼肌纤维构成,具有收缩和舒张的功能。肌腱主要由致密结缔组织构成,呈白色,附着于骨,肌腱无收缩功能,但有较强韧性,长肌的肌腱呈索状,扁肌的肌腱呈膜状,称为腱膜(图 1‑59)。

33

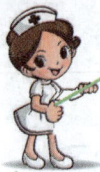

（二）肌的起止

骨骼肌通常以两端附于 2 块骨或多块骨上,跨过 1 个或多个关节,收缩时,使两骨彼此接近而产生运动。运动时一骨的位置相对固定,另一骨相对移动,肌在固定骨上的附着点,称为**起点**,在移动骨上的附着点,称为**止点**。通常起点靠近身体正中面或四肢的近侧端,反之为止点(图 1-60)。

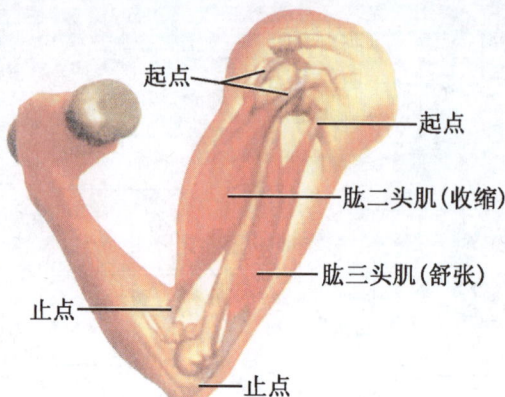

图 1-60 肌的起止和配布

（三）肌的配布

肌的配布与关节运动轴密切相关,即在 1 个运动轴相对的两侧有作用相反的肌或肌群,这些互相对抗的肌或肌群,称为**拮抗肌**。例如肘关节前方的屈肌群和后方的伸肌群。拮抗肌在功能上既相互拮抗,又相互协调。在运动轴的同一侧,完成同一运动的肌或肌群,称为**协同肌**,如肘关节前面的各屈肌(图 1-60)。

（四）肌的辅助结构

肌的辅助结构包括**筋膜**、**滑膜囊**和**腱鞘**等(图 1-61,1-62)。

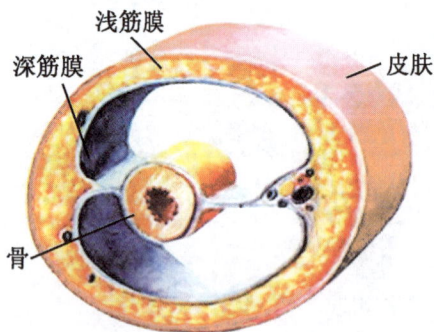

图 1-61 浅筋膜和深筋膜示意图

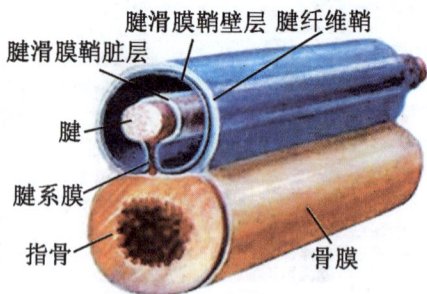

图 1-62 腱鞘示意图

1. **筋膜** 可分为**浅筋膜**和**深筋膜**。

（1）浅筋膜:位于皮下,由疏松结缔组织构成,内含脂肪、神经、血管和淋巴管等,除对深层结构有保护作用外,还起着衬垫、保温和储存脂肪的作用。

（2）深筋膜:由致密结缔组织构成,位于浅筋膜深面,它包裹肌、血管和神经等。四肢的

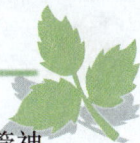

深筋膜可伸入肌群之间并与骨膜相连,构成肌间隔。深筋膜包绕血管和神经,则形成血管神经鞘。

2. 滑膜囊 为密闭的结缔组织囊,内含滑液,多呈扁形,位于肌腱与骨之间,可减少摩擦。

3. 腱鞘 为包裹手、足等处长肌腱外面的结缔组织鞘管,分为纤维层和滑膜层,有固定、约束肌腱,减少运动时与骨面之间摩擦的作用。纤维层位于腱鞘的外面,由致密结缔组织构成,与骨相连共同形成围绕肌腱的管道;滑膜层为双层圆筒形的鞘,内层紧贴于肌腱表面,称为脏层;外层衬于纤维层内面,称为壁层。脏、壁两层相互移行,形成滑膜腔,含有少量滑液。

知识链接

腱鞘囊肿

腱鞘囊肿是关节附近的一种囊性肿块,病因不太清楚。本病以女性和青少年多见。腕背、腕掌桡侧屈腕肌腱及足背发病率最高,掌指关节及近侧指间关节处也常见到。病变部出现一缓慢长大包块,包块小时无症状,长大到一定程度活动关节时有酸胀感。直径0.5～2.5 cm的圆形或椭圆形包块,表面光滑,不与皮肤粘连。因囊内液体充盈,张力较大,扪之如硬橡皮样实质性感觉,易误诊为骨性包块。重压包块有酸胀痛。穿刺可抽出透明胶冻状物。腱鞘囊肿有时可被挤压破裂而自愈。临床治疗方法较多,但复发率高。

二、躯干肌

躯干肌包括背肌、胸肌、膈、腹肌和会阴肌。

(一)背肌

背肌位于躯干后面,分浅、深两层,浅层主要有斜方肌和背阔肌,深层主要为竖脊肌(图1-63,表1-3)。

1. 斜方肌 位于项部和背上部浅层,一侧为三角形扁肌,两侧合在一起呈斜方形。起自枕骨、项韧带、第7颈椎和全部胸椎的棘突,止于锁骨外侧1/3、肩峰和肩胛冈。作用:使肩胛骨向脊柱靠拢,上部肌束可上提肩胛骨,下部肌束可下降肩胛骨;肩胛骨固定时,双侧收缩可使头后仰。

2. 背阔肌 为全身最大的扁肌,位于背下半部及胸的后外侧,起自下6个胸椎棘突、全部腰椎棘突和髂嵴后部,肌束斜向外上,止于肱骨小结节下方。作用:使肩关节内收、旋内和后伸;当上肢上举固定时,可作引体向上。

3. 竖脊肌 位于脊柱两侧的沟内,起自骶骨背面和髂嵴后部,向上分出3群肌束,沿途

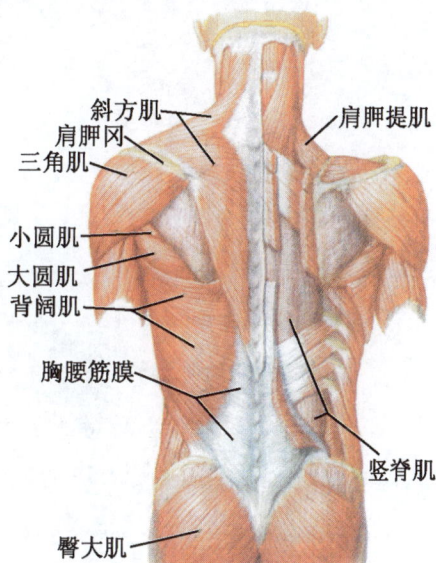

图1-63 背肌

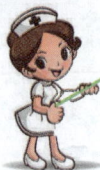

止于椎骨和肋,最后止于颞骨乳突。作用:一侧收缩使脊柱侧屈,两侧收缩伸脊柱和仰头,是维持人体直立姿势的重要肌。

表1-3 背肌

名 称	位 置	主 要 作 用
斜方肌	项部和背上部浅层	拉肩胛骨向脊柱靠拢,上部肌束上提肩胛骨,下部肌束下降肩胛骨;两侧同时收缩,使头后仰
背阔肌	背下半部及胸后外侧	使肩关节内收、旋内和后伸
竖脊肌	棘突两侧的沟内	伸脊柱、仰头

(二)胸肌

胸肌主要有胸大肌、胸小肌、前锯肌和肋间肌等(图1-64,1-65,表1-4)。

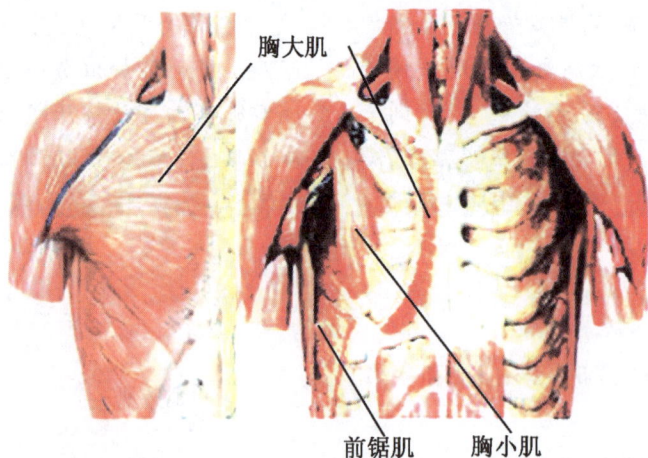

图1-64 胸肌

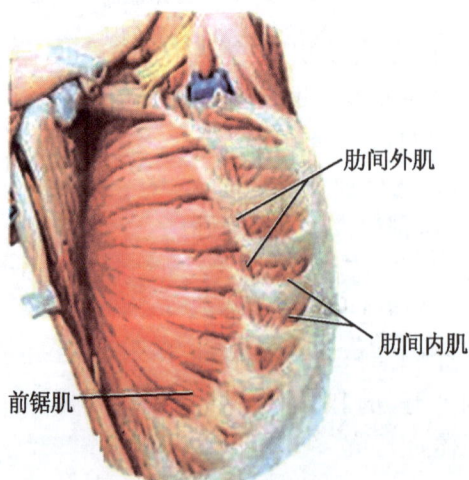

图1-65 前锯肌和肋间肌

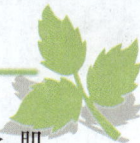

1. **胸大肌** 呈扇形,位于胸廓前上部浅层。起自锁骨内侧半、胸骨和第1～6肋软骨,肌束向外上,止于肱骨大结节下方。作用:使肩关节内收、旋内和前屈;上肢上举固定时,可上提躯干,也可提肋助吸气。

2. **胸小肌** 位于胸大肌深面,呈三角形。起自第3～5肋,止于肩胛骨喙突。作用:拉肩胛骨向前下方;肩胛骨固定时,可提肋助吸气。

3. **前锯肌** 为锯齿状扁肌,位于胸廓侧壁,起自第1～8个肋的外侧面,止于肩胛骨内侧缘和下角。作用:拉肩胛骨向前;下部肌束可使肩胛骨下角外旋,协助上肢上举;当肩胛骨固定时,可上提肋助深吸气。

4. **肋间外肌** 位于肋间隙浅层,起自上位肋骨下缘,肌束斜向前下,止于下位肋骨上缘。作用:提肋助吸气。

5. **肋间内肌** 位于肋间外肌深面,起自下位肋骨上缘,肌束斜向内上,止于上位肋骨下缘。作用:降肋助呼气。

表1-4 胸肌

名 称	位 置	主要作用
胸大肌	胸廓前上部浅层	使肩关节内收、旋内和前屈;可引体向上,提肋助吸气
胸小肌	胸大肌的深面	拉肩胛骨向前下方;肩胛骨固定时,提肋助吸气
前锯肌	紧贴于胸外侧壁	拉肩胛骨向前及外旋;肩胛骨固定时,提肋助吸气
肋间外肌	肋间隙的浅层	提肋助吸气
肋间内肌	肋间外肌的深面	降肋助呼气

(三)膈

膈是分隔胸腔和腹腔的扁肌,呈穹隆状,凸向上,起自胸廓下口和腰椎,止于膈的中心腱。膈上有3个孔裂:① **主动脉裂孔**,位于第12胸椎前方,有主动脉和胸导管通过;② **食管裂孔**,位于主动脉裂孔的左前上方,平第10胸椎水平,有食管和迷走神经通过;③ **腔静脉孔**,位于食管裂孔的右前上方,平第8胸椎水平,有下腔静脉通过。

膈为主要呼吸肌。收缩时,膈顶下降,胸腔容积扩大,助吸气;舒张时,膈顶上升恢复原位,胸腔容积缩小,助呼气。膈与腹肌同时收缩,则能增加腹压,协助排便、咳嗽、呕吐和分娩等活动(图1-66)。

图1-66 膈

(四)腹肌

腹肌可分为前外侧群和后群。

1. **前外侧群** 包括**腹直肌**、**腹外斜肌**、**腹内**

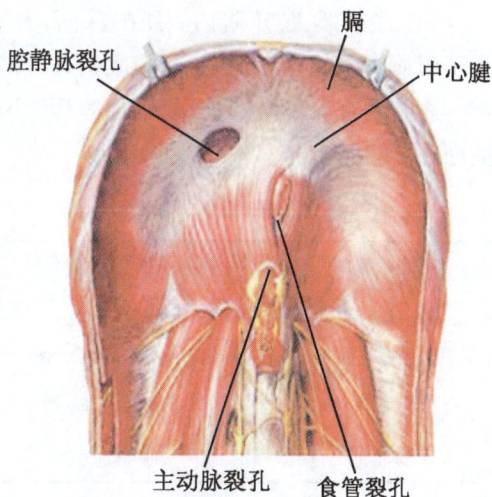

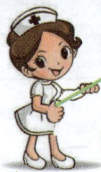

斜肌和腹横肌(图1-67,图1-68,表1-5)。

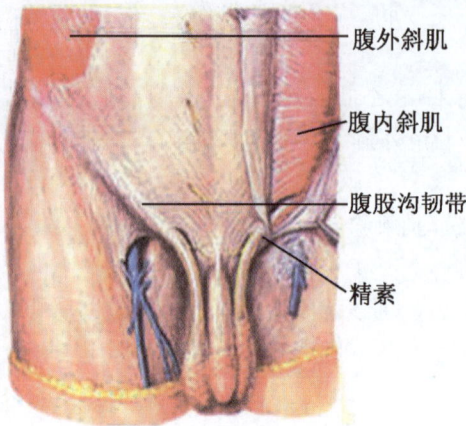

图1-67 腹外斜肌

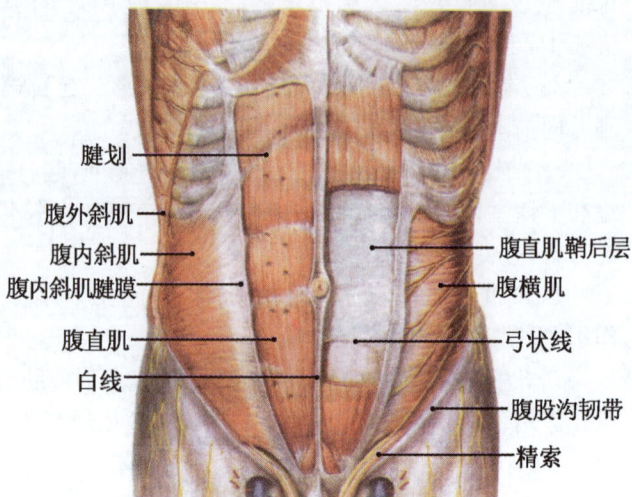

腹外斜肌
腹内斜肌
腹股沟韧带
精索

图1-68 腹前壁肌

腱划
腹外斜肌
腹内斜肌
腹内斜肌腱膜
腹直肌
白线

腹直肌鞘后层
腹横肌
弓状线
腹股沟韧带
精索

(1)腹直肌:是位于腹前壁正中线两侧1对长带形肌,包于腹直肌鞘内,肌的全长被3~4条横行的腱划分隔成多个肌腹,腹直肌起于耻骨联合,止于胸骨剑突和第5~7肋软骨前面。

(2)腹外斜肌:是腹前外侧壁最浅层的扁肌,起自下位8个肋的外面,大部分肌束由外上方斜向前内下方,在腹直肌外侧缘移行为腱膜,经腹直肌的前面,止于腹前正中的白线,并参与构成腹直肌鞘的前层。腱膜的下缘卷曲增厚,连于髂前上棘与耻骨结节之间,形成腹股沟韧带。在耻骨结节外上方,腹外斜肌腱膜形成三角形的孔,称为腹股沟管浅环或皮下环。

(3)腹内斜肌:位于腹外斜肌深面,大部分肌束斜向前上方,在腹直肌外侧缘移行为腱膜,分前后两层包裹腹直肌,止于腹前正中的白线,并参与腹直肌鞘的构成。腹内斜肌腱膜的下部与腹横肌腱膜下部一起共同构成腹股沟镰,腹内斜肌与腹横肌下缘的部分肌束向下一起包裹精索和睾丸,形成提睾肌。

(4)腹横肌:位于腹内斜肌的深面,大部分肌束水平向前移行为腱膜,经腹直肌的后方,止于腹前正中的白线,并参与构成腹直肌鞘的后层。

腹肌具有保护腹腔脏器、增加腹压、协助排便、咳嗽、呕吐和分娩等活动;还可以使脊柱前屈、侧屈和旋转。

表1-5 腹前外侧群肌

名 称	位 置	主 要 作 用
腹外斜肌	腹外侧壁浅层	增加腹压,脊柱前屈、侧屈和旋转
腹内斜肌	腹外斜肌深面	
腹横肌	腹内斜肌深面	
腹直肌	腹直肌鞘内	使脊柱前屈,增加腹压

2. 后群 位于腹后壁,包括腰大肌和腰方肌。

3. 腹肌形成的结构

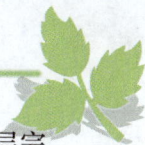

（1）腹直肌鞘：为包裹腹直肌的纤维性鞘，由腹壁3块扁肌的腱膜构成，腹直肌鞘前层完整，并与腹直肌的腱划紧密结合，后层不完整，在脐下4～5 cm以下，腹直肌鞘的后层完全转至腹直肌的前面参与构成腹直肌鞘的前层，所以此处腹直肌鞘的后层缺乏，腹直肌鞘后层的游离下缘形成一凸向上方的弧形线，称为**弓状线**，在此线以下，腹直肌后面直接与腹横筋膜相贴(1-69)。

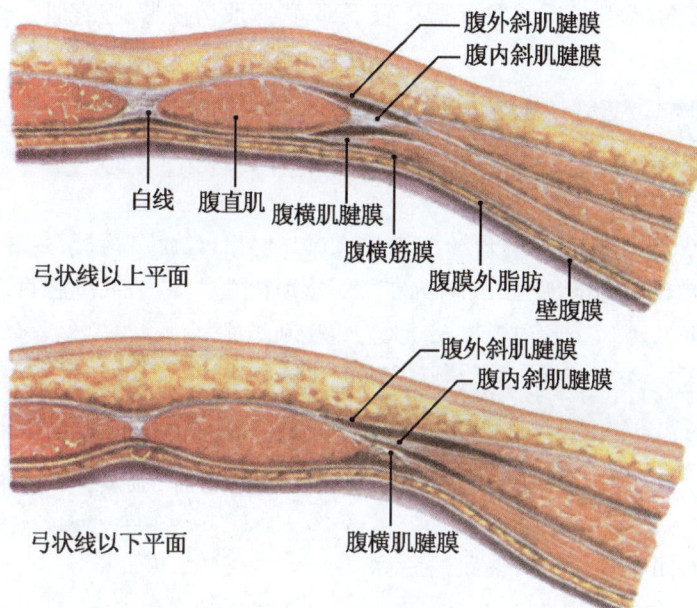

图 1-69 腹前壁横断面

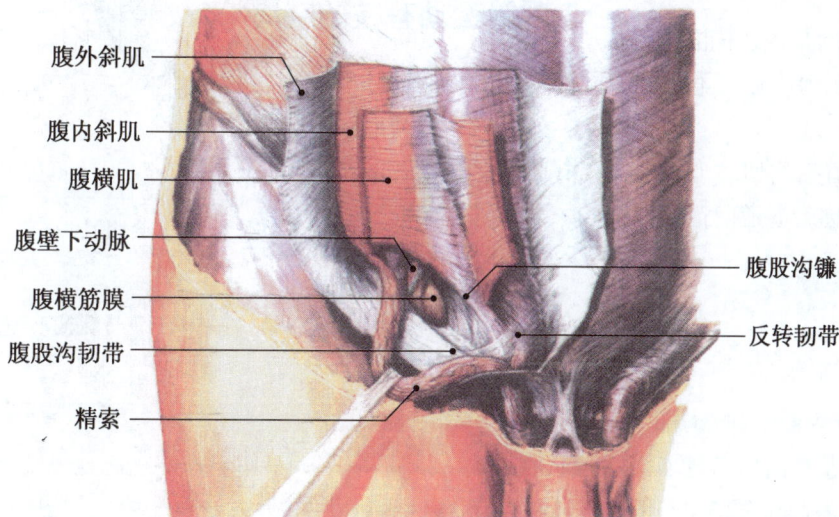

图 1-70 腹股沟管

（2）腹股沟管：位于腹股沟韧带内侧半上方，长4～5 cm，为腹肌和腱膜之间的一斜行裂隙。男性有精索通过，女性有子宫圆韧带通过。腹股沟管有两口和四壁(图1-70)。

①两口：内口称为**腹股沟管深环**或**腹环**，位于腹股沟韧带中点上方1.5 cm处，由腹横筋

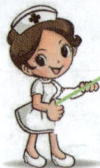

膜构成;外口即腹股沟管浅环或皮下环,位于耻骨结节外上方。

②四壁:前壁为腹外斜肌腱膜和部分腹内斜肌,后壁为腹横筋膜和腹股沟镰,上壁为腹内斜肌和腹横肌的弓状下缘,下壁为腹股沟韧带。

(3)白线:位于腹前壁正中线上,由3层扁肌腱膜的纤维交织而成。上方起自剑突,下方止于耻骨联合。白线结构坚韧而血管少,上宽下窄,中点有脐环且结构较疏松,易发生脐疝。

(4)腹股沟三角(海氏三角):位于腹前壁下部,由腹股沟韧带、腹直肌外侧缘和腹壁下动脉围成。

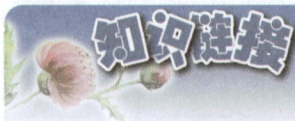

腹股沟管和腹股沟三角

腹股沟管和腹股沟三角均为腹壁薄弱区。在病理情况下,腹腔内容物可通过上述薄弱区进入腹股沟管或阴囊,形成腹股沟疝。如果腹腔内容物通过深环突出,经腹股沟管、浅环进入阴囊,为腹股沟斜疝;如果腹腔内容物通过腹股沟三角,由腹腔内直接向前突出,为腹股沟直疝。

(五)会阴肌

会阴肌是指封闭小骨盆下口诸肌的总称(图1-71)。

1. 肛提肌 呈漏斗形,封闭小骨盆下口的大部分。

2. 尾骨肌 位于肛提肌后方。

3. 会阴深横肌 位于小骨盆下口的前下部。

4. 尿道括约肌 位于会阴深横肌的前方,在女性称为尿道阴道括约肌。

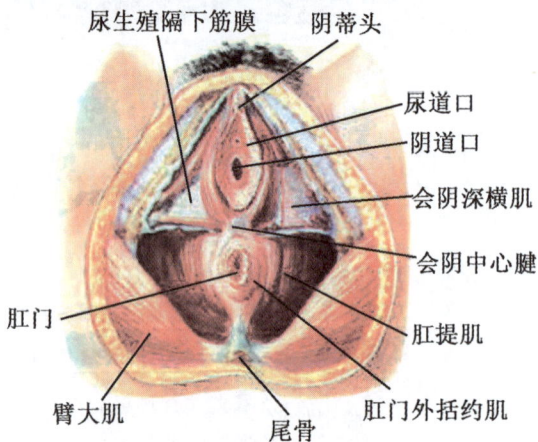

图1-71 会阴肌

三、头颈肌

(一)头肌

头肌分为面肌和咀嚼肌。

1. 面肌 面肌位于面部和额、枕部,位置较浅,多起于颅骨,止于皮肤,主要分布在眼、鼻、口和耳周围。可分为环形肌和辐射肌,收缩时有括约和开大孔裂的作用,并能牵动面部皮肤产生表情,故又称为表情肌(图1-72,表1-6)。

(1)枕额肌:位于颅盖中线的两侧,分别

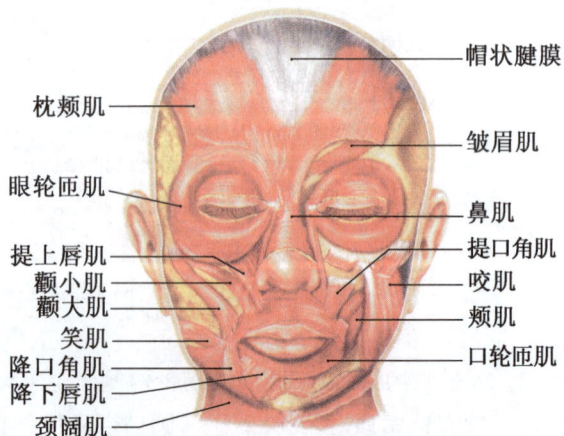

图1-72 面肌

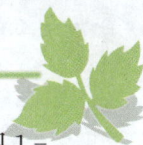

为额腹和枕腹,额腹与枕腹之间为帽状腱膜,它与颅部的皮肤和皮下组织共同构成**头皮**(图1-73),而与深部的骨膜则隔以疏松的结缔组织。

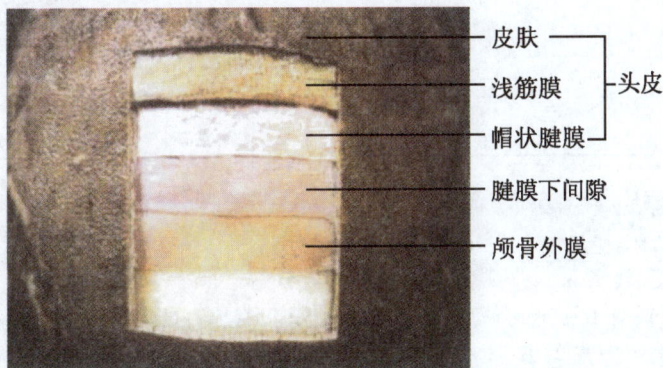

图1-73 颅顶层次

(2)眼轮匝肌:为环形肌,位于眼裂周围,收缩时使睑裂闭合。

表1-6 面肌

名　称	位　置	主要作用
枕额肌	颅顶部,由额腹、枕腹和帽状腱膜组成	提眉、下牵皮肤,后牵头皮
眼轮匝肌	睑裂周围	闭合睑裂
口轮匝肌	口裂周围	关闭口裂

(3)口轮匝肌:为环形肌,位于口裂周围,收缩时闭合口裂。

2. 咀嚼肌　咀嚼肌是运动下颌关节的肌(图1-74,表1-7)。

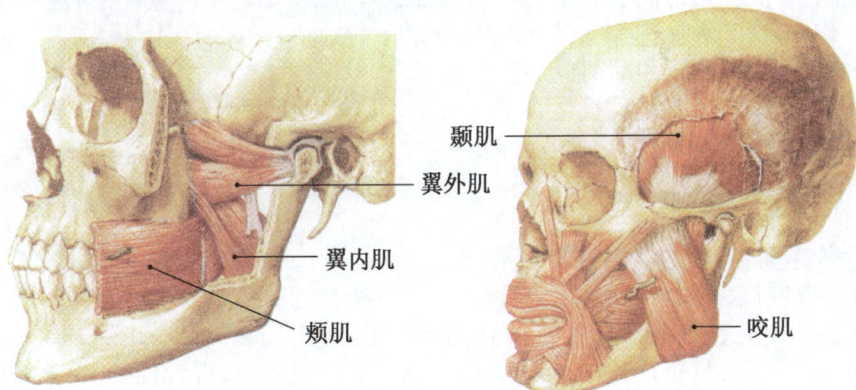

图1-74 咀嚼肌

(1)咬肌:起于颧弓,止于下颌角外面。作用:上提下颌骨,是强有力的咀嚼肌。

(2)颞肌:呈扇形,起于颞窝,止于下颌骨冠突。作用:上提下颌骨。

(3)翼内肌:位于颞下窝和下颌支的内侧面。主要作用:提下颌骨向上,也参与侧方运动。

(4)翼外肌:位于颞下窝内。主要作用:做张口运动。

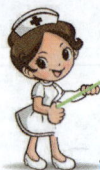

表 1-7 咀嚼肌

名　称	位　置	主要作用
咬肌	下颌支外面	上提下颌骨
颞肌	颞窝内	上提下颌骨
翼内肌	下颌角及下颌支内面	上提下颌骨并使其向前运动
翼外肌	颞下窝内	使下颌骨前移

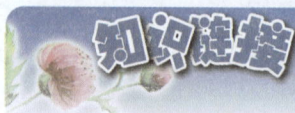

知识链接

头皮撕裂伤

头皮由额顶部皮肤、浅筋膜及帽状腱膜共同构成。头皮的皮肤有两个特点：一是含有大量毛囊、汗腺和皮脂腺，为疖肿和皮脂腺囊肿的好发部位；二是具有丰富的血管和淋巴管。头皮浅筋膜的特点是大量致密结缔组织形成的纤维小隔将皮肤与帽状腱膜紧密相连。

帽状腱膜前连额枕肌的额腹，后连枕腹，两侧逐渐变薄续于颞筋膜。因此，头皮撕裂伤通常为三层一起被撕裂。如裂口横向撕裂时，因额枕肌的收缩，创口裂开较大，出血量多且不易止血，故缝合头皮时，应将腱膜仔细缝合，以减少皮肤张力，有利于创口愈合。

(二) 颈肌

颈肌依其所在位置分为浅群、舌骨上、下肌群和深群(图 1-75，表 1-8)。

1. 浅群　包括颈阔肌和胸锁乳突肌。

(1) 颈阔肌：位于颈部浅筋膜中，为一扁薄的皮肌。作用：拉口角向下，紧张颈部皮肤。

(2) 胸锁乳突肌：位于颈部两侧，起自胸骨柄和锁骨胸骨端，止于颞骨乳突。作用：一侧收缩使头向同侧倾斜，面转向对侧；两侧同时收缩，使头后仰。

2. 舌骨上、下肌群

(1) 舌骨上肌群：位于舌骨与下颌骨之间，参与构成口腔底。包括：二腹肌、下颌舌骨肌、颏舌骨肌和茎突舌骨肌四对。主要作用为上提舌骨，下降下颌骨。

图 1-75　颈肌

(2) 舌骨下肌群：位于舌骨与胸骨之间，包括胸骨舌骨肌、肩胛舌骨肌、胸骨甲状肌和甲状舌骨肌四对。主要作用为下降舌骨和喉。

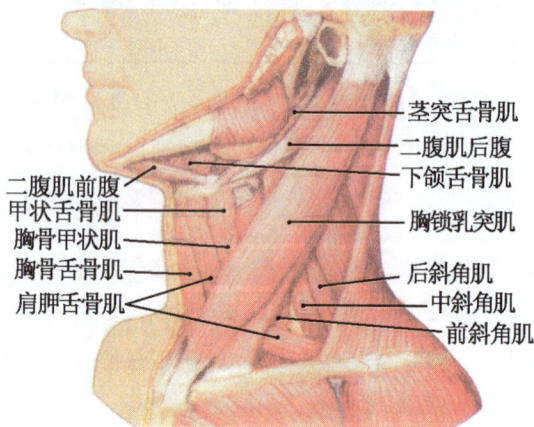

表 1-8 颈肌

名　称	位　置	主要作用
胸锁乳突肌	颈部两侧	一侧收缩使头向同侧倾斜，面转向对侧 两侧同时收缩使头后仰
舌骨上肌群	下颌骨与舌骨之间	上提舌骨和下降下颌骨
舌骨下肌群	舌骨与胸骨之间	下降舌骨，并使喉上、下移动

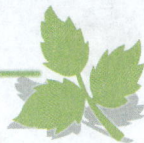

3. 深群 此肌群主要有位于脊柱颈段两侧的前斜
角肌、中斜角肌和后斜角肌(图1-76)。3块肌均起
于颈椎,前、中斜角肌止于第1肋,后斜角肌止于第
2肋。前、中斜角肌和第1肋所围成的间隙,称为**斜
角肌间隙**,有锁骨下动脉和臂丛通过。作用:上提第
1、2肋,协助吸气,使颈前屈和侧屈。

四、四肢肌

四肢肌分为上肢肌和下肢肌。

(一) 上肢肌

上肢肌按部位分为**肩肌**、**臂肌**、**前臂肌**和**手肌**。

1. 肩肌 肩肌是包绕和运动肩关节的肌,均
起于肩胛骨和锁骨,止于肱骨,主要见图1-77,表
1-9。

(1) 三角肌:**三角肌**呈三角形,位于肩部,起于锁骨外侧、肩峰和肩胛冈,止于肱骨的三角
肌粗隆。主要作用是使肩关节外展;前部肌束可使肩
关节屈并旋内,后部肌束可使肩关节伸并旋外。三角
肌外上1/3部肌质丰厚,其深部无重要的血管和神
经,是肌内注射的常用部位。

(2) 肩胛下肌:起于肩胛下窝,止于肱骨小结节。
作用:使肩关节内收和旋内。

(3) 冈上肌:起自冈上窝,止于股骨大结节上部。
作用:使肩关节外展。

(4) 冈下肌:起自冈下窝,止于肱骨大结节中部。
作用:使肩关节旋外。

(5) 小圆肌:位于冈下肌的下方,起自肩胛骨外侧
缘的背面,止于肱骨大结节的下部。作用:可使肩关节旋外。

(6) 大圆肌:位于冈下肌和小圆肌下方,起自肩胛骨下角的背面,经肩关节的前下方,止
于肱骨小结节嵴。作用:可使肩关节内收、旋内。

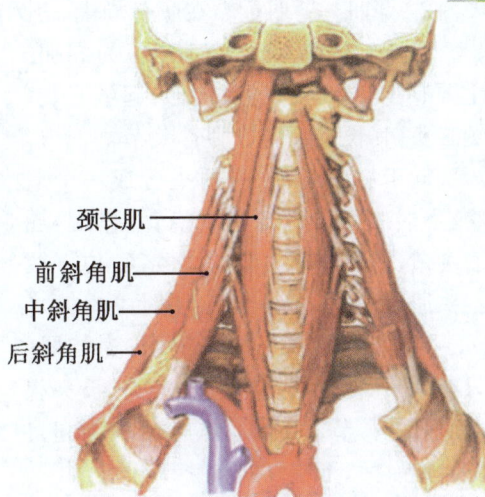

图 1-76 斜角肌

颈长肌
前斜角肌
中斜角肌
后斜角肌

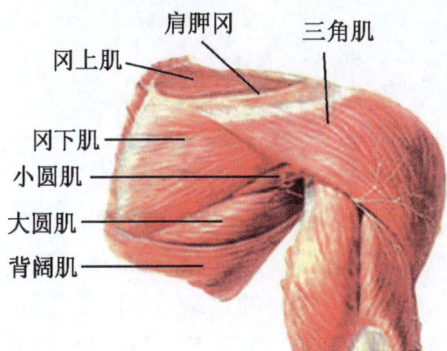

肩胛冈
三角肌
冈上肌
冈下肌
小圆肌
大圆肌
背阔肌

图 1-77 肩肌

表 1-9 肩肌

名 称	位 置	主 要 作 用
三角肌	包围于肩关节的前、后及外侧壁	使肩关节外展、前屈、后伸、旋内和旋外
肩胛下肌	肩胛下窝	使肩关节内收和旋内
冈上肌	冈上窝	使肩关节外展
冈下肌	冈下窝	使肩关节旋外
小圆肌	冈下窝、冈下肌的下方	使肩关节旋外
大圆肌	冈下窝、小圆肌的下方	使肩关节内收、旋内和后伸

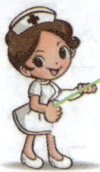

2. 臂肌　臂肌配布在肱骨周围,分为前群和后群(图1-78,表1-10)。

(1)前群:位于肱骨前面,为屈肌。主要有:①**肱二头肌**:呈梭形,起端有长、短二头,其长头起自肩胛骨关节盂上方,短头起于肩胛骨喙突,两头合成一个肌腹,下端移行为肌腱止于桡骨,作用:屈肘关节,协助屈肩关节;②**肱肌**:位于肱二头肌下半部深面,作用:屈肘关节。

(2)后群:位于肱骨后面,为伸肌。只有**肱三头肌**,其起端有三个头,长头起自肩胛骨关节盂下方,内、外侧头均起自肱骨的后面,下端以肌腱止于尺骨鹰嘴。主要作用:伸肘关节。

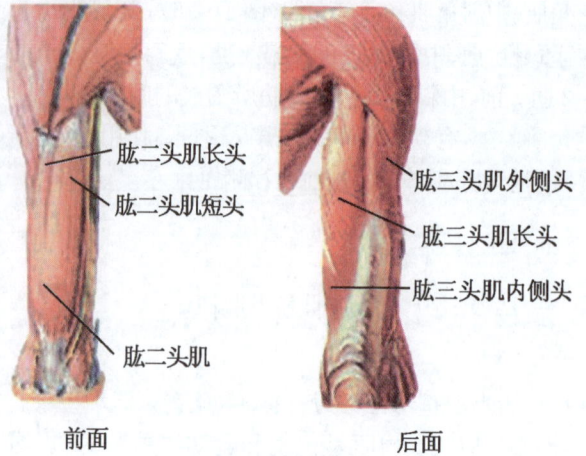

图1-78　臂肌

表1-10　臂肌

名　称	位　置	主要作用
肱二头肌	肱骨前面	屈肘关节,协助屈肩关节
肱肌	肱二头肌下半部深面	屈肘关节
肱三头肌	肱骨后面	伸肘关节

3. 前臂肌　前臂肌位于尺、桡骨的周围,分为前群和后群。

(1)前群(屈肌群):共9块,位于前臂的前面和内侧面,分为浅层和深层。① 浅层(图1-79):共6块,自桡侧向尺侧依次为:**肱桡肌**、**旋前圆肌**、**桡侧腕屈肌**、**掌长肌**、**指浅屈肌**和**尺侧腕屈肌**;② 深层(图1-80):共3块,包括位于桡侧的**拇长屈肌**和位于尺侧的**指深屈肌**以及在尺、桡骨远端的**旋前方肌**。主要作用为屈肘关节、腕关节、腕掌关节和指骨间关节;使前臂旋前。

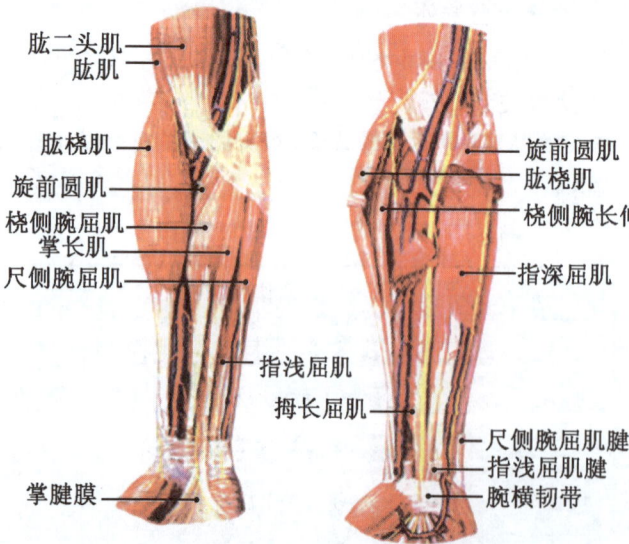

图1-79　前臂肌(前群浅层)

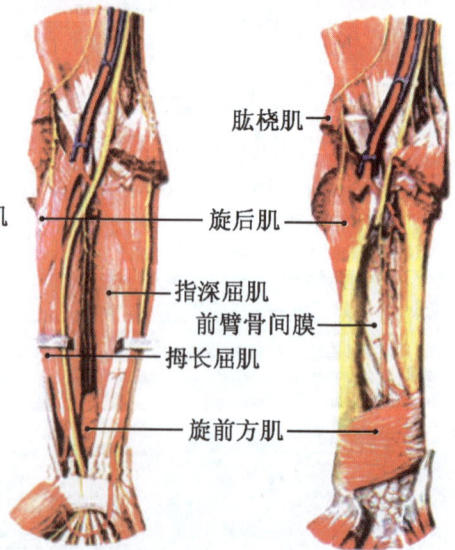

图1-80　前臂肌(前群深层)

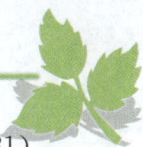

（2）后群（伸肌群）：共 10 块，位于前臂的后面及桡侧，分为浅层和深层（图 1-81）。① 浅层：共 5 块，自桡侧向尺侧依次为：**桡侧腕长伸肌**、**桡侧腕短伸肌**、**指伸肌**、**小指伸肌**和**尺侧腕伸肌**；② 深层：共 5 块，由外上向内下依次为：**旋后肌**、**拇长展肌**、**拇短伸肌**、**拇长伸肌**和**示指伸肌**。主要作用为伸肘关节、腕关节和指骨间关节；使前臂旋后。

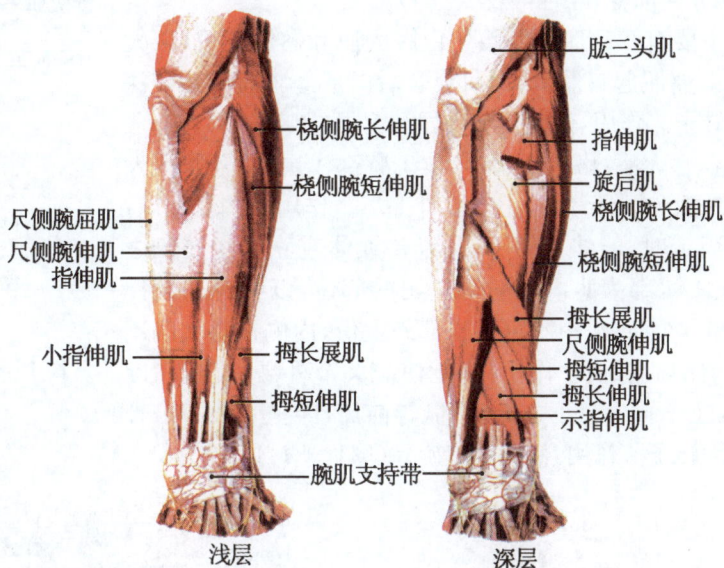

图 1-81　前臂肌（后群）

4. 手肌　手肌主要位于手掌，为运动手指的短肌，可分为 3 群（图 1-82）：外侧群较发达，在手掌形成隆起，称为**鱼际**，包括拇短展肌、拇短屈肌、拇收肌和拇对掌肌。可使拇指屈、外展、内收和对掌。内侧群较小，在手掌也形成隆起，称为**小鱼际**，包括小指展肌、小指短缺肌和小指对掌肌。可使小指屈、外展和对掌。中间群包括 4 块蚓状肌和骨间肌（3 块骨间掌侧肌和 4 块骨间背侧肌）。蚓状肌可屈第 2~5 掌指关节、伸指骨间关节；骨间掌侧肌使第 2、4、5 手指内收，骨间背侧肌使第 2、3、4 手指外展。

5. 腋窝和肘窝

（1）腋窝：是位于臂上部和胸外侧壁之间的锥形腔隙，内有重要的神经、血管、淋巴结和大量脂肪组织等结构。

（2）肘窝：是位于肘关节前方的浅窝。其上界为肱骨内、外上髁之间的连线，外侧界为肱桡肌，内侧界为旋前圆肌，内有重要的血管、神经通过。

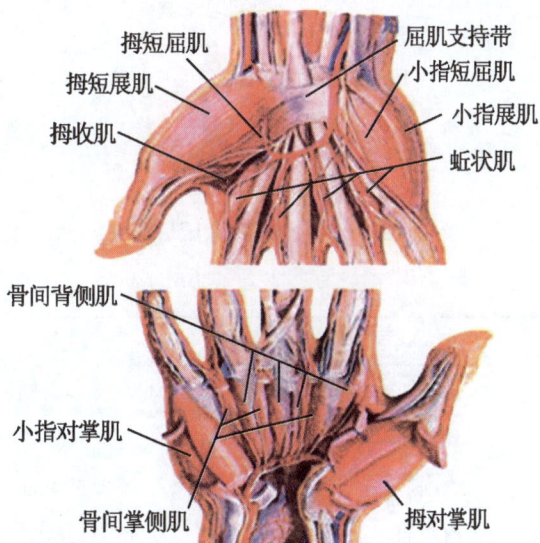

图 1-82　手肌

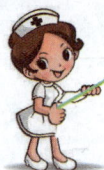

（二）下肢肌

下肢肌按部位分为**髋肌**、**大腿肌**、**小腿肌**和**足肌**。下肢肌比上肢肌粗壮强大，这与维持人体直立姿势、负重和行走有关。

1. 髋肌　分布于髋关节周围，均起自髋骨，止于股骨，主要运动髋关节。髋肌分为前群和后群（表1-11）。

（1）前群：主要有**髂腰肌**。髂腰肌由腰大肌和髂肌组成，腰大肌起自腰椎两侧，髂肌起自髂窝，两肌会合后向下经腹股沟韧带深面，止于股骨小转子。作用：使髋关节前屈和旋外（图1-83）。

（2）后群：① **臀大肌**：略呈四边形，位于臀部浅层，覆盖臀的大部分，起自髂骨外面和骶骨背面，止于股骨上端。作用：使髋关节后伸和旋外，下肢固定时，能伸直躯干，是维持人体直立的主要肌之一。臀大肌外上1/4部为肌内注射常选用的部位，以避免伤及神经。② **臀中肌和臀小肌**：臀中肌位于臀部外上份，内侧被臀大肌遮盖，臀小肌位于臀中肌深面。作用：均能使髋关节外展、旋内和旋外。③ **梨状肌**：位于臀中肌下方，起自骶骨前面，经坐骨大孔出骨盆腔，止于股骨大转子。作用：使髋关节旋外（图1-84，1-85）。

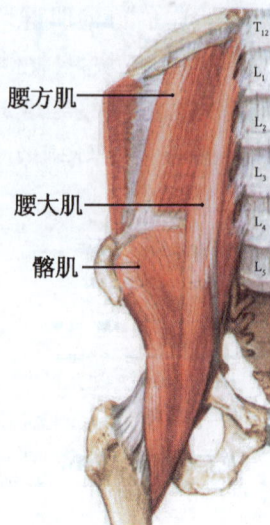

图1-83　髂腰肌

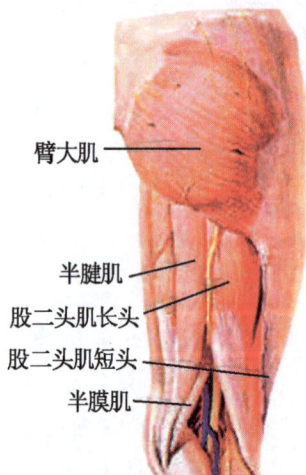

图1-84　髋肌和大腿后群肌

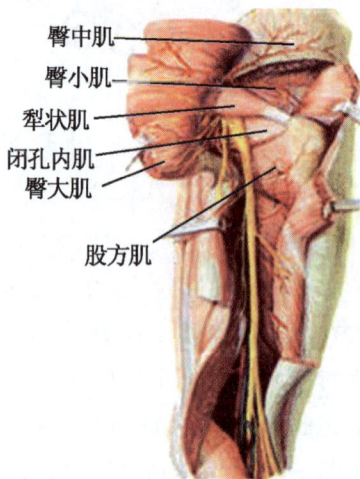

图1-85　臀深层肌

表1-11　髋肌

名　称	位　置	主要作用
髂腰肌	髋关节的前方，脊柱腰段外侧	屈髋关节
臀大肌	臀部的浅层	伸髋关节
臀中肌	臀大肌深面	外展髋关节
臀小肌	臀中肌深面	外展髋关节
梨状肌	臀中肌下方	使髋关节旋外

2. 大腿肌　分为前群、内侧群和后群。

（1）前群：位于股前方，包括缝匠肌和股四头肌（图1-86，表1-12）。① **缝匠肌**：呈扁带

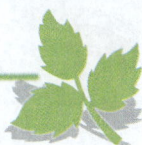

状,为全身最长的肌,起于髂前上棘,肌束斜向内下方,止于胫骨上端内侧面。作用:屈髋关节和膝关节。② 股四头肌:股四头肌有4个头,分别称股直肌、股内侧肌、股外侧肌和股中间肌。股直肌起于髂前下棘下方,其余3个头均起自股骨体,4个头合并向下移行为粗大的肌腱包绕髌骨前面和两侧,向下延伸为髌韧带,止于胫骨粗隆。作用:伸膝关节和屈髋关节。

(2)后群:位于股后方,共有3块,均可屈膝关节和伸髋关节(图1-84)。① 股二头肌位于股后外侧份,有长、短二头分别起自坐骨结节和股骨,止于腓骨头;② 半腱肌和半膜肌位于股后内侧份,半膜肌居半腱肌的前内侧,均起自坐骨结节,止于胫骨上端内侧面。

(3)内侧群:位于大腿的内侧,主要作用是内收髋关节,其中较大的为长收肌、大收肌和股薄肌,这些肌肉都起自闭孔周围的耻骨支、坐骨支及坐骨结节等处,除股薄肌止于胫骨上端外,其余均止于股骨(图1-86)。

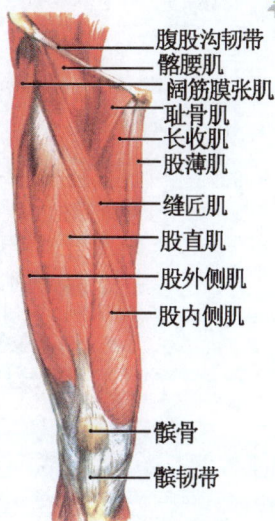

右侧标注(自上而下):
腹股沟韧带
髂腰肌
阔筋膜张肌
耻骨肌
长收肌
股薄肌
缝匠肌
股直肌
股外侧肌
股内侧肌
髌骨
髌韧带

图1-86 大腿肌前群和内侧群

表1-12 大腿肌

名 称		位 置	主要作用
前群	缝匠肌	大腿前部	屈髋关节和膝关节
	股四头肌	大腿前部	屈髋关节、伸膝关节
内侧群	股薄肌	大腿内侧	内收髋关节
	耻骨肌	耻骨支和坐骨支前	
	长收肌	大腿内侧	
	短收肌	长收肌的后方	
	大收肌	短收肌后方	
后群	股二头肌	大腿后部外侧	伸髋关节、屈膝关节
	半腱肌	大腿后部内侧	
	半膜肌	大腿后部内侧	

3. 小腿肌 分为前群、外侧群和后群(图1-87,1-88,1-89,1-90,表1-13)。

(1)前群:前群共有3块肌肉,均起自胫、腓骨的上端及小腿骨间膜,由胫侧向腓侧排列,依次为胫骨前肌、踇长伸肌和趾长伸肌。作用:均可使踝关节背屈(伸),还可使足内翻、伸踇趾和其余各趾。

(2)外侧群:包括腓骨长肌、腓骨短肌,两肌均起于腓骨,位于腓骨外侧,腓骨长肌居浅面,两肌的肌腱经外踝的后方,短肌止于足外缘,长肌向内止于足内缘。作用:均可使足外翻、踝关节跖屈(屈)。

(3)后群 分浅层和深层。① 浅层:包括腓肠肌和比目鱼肌,合称小腿三头肌。腓肠肌的内侧头和外侧头分别起于股骨的内、外侧髁,其深面的比目鱼肌起自胫、腓骨上端的后面,3个头汇合向下续为跟腱,止于跟骨结节。作用:跖屈(屈)踝关节、屈膝关节;② 深层:由胫侧向腓侧依次为:趾长屈肌、胫骨后肌和踇长屈肌。作用:胫骨后肌可跖屈(屈)踝关节、使足内翻;其余两肌可跖屈(屈)踝关节、并分别能屈第2~5趾和踇趾。

髌骨
髌韧带
腓骨长肌
胫骨前肌
趾长伸肌
腓骨短肌
胫骨
踇长伸肌
伸肌支持带

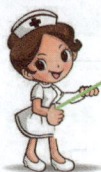

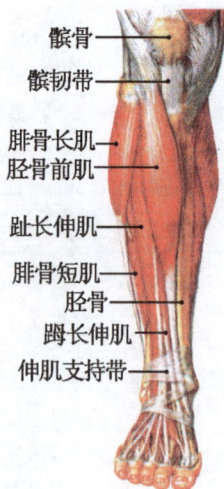

图1-87 小腿前群肌和外侧群肌

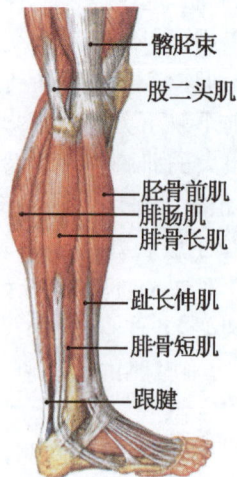

髂胫束
股二头肌
胫骨前肌
腓肠肌
腓骨长肌
趾长伸肌
腓骨短肌
跟腱

图1-88 小腿外侧群肌

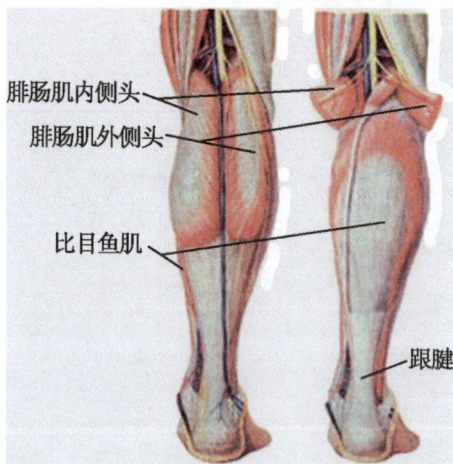

腓肠肌内侧头
腓肠肌外侧头
比目鱼肌
跟腱

图1-89 小腿后群浅层肌

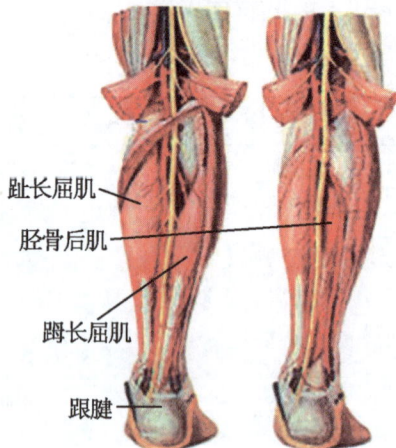

趾长屈肌
胫骨后肌
踇长屈肌
跟腱

图1-90 小腿后群深层肌

表1-13 小腿肌

名　称		位　置	主要作用
前群	胫骨前肌	小腿骨前面	足背屈、内翻
	踇长伸肌	小腿骨前面	足背屈、伸踇趾
	趾长伸肌	小腿骨前面	足背屈、伸2～5趾
外侧群	腓骨长肌	腓骨外侧	足外翻、跖屈
	腓骨短肌	腓骨外侧	足外翻、跖屈
	小腿三头肌	小腿骨后部浅层	屈膝关节、足跖屈
后群	胫骨后肌	小腿骨后	足跖屈、内翻
	踇长屈肌	小腿骨后面	足跖屈、屈踇趾
	趾长屈肌	小腿骨后面	足跖屈、屈2～5趾

　　4. 足肌　足肌分为足背肌和足底肌。足背肌较弱小,足底肌可分为内侧群、中间群和外侧群,其作用是运动足趾和维持足弓。

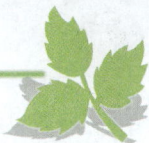

5. 下肢的局部结构

（1）股三角：股三角位于股部前上份，其上界为腹股沟韧带，外侧界为缝匠肌内侧缘，内侧界为长收肌内侧缘。股三角（图1-91）的内容物，由外侧向内侧依次有股神经、股动脉、股静脉和股管。

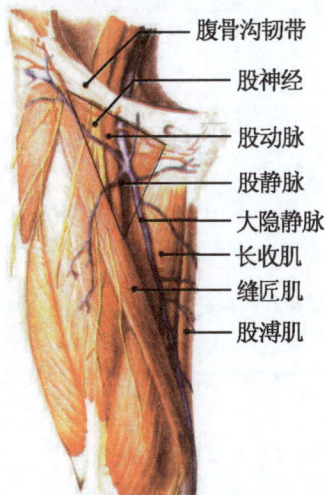

图 1-91 股三角

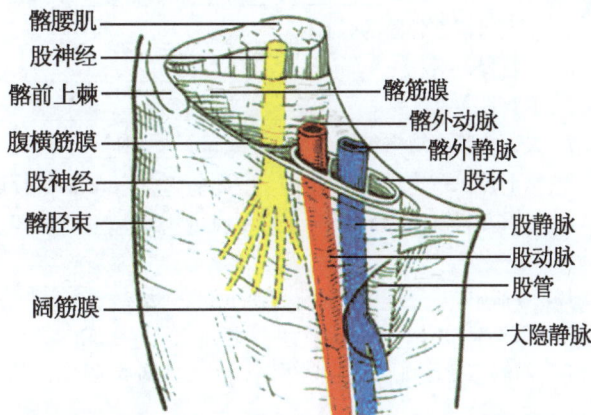

图 1-92 股管

（2）股管：位于股鞘内，是股静脉内侧的一个漏斗状腔隙，长约1.5 cm。股管上口为股环，与腹腔相通（图1-92）。股环的前界为腹股沟韧带，后界为耻骨梳韧带，内侧界为腔隙韧带，外侧界为股静脉。股环处填有脂肪组织及1个淋巴结。股管下端为盲端，位于隐静脉裂孔的深面。由于股环与腹膜腔之间只隔着很薄的腹横筋膜和腹膜，如果腹腔内容物经股环、股管突出于隐静脉裂孔，称为股疝。由于股环的前、后、内侧三面均为坚强的韧带，因此疝内容突出后不易还纳，从而形成嵌顿性股疝（图1-93）。

（3）腘窝：在膝关节的后方，呈菱形，其上外侧界为股二头肌，上内侧界为半腱肌和半膜肌，其下内侧界和下外侧界分别为腓肠的内侧头和外侧头。腘窝内有血管、神经、淋巴结和脂肪组织等。

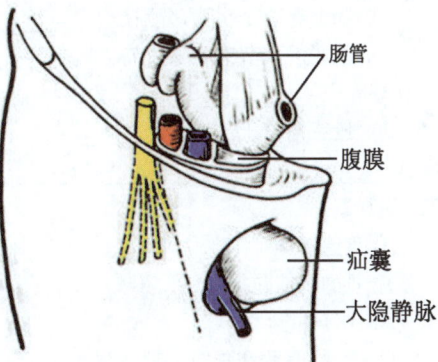

图 1-93 股疝

五、全身肌性标志

竖脊肌、胸大肌、背阔肌、咬肌、胸锁乳突肌、腹股沟韧带、三角肌、肱二头肌、臀大肌、股四头肌、髌韧带、腓肠肌及跟腱。

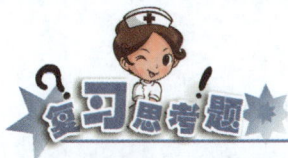

一、名词解释

1. 胸骨角　2. 腹股沟管　3. 翼点　4. 界线　5. 椎间孔　6. 颅囟　7. 股三角　8. 肋弓　9. 足弓

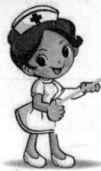

10. 斜角肌间隙

二、填空题

1. 运动系统包括_____、_____和_____。

2. 成人全身骨共有_____块。按其所在部位分为_____、_____、_____；按形态骨分为_____、_____、_____和_____。

3. 骨的构造主要由_____、_____和_____构成。

4. 终生保留红骨髓的骨有_____、_____和_____。

5. 上肢骨包括_____、_____、_____、_____、_____和_____。

6. 下肢骨包括_____、_____、_____、_____、_____和_____。

7. 关节的基本结构包括_____、_____和_____。

8. 躯干骨包括_____、_____和_____，它们借骨连结构成_____和_____。

9. 从侧方观察，脊柱有 4 个生理弯曲，其中_____曲和_____曲凸向前，而_____曲和_____曲凸向后。

10. 骨盆由_____、_____、_____借_____、_____和_____而成。

11. 膝关节由_____、_____和_____组成。

12. 两侧髂嵴最高点的连线约平_____，胸骨角平对_____，肩胛骨的上角和下角分别平对_____和_____。

13. 女性骨盆的特点是_____、_____、_____、_____。

14. 肘关节是复合关节，包括_____、_____和_____。

15. 肩关节由_____和_____组成。

16. 腹股沟管位于_____内侧半的上方，男性有_____通过，女性有_____通过。

17. 一侧胸锁乳突肌收缩，使头向_____侧倾斜，面部转向_____侧，两侧同时收缩可头_____。

18. 膈上有 3 个裂孔，分别是_____、_____和_____。

19. 既屈髋关节又屈膝关节的肌是_____；主要呼吸肌有_____、_____；临床上肌内注射常用的肌肉是_____、_____。

20. 股三角位于_____，为_____、_____和_____形成的三角区域。此区内由外侧向内侧依次有_____、_____、_____和_____等。

三、选择题

A₁ 型选择题

1. 骨的构造包括 ( )

A. 骨干和骺　　　　　　　　　　　　B. 骨板和骨小梁

C. 骨质、骨膜和骨髓　　　　　　　　D. 密质骨和松质骨

E. 内、外板和板障

2. 成年后不具有红骨髓的是 ( )

A. 长骨骺内　　B. 扁骨内　　C. 短骨内　　D. 板障内　　E. 长骨干内

3. 骨损伤后能参与修复的结构是 ( )

A. 骨质　　B. 骨髓　　C. 骨膜　　D. 骨骺　　E. 关节软骨

4. 下列结构中，哪项不是关节的基本结构 ( )

A. 关节盘　　B. 关节囊纤维层　　C. 关节囊滑膜层　　D. 关节面　　E. 关节腔

5. 指骨属于 ( )

A. 长骨　　B. 短骨　　C. 扁骨　　D. 不规则骨　　E. 籽骨

6. 对椎骨描述正确的是 ( )

A. 椎骨属短骨　　　　　　　　　　　B. 相邻椎弓之间构成椎间孔

C. 椎骨上、下切迹之间围成椎管　　　D. 椎体与椎弓共同围成椎孔

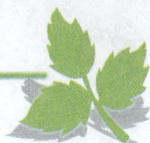

E. 无以上情况

7. 描述颈椎正确的是 （　　）

A. 所有的棘突都分叉　　　　　　　　　　　B. 横突都有横突孔

C. 均有椎体及椎弓　　　　　　　　　　　　D. 第7颈椎又称枢椎

E. 第1颈椎又名隆椎

8. 骶管麻醉时，须摸认的体表标志是 （　　）

A. 骶岬　　　　　B. 骶正中嵴　　　　C. 骶角　　　　D. 骶后孔　　　　E. 骶管裂孔

9. 肩胛骨关节盂与下列何骨相关节 （　　）

A. 锁骨肩峰端　　　B. 肱骨头　　　　C. 肱骨大结节　　　D. 肩峰　　　　E. 以上都不是

10. 肩胛骨叙述错误的是 （　　）

A. 上角平对第2肋　　　　　　　　　　　　B. 下角平对第7肋

C. 外侧角肥厚有梨形关节盂　　　　　　　　D. 3个角都可在体表扪到

E. 上、下角为计数肋的标志

11. 股骨下端与何骨相关节 （　　）

A. 髌骨和腓骨　　　　　　　　　　　　　　B. 胫骨粗隆和髌骨

C. 胫骨上端和髌骨　　　　　　　　　　　　D. 腓骨和胫骨上端

E. 以上都不是

12. 属于面颅骨的是 （　　）

A. 顶骨　　　　　B. 枕骨　　　　C. 蝶骨　　　　D. 筛骨　　　　E. 上颌骨

13. 关节囊内没有韧带或关节盘的关节是 （　　）

A. 肩关节　　　　B. 膝关节　　　　C. 颞下颌关节　　　　D. 髋关节　　　　E. 腕关节

14. 黄韧带 （　　）

A. 连接相邻两椎弓根之间　　　　　　　　　B. 连结相邻两椎弓板之间

C. 构成椎间孔的前界　　　　　　　　　　　D. 连结相邻两棘突之间

E. 限制脊柱过度后伸

15. 不参加腕关节构成的骨是 （　　）

A. 手舟骨　　　　B. 月骨　　　　C. 三角骨　　　　D. 豌豆骨　　　　E. 桡骨下端

16. 对骨盆的描述，错误的是 （　　）

A. 以界线为界，分为大骨盆及小骨盆　　　　B. 男性耻骨下角小于女性

C. 女性骨盆外形宽而短　　　　　　　　　　D. 女性骨盆上口呈椭圆形

E. 女性盆腔呈漏斗形

17. 通过肩关节囊的肌腱是 （　　）

A. 肱二头肌长头腱　　　　　　　　　　　　B. 肱二头肌短头腱

C. 胸大肌腱　　　　　　　　　　　　　　　D. 肩胛下肌腱

E. 肱三头肌腱

18. 背阔肌的作用是 （　　）

A. 肩关节旋外和后伸　　　　　　　　　　　B. 肩关节内收、旋内和后伸

C. 肩胛骨向内下旋转　　　　　　　　　　　D. 伸脊柱

E. 拉肩胛骨向脊柱靠拢

19. 最强大的脊柱伸肌是 （　　）

A. 背阔肌　　　　B. 竖脊肌　　　　C. 斜方肌　　　　D. 腰大肌　　　　E. 三角肌

20. 通过膈中心腱的结构是 （　　）

A. 主动脉　　　　B. 下腔静脉　　　　C. 食管　　　　D. 迷走神经　　　　E. 膈神经

21. 股四头肌麻痹时，主要运动障碍是 （　　）

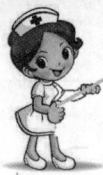

A. 伸大腿　　　　B. 伸小腿　　　　C. 屈大腿　　　　D. 外展大腿　E. 内收大腿

22. 腹股沟管　　　　　　　　　　　　　　　　　　　　　　　　　（　）

A. 皮下环位于耻骨结节外下方　　　　　　　B. 位于腹股沟韧带内侧半的上方

C. 在男性管内有精索，在女性管内有子宫圆韧带　　D. 腹横筋膜构成其后壁

E. 内口为深环

23. 收缩时既屈髋关节同时又屈膝关节的肌是　　　　　　　　　　　（　）

A. 股二头肌　　　B. 股直肌　　　　C. 缝匠肌　　　　D. 半腱肌与半膜肌　E. 股四头肌

24. 收缩时可使大腿后伸的肌是　　　　　　　　　　　　　　　　　（　）

A. 髂腰肌　　　　B. 缝匠肌　　　　C. 股薄肌　　　　D. 股四头肌　　　E. 臀大肌

25. 使足外翻的肌　　　　　　　　　　　　　　　　　　　　　　　（　）

A. 胫骨前肌　　　B. 胫骨后肌　　　C. 腓骨长肌　　　D. 小腿三头肌　　E. 趾长屈肌

B 型选择题

A. 椎骨　　　　　B. 指骨　　　　　C. 骰骨　　　　　D. 髌骨　　　　　E. 髋骨

1. 属于长骨的是　　　　　　　　　　　　　　　　　　　　　　　（　）

2. 属于短骨的是　　　　　　　　　　　　　　　　　　　　　　　（　）

A. 肩胛骨上　　　B. 肱骨上　　　　C. 尺骨　　　　　D. 胫骨上　　　　E. 髋骨

3. 关节盂位于　　　　　　　　　　　　　　　　　　　　　　　　（　）

4. 三角肌粗隆位于　　　　　　　　　　　　　　　　　　　　　　（　）

5. 尺神经沟位于　　　　　　　　　　　　　　　　　　　　　　　（　）

A. 连结相邻 2 个椎体　　　　　　　　　B. 连结相邻 2 个椎弓板

C. 位于椎体后面　　　　　　　　　　　D. 位于椎体前面

E. 位于相邻棘突之间

6. 后纵韧带　　　　　　　　　　　　　　　　　　　　　　　　　（　）

7. 椎间盘　　　　　　　　　　　　　　　　　　　　　　　　　　（　）

8. 黄韧带　　　　　　　　　　　　　　　　　　　　　　　　　　（　）

A. 缝匠肌　　　　B. 股四头肌　　　C. 大收肌　　　　D. 阔筋膜张肌　　E. 臀大肌

9. 伸和旋外髋关节的是　　　　　　　　　　　　　　　　　　　　（　）

10. 屈髋关节、膝关节的是　　　　　　　　　　　　　　　　　　　（　）

11. 屈髋关节、伸膝关节的是　　　　　　　　　　　　　　　　　　（　）

四、思考题

1. 试述肩关节、肘关节、髋关节和膝关节的组成、特点和运动。

2. 试述膈的位置、形态、裂孔及通过的结构。

3. 试述腹股沟管的位置、构成和内容物。

4. 计数椎骨和肋骨的标志各有哪些？

5. 简述骨盆的性别差异。

6. 简述脊柱的整体观。

（孙宗波　苏传怀）

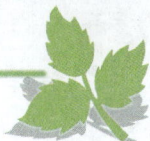

第二章
消 化 系 统

第一节 概 述

消化系统由消化管和消化腺组成(图2-1)。消化管包括口腔、咽、食管、胃、小肠(十二指肠、空肠和回肠)和大肠(盲肠、阑尾、结肠、直肠和肛管)。临床上通常把从口腔至十二指肠的消化管称为上消化道;把空肠到肛管的消化管称为下消化道。消化腺主要包括口腔腺、肝、胰及消化管壁内的小腺体等。

消化系统的主要功能是消化食物,吸收营养,排出食物残渣。

大部分内脏器官在胸腔、腹腔和盆腔内占据相对固定的位置。为描述各器官的位置和体表投影,通常在胸部和腹部体表确定若干标志线,将腹部分为若干区。常用的标志线和分区见图2-2,2-3。

一、胸部标志线

1. 前正中线　沿身体前面正中所做的垂直线。

2. 胸骨线　沿胸骨最宽处外侧缘所做的垂直线。

3. 锁骨中线　经锁骨中点向下所做的垂直线。

4. 胸骨旁线　在胸骨线与锁骨中线之间连线的中点所做的垂直线。

5. 腋前线　经腋前襞向下所做的垂直线。

6. 腋后线　经腋后襞向下所做的垂直线。

7. 腋中线　通过腋前线和腋后线连线的中点所做的垂直线。

8. 肩胛线　经肩胛骨下角所做的垂直线。

9. 后正中线　沿身体后面正中所做的垂直线。

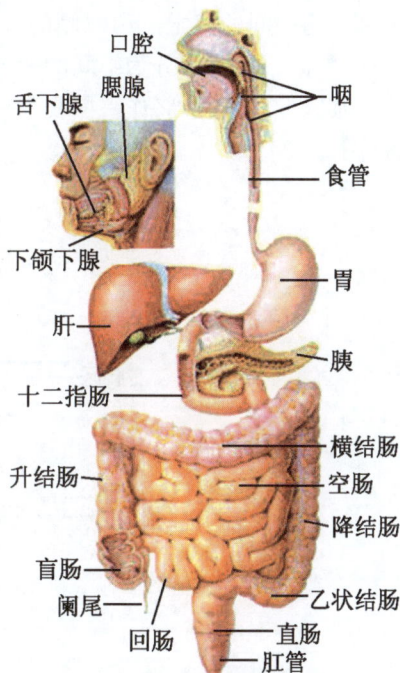

图2-1　消化系统模式图

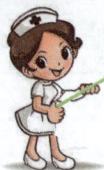

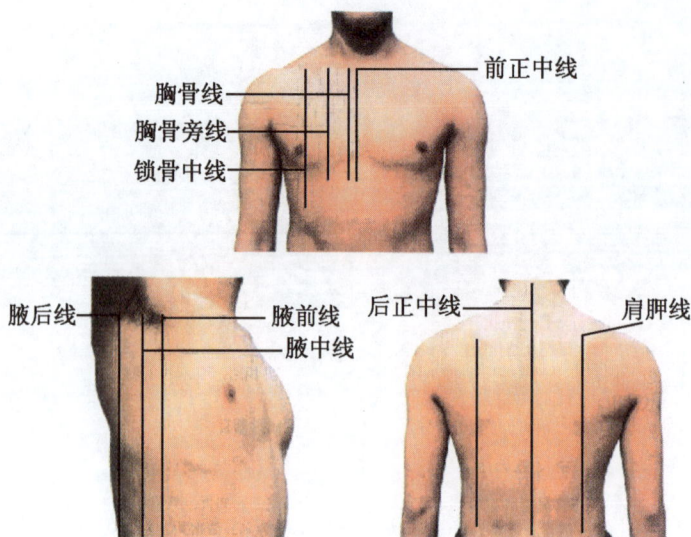

图 2-2　胸部标志线

二、腹部分区

通常由两条横线和两条纵线,将腹部分成 9 个区。两条横线分别是两侧肋弓最低点的连线和两侧髂结节的连线;两条纵线是通过两侧腹股沟韧带中点所做的垂直线。9 个区为:腹上部分为中间的腹上区和两侧的左、右季肋区;腹中部分为中间的脐区和两侧的左、右腹外侧区(腰区);腹下部分为中间的耻区(腹下区)和两侧的左、右腹股沟区(髂区)。

临床上,常通过脐作一横线和一垂直线,将腹部分为右上腹、左上腹、右下腹、左下腹 4 个区(图 2-3)。

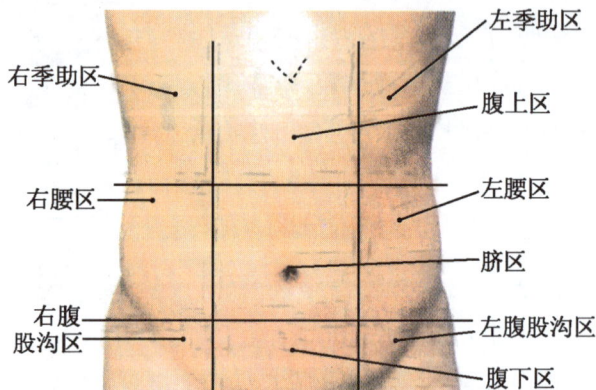

图 2-3　腹部分区

第二节　消化管

一、口腔

口腔是消化管的起始部,前经口裂通外界,后经咽峡与咽相续。其前壁为上、下唇,两侧

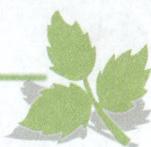

壁为颊,上壁为腭,下壁为口腔底。口腔内有牙、舌等器官。口腔以上、下牙弓为界分为**口腔前庭**和**固有口腔**。上、下牙列咬合时,口腔前庭可经第3磨牙后方的间隙与固有口腔相通,当病人牙关紧闭时,可经此插管或注入营养物质(图2-4)。

(一)口唇和颊

口唇分为上唇和下唇,其裂隙为**口裂**,两侧结合处为**口角**。从鼻翼两旁至口角两侧各有一浅沟,称为**鼻唇沟**,上唇两侧借鼻唇沟与颊分界。上唇前面正中有一纵行浅沟,称为**人中**,其中、上1/3交界处为人中穴,昏迷病人急救时可在此处进行指压或针刺。

颊位于口腔两侧,在上颌第二磨牙相对的颊黏膜处有腮腺管的开口。

图2-4 口腔与咽峡

(二)腭

腭分隔鼻腔和口腔,前2/3为硬腭,后1/3为软腭。**硬腭**以骨腭为基础,表面覆以黏膜。**软腭**后缘游离,中央有一向下突起,称为**腭垂**或**悬雍垂**。腭垂两侧各有2条黏膜皱襞,即前方的**腭舌弓**和后方的**腭咽弓**。腭垂、两侧腭舌弓及舌根共同围成**咽峡**,是口腔和咽的分界。

(三)舌

舌位于口腔底,由骨骼肌和黏膜构成。具有搅拌、协助咀嚼和吞咽食物,感受味觉和辅助发音的功能。

1. 舌的形态　舌分有上、下两面。舌的上面,称为**舌背**,其后部可见"∧"形的**界沟**将舌分为前2/3的**舌体**和后1/3的**舌根**,舌体的前端,称为**舌尖**(图2-5)。

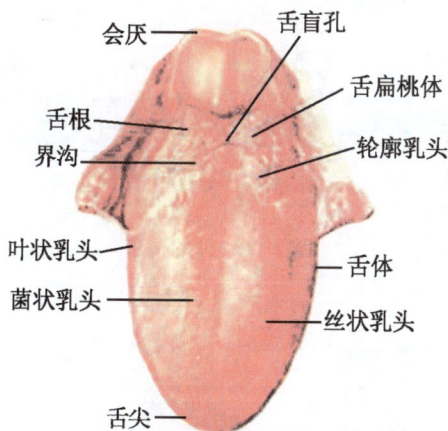

图2-5 舌

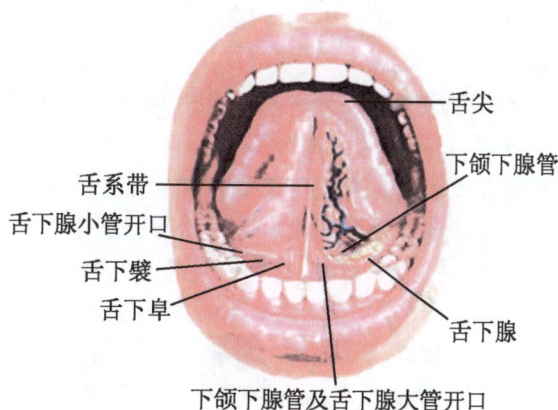

图2-6 口腔底与舌下面

2. 舌黏膜　呈淡红色,覆于舌的表面。在舌背黏膜上有许多小突起,称为**舌乳头**,按形状可分为4种:① **丝状乳头**:数量最多,如丝绒状;② **菌状乳头**:形体较大,呈鲜红色,散在于丝状乳头之间;③ **轮廓乳头**:最大,排列于界沟前方,约7~11个;④ **叶状乳头**:排列于舌的边缘。丝状乳头能感受一般感觉,其他舌乳头均含有味觉感受器,称为**味蕾**,能感受酸、甜、

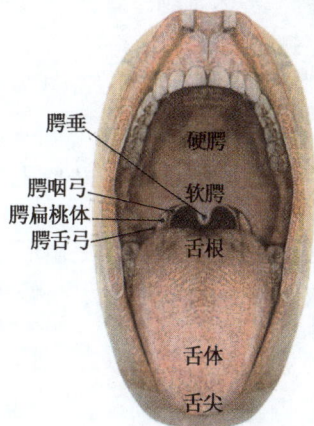

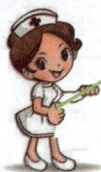

苦、咸等味觉刺激。在舌背根部的黏膜内,有许多由淋巴组织集聚而成的突起,称为**舌扁桃体**。

舌下面的黏膜在中线处有纵行皱襞连于口腔底,称为**舌系带**。舌系带根部的两侧各有一圆形隆起,称为**舌下阜**,舌下阜向后外侧延伸成**舌下襞**(图2-6)。

3.**舌肌** 为骨骼肌,分为舌内肌和舌外肌(图2-7)。**舌内肌**构成舌的主体,收缩时可改变舌的外形;**舌外肌**起自舌外止于舌内,收缩时可改变舌的位置,其中**颏舌肌**起自下颌骨体的内面,左右各一,肌纤维呈扇形进入舌内,止于舌中线两侧。两侧颏舌肌同时收缩使舌前伸;一侧收缩使舌尖伸向对侧。一侧颏舌肌瘫痪,伸舌时舌尖偏向患侧。

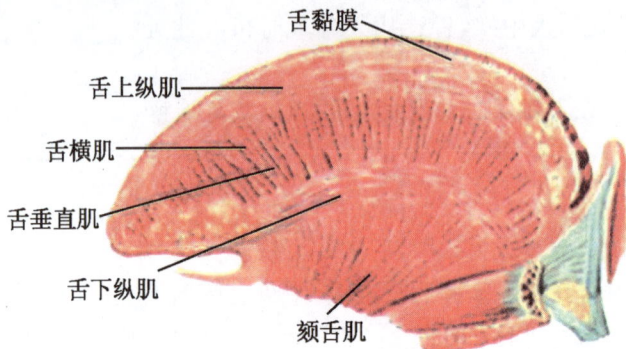

图2-7 舌正中矢状切面

(四)牙

牙是人体最坚硬的器官,嵌于上、下颌骨的牙槽内。具有咀嚼食物和协助发音等功能。

1.牙的形态和构造 每个牙可分为牙冠、牙颈和牙根3部分。露于口腔的部分称为**牙冠**,嵌于牙槽内的称为**牙根**,牙冠与牙根交界部分称为**牙颈**。牙内有一空腔,称为**牙腔**,腔内容纳牙髓。牙根内有**牙根管**与牙槽相通(图2-8)。

牙由牙质、釉质、牙骨质和牙髓构成。**牙质**构成牙的主体;**釉质**覆于牙冠的牙质表面;**牙骨质**包在牙颈和牙根的牙质表面。**牙髓**位于髓腔内,由神经、血管和结缔组织等构成。牙髓感染时常可引起剧烈疼痛。

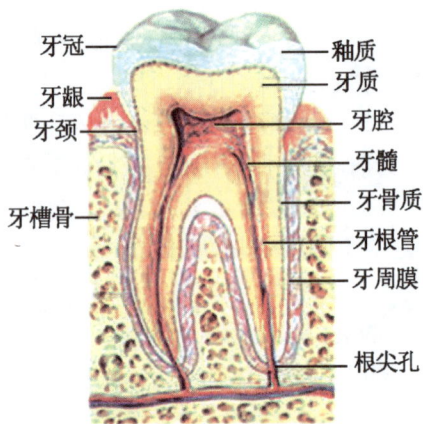

图2-8 牙的构造

2.牙的分类、萌出和排列 人的一生中,先后长有2套牙,即**乳牙**和**恒牙**(图2-9,2-10)。

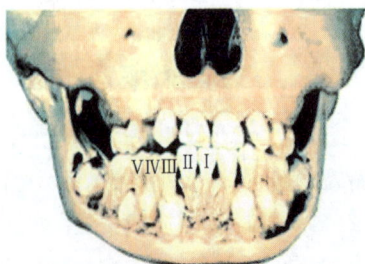

图2-9 乳牙

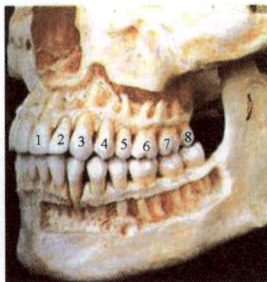

图2-10 恒牙

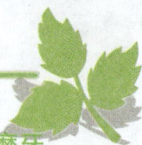

　　根据形态和功能,乳牙分为切牙、尖牙和磨牙3类(图2-11)。恒牙分为**切牙**、**尖牙**、**前磨牙**和**磨牙**4类(图2-12)。乳牙1般在出生后6～7个月开始萌出,3岁左右出齐,共20个。6～7岁时,乳牙开始脱落,恒牙中的第一磨牙首先长出,12～13岁逐步出齐。第3磨牙萌出最晚,称为**迟牙**,成年后才长出,有的甚至终生不出,因此,恒牙数为28～32个(表2-1)。

表 2-1　牙的萌出和脱落时间

乳　牙			恒　牙	
名　称	萌出时间	脱落时间	名　称	萌出时间
乳中切牙	6～8个月	6岁	中切牙	6～8岁
乳侧切牙	6～10个月	8岁	侧切牙	7～9岁
乳尖牙	16～20个月	12岁	尖牙	9～12岁
第1乳磨牙	12～16个月	10岁	第1前磨牙	10～12岁
第2乳磨牙	20～30个月	11～12岁	第2前磨牙	10～12岁
			第1磨牙	6～7岁
			第2磨牙	11～13岁
			第3磨牙	18～28岁

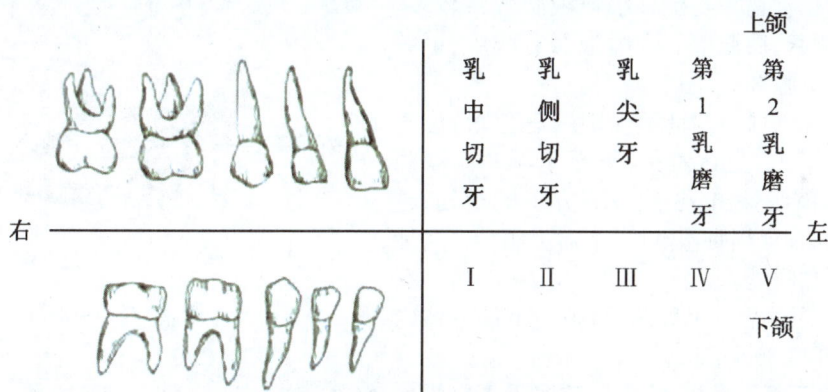

图 2-11　乳牙的名称和符号

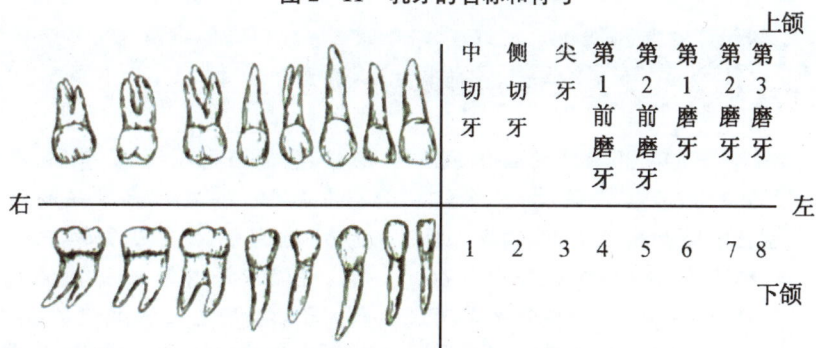

图 2-12　恒牙的名称和符号

　　临床上,为了记录牙的位置,常以被检查者的方位为准,以"十"记号划分成4区,表示左、

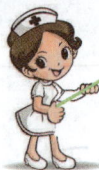

右侧及上、下颌的牙位，并以罗马数字Ⅰ～Ⅴ表示乳牙，用阿拉伯数字1～8表示恒牙。如"Ⅳ"表示左下颌第1乳磨牙，"2⌐"表示右上颌第2磨牙。

3. **牙周组织**　由牙槽骨、牙周膜及牙龈3部分构成，对牙起保护、固定和支持的作用。**牙槽骨**是牙根周围的骨质。**牙周膜**是介于牙根和牙槽骨之间的致密结缔组织。**牙龈**是口腔黏膜的一部分，血管丰富，包被牙颈，并与牙槽骨的骨膜紧密相连。牙周组织感染，可导致牙松动（图2-8）。

知识链接

龋　齿

龋齿也称为蛀牙，是儿童最常见的疾病。研究显示，蛀牙率上升是由于含糖食物和饮料的消耗量增加所致。龋齿的症状包括：①牙对冷、热食或甜食有过敏现象；②在蛀蚀非常严重的情况下，牙可能会变成棕色，釉质表面可能会出现清晰的牙洞，而且可能出现严重的疼痛。

（五）口腔腺

口腔腺也称为**唾液腺**，有分泌唾液、清洁口腔和消化食物等功能。小唾液腺数目较多，如唇腺、颊腺、腭腺等。人唾液腺有腮腺、下颌下腺和舌下腺3对（图2-13）。

1. **腮腺**　最大，呈不规则的三角形，位于耳郭的前下方，上达颧弓，下至下颌角。腮腺管在腮腺前缘穿出，于颧弓下方一横指处，越过咬肌表面，穿颊肌，开口于平对上颌第2磨牙相对的颊黏膜处。

2. **下颌下腺**　呈卵圆形，位于下颌骨体内面，导管开口于舌下阜。

3. **舌下腺**　最小，位于口腔底舌下襞深面。导管分大、小2种，小管10余条，开口于舌下襞；大管有1条，开口于舌下阜。

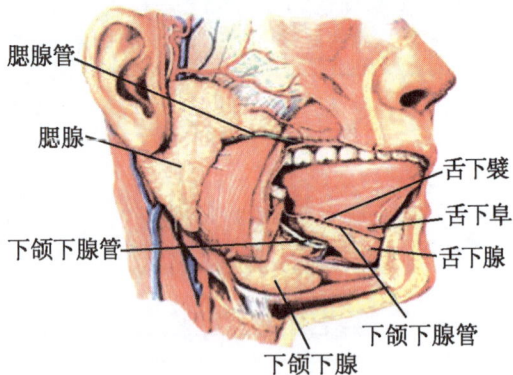

图2-13　唾液腺

腮腺管
腮腺
舌下襞
舌下阜
下颌下腺管
舌下腺
下颌下腺管
下颌下腺

知识链接

唾液与健康

唾液是一种无色且稀薄的液体，被人们俗称为口水，在古代被称为"金津玉液"。唾液中含有淀粉酶、溶菌酶、过氧化物酶、黏液蛋白、磷脂、磷蛋白氨基酸、钠、钾、钙、镁等物质，这些物质具有消化食物，杀菌、抗菌、保护胃黏膜等作用。唾液中含有一种使人保持年轻的激素，它能强化人的肌、骨骼、软骨和牙等的活力。唾液具有很强的消毒杀菌能力，能有效地杀灭食物中的致癌物质。唾液中还含有一种特殊的唾液生长因子，能促进人体细胞的生长分裂，缩短皮肤伤口的愈合时间，具有保护皮肤的弹性功能。

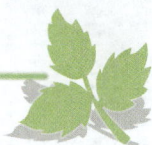

二、咽

咽为前后略扁的漏斗形肌性管道,位于第1～6颈椎的前方,上起颅底,下至第6颈椎体下缘续于食管。咽的后壁及侧壁完整,其前壁不完整,分别与鼻腔、口腔和喉腔相通。咽是呼吸道和消化道的共同通道,以软腭和会厌上缘为界,分为鼻咽、口咽和喉咽(图2-14,2-15)。

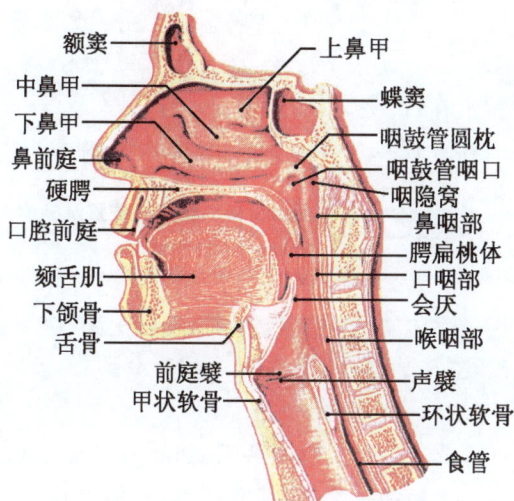

图2-14 头颈部正中矢状切面

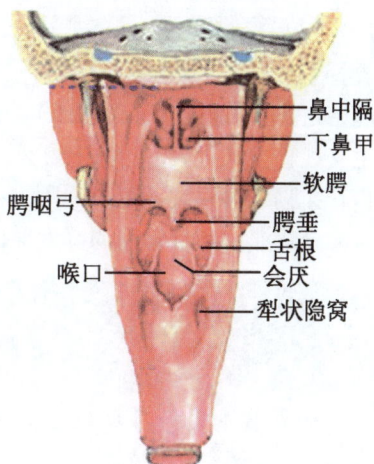

图2-15 咽(后面观)

(一)鼻咽

位于鼻腔的后方,介于颅底与软腭之间,向前经鼻后孔与鼻腔相通。上壁后部黏膜下有丰富淋巴组织,称为咽扁桃体。在鼻咽侧壁、下鼻甲的后方有咽鼓管咽口,借咽鼓管通中耳鼓室。咽部感染时,细菌可经咽鼓管蔓延至中耳,引起中耳炎。咽鼓管咽口的前、上和后方有明显的隆起,称为咽鼓管圆枕,其后上方与咽后壁之间有一凹陷,称为咽隐窝,是鼻咽癌的好发部位。

(二)口咽

口咽位于口腔的后方,介于软腭与会厌上缘之间,向前经咽峡通口腔。口咽侧壁上,腭舌弓与腭咽弓之间的凹窝,称为扁桃体窝,容纳腭扁桃体(图2-4)。腭扁桃体呈卵圆形,主要由淋巴组织构成,具有防御功能。

咽扁桃体、腭扁桃体和舌扁桃体等共同围成咽淋巴环,是呼吸道和消化管上端的防御性结构。

(三)喉咽

喉咽位于喉的后方,上起会厌上缘,下至第6颈椎体下缘平面移行食管。向前经喉口通喉腔。喉咽是咽腔最狭窄的部分,在喉口两侧各有一凹陷,称为梨状隐窝,是异物易滞留的部位。

三、食管

(一)食管的位置和分部

食管为前后略扁的肌性管道,上端在第6颈椎体下缘起于咽,下行穿膈的食管裂孔,至第

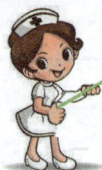

11 胸椎左侧连于胃,全长约 25 cm。按其行程可分为**颈部**、**胸部**和**腹部**(图 2-16):① 颈部较短,约 5 cm,位于起始端至胸骨颈静脉切迹平面之间;② 胸部较长,为 18～20 cm,位于颈静脉切迹平面至膈食管裂孔之间;③ 腹部最短,长 1～2 cm,位于膈食管裂孔至胃贲门之间。

(二)食管的狭窄

食管全长有 3 个生理性狭窄:① 第 1 个狭窄在食管的起始处,距中切牙约 15 cm;② 第 2 个狭窄在食管与左主支气管交叉处,距中切牙约 25 cm;③ 第 3 个狭窄为食管穿膈的食管裂孔处,距中切牙约 40 cm。这些狭窄常为异物滞留和食管癌的好发部位。

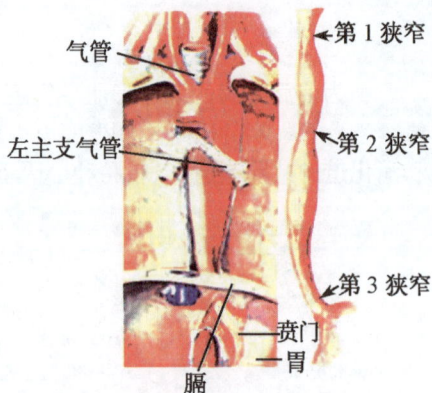

图 2-16 食管的位置及狭窄

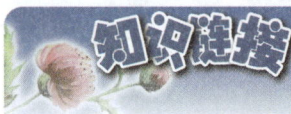

知识链接 插胃管术的解剖基础

插胃管术是一项护理应用操作技术,应注意食管的 3 个狭窄。根据胃管插入的距离推知胃管已到达的部位,动作应轻柔,以免损伤食管黏膜。由于咽是气体和食物的共同通道,当插管过程中如发现呛咳、呼吸困难、发绀等情况,表示误插入气管,应立即拔出,休息片刻后,再重新插管。

四、胃

胃是消化管中最膨大的部分,上接食管,下续十二指肠。具有容纳食物、分泌胃液和初步消化食物的功能。

(一)胃的形态和分部

1. **胃的形态** 胃的形态可受体位、体型、年龄和充盈状态等多种因素影响。胃有前、后两壁,大、小两弯和上、下两口。胃前壁朝向前上方,后壁朝向后下方。胃上缘凹而短,朝向右上方,称为**胃小弯**,其最低折转处,称为**角切迹**;下缘凸而长,朝向左上,称为**胃大弯**。胃的上口,称为**贲门**,接食管;胃的下口,称为**幽门**,下续十二指肠(图 2-17)。

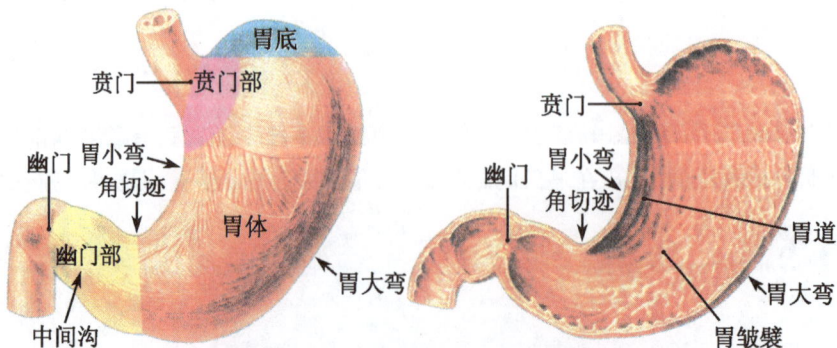

图 2-17 胃的形态、分部及胃壁的结构

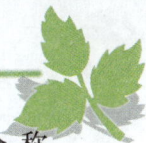

2. 胃的分部　胃可分为 4 部：即贲门部、胃底、胃体和幽门部。位于贲门附近的部分，称为**贲门部**；贲门平面向左上方膨出的部分，称为**胃底**；胃底与角切迹之间的部分，称为**胃体**；角切迹与幽门之间的部分，称为**幽门部**，在幽门部大弯侧有一不明显的的浅沟，称为**中间沟**，此沟将幽门部分为右侧呈长管状的**幽门管**和左侧较为扩大的**幽门窦**（图2-17）。临床上常将幽门部，称为胃窦。胃小弯和幽门部是胃溃疡及胃癌的好发部位。

（二）位置和毗邻

1. 胃的位置　胃的位置常因体型、体位和充盈程度不同而有较大变化。胃在中等充盈状态下，大部分位于左季肋区，小部分位于腹上区（图2-18）。

2. 胃的毗邻　胃在中等充盈状态下，贲门位于第 11 胸椎体左侧。幽门位于第 1 腰椎体右侧。胃前壁右侧邻肝左叶，左侧邻膈和左肋弓，中部在剑突下直接与腹前壁相贴，是临床触诊胃的部位。胃后壁与胰、横结肠、左肾上腺和左肾相邻。胃底与膈和脾相邻（图2-18）。

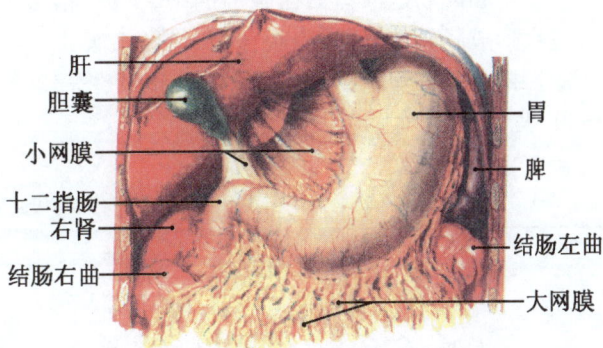

图 2-18　胃的毗邻

五、小肠

小肠是消化管中最长的一段，是进行消化吸收的重要部分。上起幽门，下连盲肠，成人全长 5～7 m，可分为**十二指肠**、**空肠**和**回肠**（图2-1）。

（一）十二指肠

十二指肠介于幽门与空肠之间，成人长约 25 cm，呈"C"形环包绕胰头，按其位置可分为上部、降部、水平部和升部（图2-19）。

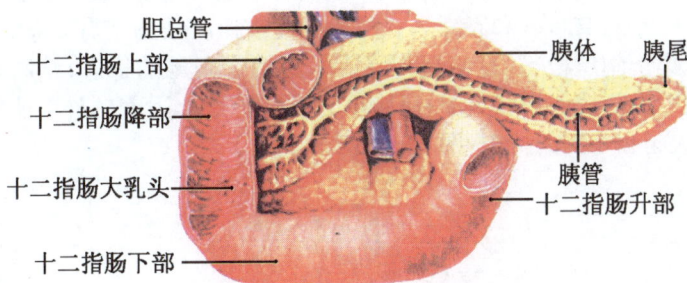

图 2-19　十二指肠和胰

1. 上部　起自胃的幽门，行向右后至肝门下方急转向下移行为降部。其起始处的肠腔较大，肠壁较薄，黏膜光滑，无环状襞，称为**十二指肠球**，是十二指肠溃疡的好发部位。

2. 降部　沿第 1～3 腰椎右侧下降，至第 3 腰椎水平弯向左侧续于水平部。在降部后内侧壁上有**十二指肠纵襞**，其下端的圆形隆起，称为**十二指肠大乳头**，是胆总管和胰管的共同开口处。

3. 水平部　又称为下部，横行向左至第 3 腰椎左侧续于升部。

4. 升部　自第 3 腰椎左侧上升至第 2 腰椎左侧，急转向前下方，形成**十二指肠空肠曲**，移

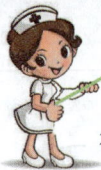

行为空肠。十二指肠空肠曲被**十二指肠悬肌**固定于腹后壁。十二指肠悬肌和包绕其下段表面的腹膜皱襞共同构成**十二指肠悬韧带**,又称 **Treitz 韧带**,是手术中确认空肠起始部的重要标志。

（二）空肠和回肠

空肠和回肠迂回盘曲在腹腔的中、下部,相互延续形成肠袢,全部被腹膜包被,借肠系膜连于腹后壁,活动度较大。两者无明显界限(图 2 -20,表 2-2)。

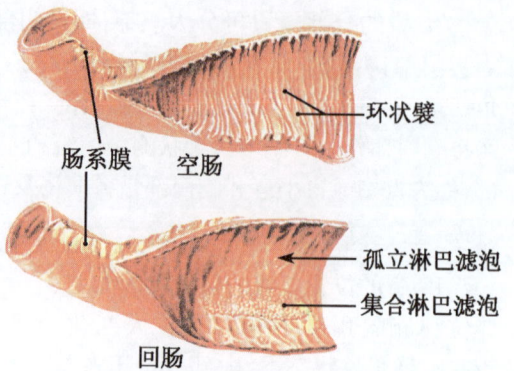

图 2-20 空肠与回肠的比较

表 2-2 空肠和回肠比较

	空 肠	回 肠
位置	左上腹部	右下腹部
长度	近侧 2/5	远侧 3/5
管腔	较粗	较细
管壁	较厚	较薄
颜色	较红	较淡
环状襞	高而密	低而疏
淋巴小结	孤立淋巴小结	集合淋巴小结、孤立淋巴小结
血管弓	少,1～2 级弓	多,3～4 级弓

六、大肠

大肠全长约 1.5 m,围绕于空、回肠的周围。可分为**盲肠**、**阑尾**、**结肠**、**直肠**和**肛管**。盲肠和结肠表面具有**结肠带**、**结肠袋**和**肠脂垂** 3 种特征性结构。结肠带有 3 条,由肠壁的纵行平滑肌增厚而成,汇集于阑尾根部,是阑尾切除手术时确定阑尾的标志;结肠袋是因结肠带短于肠管,使肠管皱缩而形成的囊状突起;肠脂垂为沿结肠带上附着的许多脂肪突起。这 3 个形态特点是区别大肠和小肠的标志(图 2-21,2-22)。

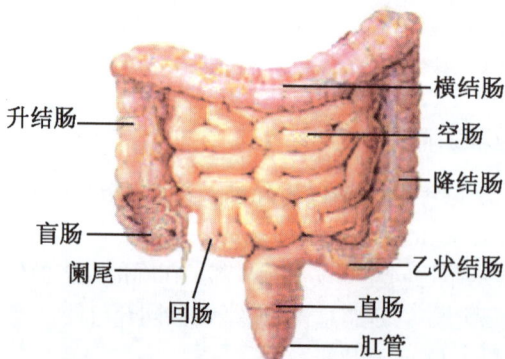

图 2-21 小肠与大肠

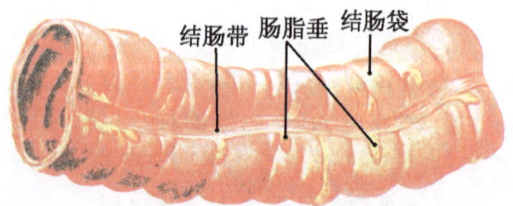

图 2-22 结肠的特征

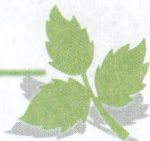

（一）盲肠

盲肠长 6～8 cm，位于右髂窝内，是大肠的起始部。下端为盲端，左接回肠，向上与升结肠相续。回肠突入盲肠处，有上、下两片唇状皱襞，称为回盲瓣。回盲瓣既可控制小肠内容物进入盲肠的速度，又可防止大肠内容物逆流到回肠。盲肠末端后内侧壁有阑尾的开口（图 2-23）。

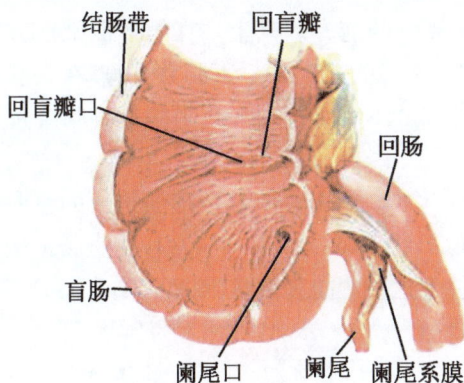

图 2-23 盲肠与阑尾

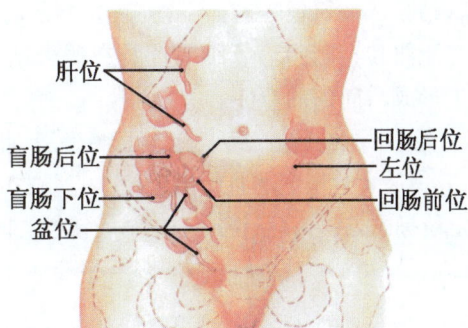

图 2-24 阑尾的位置

（二）阑尾

阑尾为一蚓状盲管，一般长 6～8 cm，根部连于盲肠后内侧壁，末端游离，位置变化较大，分为回肠前位、盲肠后位、盆位、回肠后位和盲肠下位等。由于 3 条结肠带汇聚于阑尾根部，临床做阑尾手术时，可沿结肠带向下寻找阑尾。

阑尾根部体表投影通常在脐与右髂前上棘连线的中、外 1/3 交点处，称为麦氏点（McBurney 点）。急性阑尾炎时，此点常有压痛（图 2-24）。

知识链接

阑尾炎的相关解剖

阑尾易于感染的解剖因素有：①在阑尾壁内含有大量淋巴组织；②阑尾肠腔狭窄，在感染过程中更容易狭窄；③阑尾腔内容易形成粪石并阻塞肠腔；④阑尾游离端可活动，在肠道运动失调时，可能发生变位、弯曲，影响管腔通畅。另外，约 2% 的成人，在回肠末端距回盲瓣 0.3～1 m 范围的回肠壁上，可见一囊状突起，称为 Meckel 憩室，是胚胎时期卵黄蒂闭锁的遗迹，感染时易误诊为阑尾炎。

（三）结肠

结肠介于盲肠与直肠之间。分为升结肠、横结肠、降结肠和乙状结肠（图 2-21）。

1. 升结肠 起自盲肠，沿腹后壁上升至肝右叶下方，转向左形成结肠右曲（或称肝曲），移行为横结肠。

2. 横结肠 起自结肠右曲，向左横行至脾的脏面下份处，转折向下形成结肠左曲（或称脾曲），移行为降结肠。横结肠借横结肠系膜连于腹后壁，活动性较大。

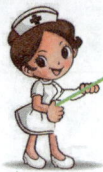

3. 降结肠 起自结肠左曲,沿腹后壁下行,至左髂嵴处移行为乙状结肠。

4. 乙状结肠 起自降结肠,呈乙字形弯曲进入盆腔,至第3骶椎平面续于直肠。乙状结肠借乙状结肠系膜连于盆腔侧壁,活动性较大,因其系膜长,可发生肠扭转。

(四)直肠

1. 直肠的位置与外形 位于小骨盆腔的后部、骶骨的前方。其上端在第3骶椎前方续乙状结肠,沿骶、尾骨前面下行穿过盆膈,移行为肛管,长10～14 cm。直肠并不直,在矢状面上有骶曲和会阴曲。骶曲是直肠在骶骨前面下降形成凸向后的弯曲;会阴曲是直肠绕过尾骨尖形成凸向前的弯曲。

直肠下段的肠腔膨大,称为直肠壶腹,此处腔内有2～3个由黏膜和环形肌构成的直肠横襞,其中最大且恒定的直肠横襞位于直肠右前壁,距肛门约7 cm。直肠横襞常作为直肠镜检查的定位标志,进行直肠镜或乙状结肠镜检查时,必须注意这些弯曲和横襞(图2-25,2-26)。

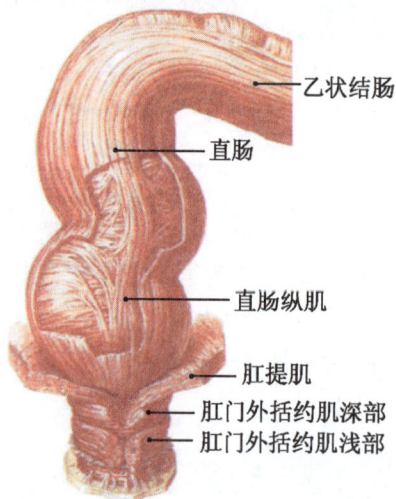

图2-25 直肠

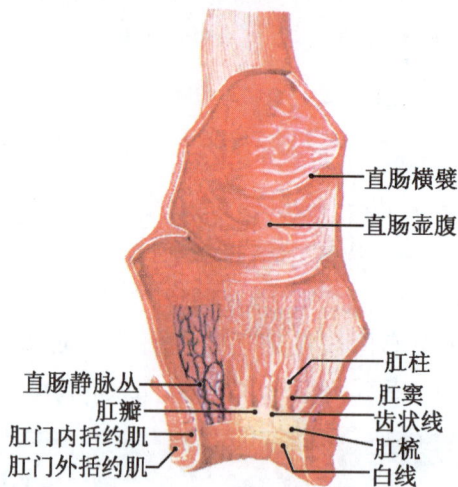

图2-26 直肠和肛管

2. 直肠的毗邻 男性直肠的前方有膀胱、前列腺、输精管壶腹及精囊等;女性直肠的前方有子宫颈、阴道后穹和阴道等,直肠指诊可触到这些器官。

知识链接

灌肠术的解剖学特点

灌肠术是一项护理应用操作技术,要注意避开矢状面上的骶曲、会阴曲及冠状位上的3个不太明显的弯曲,以顺利通过直肠。还要注意勿用强力,以免损伤直肠黏膜,特别是位于直肠右前壁,距肛门约7 cm处的直肠横襞。做直肠镜或乙状结肠镜检查时,同样必须注意这些弯曲和横襞。

(五)肛管

1. 肛管的形态和结构 肛管长3～4 cm,末端终于肛门。肛管内有6～10条纵行的黏膜皱襞,称为肛柱。相邻肛柱下端连有半月状的黏膜皱襞,称为肛瓣。肛瓣与肛柱下端共同围

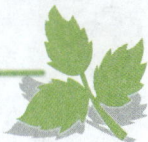

成的小隐窝,称为**肛窦**。粪屑易滞留肛窦内,如发生感染可引起肛窦炎。

肛瓣与肛柱下端共同连成锯齿状的环形线,称为**齿状线**(或**肛皮线**),是黏膜和皮肤的分界线。齿状线下方约1 cm处的环形区域,称为**肛梳**(或**痔环**),肛梳下缘有一不明显的环形线,称为**白线**或**Hilton线**,为肛门内、外括约肌的分界。肛管的黏膜下和皮下有丰富的静脉丛,易发生静脉丛曲张,称为**痔**。齿状线以上的痔为**内痔**,齿状线以下的痔为**外痔**,跨越于齿状线上下的痔为**混合痔**。

2. 肛管周围的括约肌　肛管周围有肛门内、外括约肌环绕。**肛门内括约肌**为平滑肌,由肠壁的环行肌增厚构成,有协助排便的作用。**肛门外括约肌**为骨骼肌,位于肛门内括约肌周围,具有括约肛门的作用,可控制排便,若手术时损伤,将造成大便失禁。

第三节　消化腺

一、肝

肝是人体最大的消化腺,呈红褐色,质软而脆,成人约重1 500 g。主要有分泌胆汁、参与物质代谢、合成储存糖原、解毒和防御等功能。

(一)肝的形态

肝呈楔形,可分为前、后缘和上、下面。前缘锐利;后缘钝圆,有2～3条肝静脉注入下腔静脉。上面隆凸,与膈相贴,又称为膈面。膈面被呈矢状位的镰状韧带分为**肝左叶**和**肝右叶**。膈面后部没有腹膜被覆的部分,称为**裸区**。下面凹凸不平,邻接腹腔器官,称为**脏面**。脏面有一近似"H"形的沟,即左纵沟、右纵沟和横沟。左纵沟的前部有**肝圆韧带**;左纵沟的后部有**静脉韧带**。右纵沟的前部为**胆囊窝**,容纳胆囊;右纵沟的后部为腔静脉沟,有下腔静脉经过。横沟称为**肝门**,是肝固有动脉、肝门静脉、肝管、神经和淋巴管出入肝的部位。这些结构被结缔组织包绕,称为**肝蒂**。肝的脏面借"H"形沟分为4叶。右纵沟的右侧为**右叶**,左纵沟的左侧为**左叶**,横沟前方的为**方叶**,横沟后方为**尾状叶**(图2-27,2-28)。

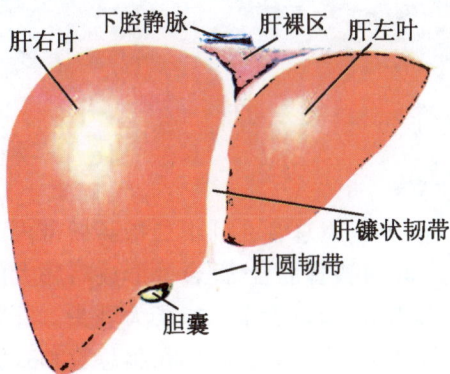

图2-27　肝的膈面

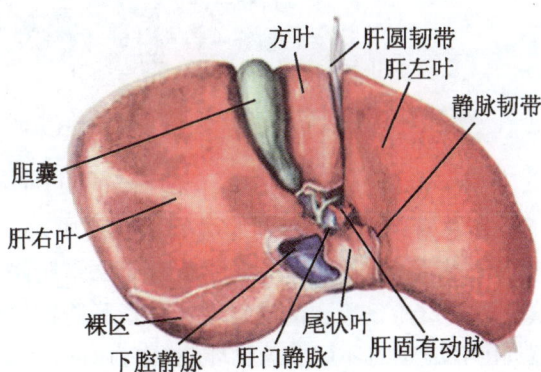

图2-28　肝的脏面

(二)肝的位置

肝大部分位于右季肋区和腹上区,小部分位于左季肋区。肝的上界与膈穹隆一致,其右侧最高点在右锁骨中线与第5肋的交点处;左侧在左锁骨中线与第5肋间隙的交点处。成人

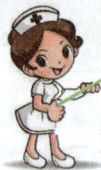

肝下界,右侧与右肋弓一致,腹上区可达剑突下 3 cm。7 岁前的小儿,肝下界可超出右肋弓下缘 2 cm 以内。肝的位置可随呼吸运动而上、下移动 2～3 cm。

(三)肝外胆道系统

肝外胆道系统是指肝门以外的胆道系统,包括胆囊、肝左管、肝右管、肝总管和胆总管。

1. 胆囊　位于肝下面的胆囊窝内,胆囊上面借结缔组织与肝相连,容积为 40～60 ml,具有储存和浓缩胆汁的功能。胆囊呈长梨形,分为胆囊底、胆囊体、胆囊颈、胆囊管 4 部分(图 2-29)。

胆囊底露出于肝下缘,并与腹前壁相贴,其体表投影在右锁骨中线与右肋弓相交处的稍下方。胆囊出现病变时,此处常出现明显压痛。

胆囊内面衬有黏膜,胆囊颈和胆囊管的黏膜形成螺旋状皱襞,称螺旋襞,可控制胆汁的进出,胆囊结石易嵌顿于此处。由胆囊管、肝总管和肝的脏面围成的三角形区域,称为胆囊三角(Calot 三角),三角内常有胆囊动脉通过。胆囊三角是胆囊手术中寻找胆囊动脉的标志。

图 2-29　胆囊

2. 肝管与肝总管　肝内胆小管逐渐汇合成肝左管和肝右管,出肝门后即汇合成肝总管,肝总管与胆囊管汇合成胆总管(图 2-30)。

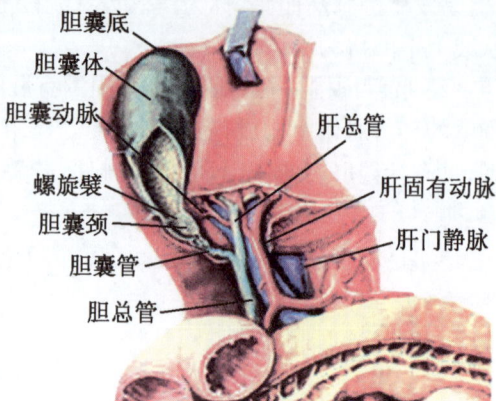

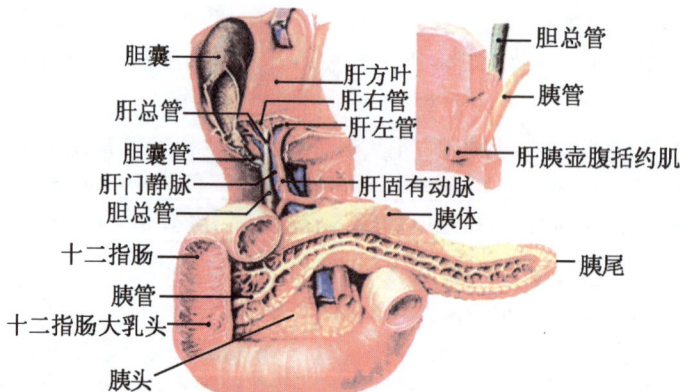

图 2-30　肝外胆道和胰

3. 胆总管　由肝总管与胆囊管汇合而成,长 4～8 cm。胆总管在肝十二指肠韧带内下降,经十二指肠上部的后方,至胰头与十二指肠降部之间与胰管汇合,汇合处形成略膨大的肝胰壶腹(Vater 壶腹),共同斜穿十二指肠降部的后内侧壁,开口于十二指肠大乳头。肝胰壶腹周围有增厚的环行平滑肌环绕,称为肝胰壶腹括约肌(Oddi 括约肌)。在胆总管和胰管末段的周围也均有少量平滑肌环绕,分别称为胆总管括约肌和胰管括约肌。

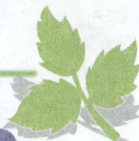

肝胰壶腹括约肌

肝胰壶腹括约肌平时保持收缩状态，而胆囊舒张，肝细胞分泌的胆汁经肝左、右管、肝总管、胆囊管进入胆囊储存和浓缩。进食后，尤其进高脂肪食物，在神经体液的调节下，引起胆囊收缩和肝胰壶腹括约肌舒张，使胆囊内的胆汁经胆囊管、胆总管排入十二指肠，参与消化食物。胆道可因结石、蛔虫或肿瘤等造成阻塞，使胆汁排出受阻，并发胆囊炎或阻塞性黄疸等。

胆汁的产生及排出途径如下：

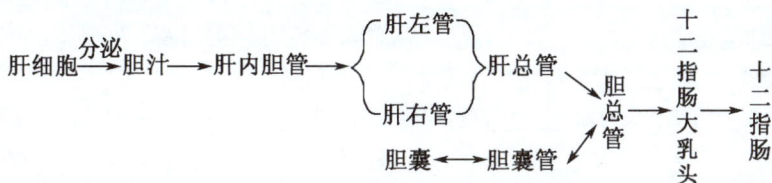

肝细胞 —分泌→ 胆汁 → 肝内胆管 → { 肝左管 / 肝右管 } 肝总管 → 胆总管 → 十二指肠大乳头 → 十二指肠

胆囊 ↔ 胆囊管 ↔ 胆总管

二、胰

胰是人体第2大消化腺（图2-30），由内分泌部和外分泌部构成。内分泌部即胰岛，主要分泌胰岛素，参与调节糖代谢；外分泌部分泌胰液，在消化活动中起重要作用。

（一）胰的形态和位置

胰呈长棱柱形，质软，色灰红，位置较深，位于胃的后方，在第1、2腰椎水平横贴于腹后壁。

（二）胰的分部和毗邻

胰分为**胰头**、**胰体**和**胰尾**3部分，各部间无明显界限。胰头较膨大，位于第2腰椎体右前方，被十二指肠环包绕，胰头后方与胆总管、肝门静脉和下腔静脉相邻。胰体为胰的中部，构成胰的大部分，胰体前面借网膜囊与胃相邻；胰体后面与下腔静脉、腹主动脉、左肾上腺和左肾相邻；胰尾较细，伸向脾门。

（三）胰管

胰实质内有贯穿胰全长的胰管，它与胆总管汇合成肝胰壶腹，开口于十二指肠大乳头，胰液经此进入十二指肠。

胰 腺 癌

胰腺癌是消化系统常见的恶性肿瘤之一，多发生于胰头部。腹痛及无痛性黄疸为胰头癌的常见症状。糖尿病患者长期大量吸烟，高脂肪高动物蛋白饮食者，发病率相对增高，本病多发于中老年人，男性患者远较绝经前的妇女多，绝经后妇女发病率与男性相仿。胰头癌可浸润和压迫胆总管，使患者出现阻塞性黄疸；也可浸润压迫肝门静脉、肠系膜上动、静脉，影响血流，出现腹水、脾肿大等症状。

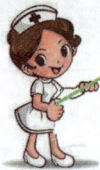

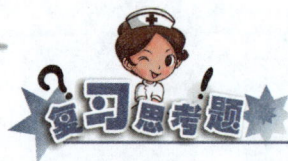

复习思考题

一、名词解释

   1. 上消化道　2. 下消化道　3. 牙周组织　4. 咽峡　5. 麦氏点　6. 齿状线　7. 肝门　8. 肝胰壶腹

二、填空题

   1. 口腔分可为＿＿＿＿和＿＿＿＿;腭可分＿＿＿＿和＿＿＿＿。

   2. 牙在外形上可分为＿＿＿＿、＿＿＿＿和＿＿＿＿3 部分。

   3. 咽可分为＿＿＿＿、＿＿＿＿和＿＿＿＿3 部分。

   4. 牙由＿＿＿＿、＿＿＿＿、＿＿＿＿和＿＿＿＿组成。

   5. 消化腺包括＿＿＿＿、＿＿＿＿、＿＿＿＿以及消化管壁上的小消化腺。

   6. 唾液腺包括＿＿＿＿、＿＿＿＿和＿＿＿＿。

   7. 一侧颏舌肌收缩使舌尖伸向＿＿＿＿侧,双侧收缩使舌＿＿＿＿伸,若一侧颏舌肌瘫痪,伸舌时使舌尖偏向＿＿＿＿。

   8. 食管的狭窄依次位于＿＿＿＿、＿＿＿＿和＿＿＿＿。

   9. 胃大部分位于＿＿＿＿,小部分位于＿＿＿＿。胃可分为＿＿＿＿、＿＿＿＿、＿＿＿＿和＿＿＿＿4 部分。

   10. 小肠上接胃的＿＿＿＿,下接＿＿＿＿,分为＿＿＿＿、＿＿＿＿和＿＿＿＿。

   11. 十二指肠纵襞下端有＿＿＿＿,是＿＿＿＿和＿＿＿＿的共同开口。

   12. 大肠分＿＿＿＿、＿＿＿＿、＿＿＿＿、＿＿＿＿、＿＿＿＿和＿＿＿＿;结肠和盲肠的特点是具有＿＿＿＿、＿＿＿＿和＿＿＿＿。

   13. 结肠分为＿＿＿＿、＿＿＿＿、＿＿＿＿和＿＿＿＿。

   14. 直肠在矢状面上有两个弯曲,上部的凸向后方称＿＿＿＿;下部的凸向前方称＿＿＿＿。

   15. 肝外胆道包括＿＿＿＿、＿＿＿＿、＿＿＿＿和＿＿＿＿。

   16. 阑尾根部的体表投影点位于＿＿＿＿。

   17. 肝大部分位于＿＿＿＿和＿＿＿＿,小部分位于＿＿＿＿。

三、选择题

A₁型选择题

   1. 不属于下消化道的器官是　　　　　　　　　　　　　　　　　　　　　　　( )

   A. 十二指肠　　　　　B. 空肠　　　　　C. 回肠　　　　　D. 盲肠　　　　　E. 直肠

   2. <u>6</u>|表示　　　　　　　　　　　　　　　　　　　　　　　　　　　　　　　( )

   A. 左上颌第 1 磨牙　　　　　　　　B. 左上颌第 2 磨牙

   C. 右上颌第 1 磨牙　　　　　　　　D. 右上颌第 2 磨牙

   E. 左下颌第 2 前磨牙

   3. 牙周组织包括　　　　　　　　　　　　　　　　　　　　　　　　　　　　( )

   A. 牙冠、牙根、牙颈　　　　　　　　B. 牙本质、牙质、牙髓

   C. 牙槽骨、牙釉质　　　　　　　　D. 牙髓、牙周膜

   E. 牙周膜、牙槽骨、牙龈

   4. 腮腺导管开口于　　　　　　　　　　　　　　　　　　　　　　　　　　　( )

   A. 舌下阜　　　　　　　　　　　　B. 舌下襞

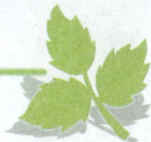

C. 咽峡

D. 上颌第 2 磨牙相对的颊黏膜处

E. 下颌第 2 磨牙的颊黏膜处

5. 咽鼓管咽口位于　　　　　　　　　　　　　　　　　　　　　( )

A. 鼻咽部　　　　B. 口咽部　　　　C. 喉咽部　　　　D. 咽峡两侧　　　　E. 喉口两侧

6. 咽与下列哪个部位没有直接相通　　　　　　　　　　　　　　( )

A. 鼻腔　　　　B. 口腔　　　　C. 食管　　　　D. 气管　　　　E. 咽鼓管

7. 食管的第 3 个狭窄距中切牙　　　　　　　　　　　　　　　　( )

A. 15 cm　　　　B. 25 cm　　　　C. 40 cm　　　　D. 60 cm　　　　E. 75 cm

8. 肝胰壶腹开口于　　　　　　　　　　　　　　　　　　　　　( )

A. 十二指肠上部　　　　　　　　　B. 十二指肠降部

C. 十二指肠水平部　　　　　　　　D. 十二指肠升部

E. 十二指肠空肠曲

9. 肛管黏膜与皮肤的分界标志是　　　　　　　　　　　　　　　( )

A. 白线　　　　B. 肛梳　　　　C. 直肠横襞　　　　D. 肛柱　　　　E. 齿状线

10. 集合淋巴小结多位于　　　　　　　　　　　　　　　　　　　( )

A. 十二指肠　　　　B. 空肠　　　　C. 回肠　　　　D. 盲肠　　　　E. 结肠

11. 出入肝门的结构不包括　　　　　　　　　　　　　　　　　　( )

A. 肝固有动脉　　B. 肝门静脉　　C. 肝静脉　　D. 肝左、右管　　E. 神经和淋巴管

12. 有关肝的体表投影描述中错误的是　　　　　　　　　　　　　( )

A. 肝上界与膈穹隆一致

B. 肝下缘与右肋弓一致

C. 成年人肋弓下能触到肝,但不超过 2 cm

D. 7 岁以前的儿童肋弓下可触到肝,但不超过 2 cm

E. 肝下缘在剑突下约 3 cm

13. 关于胆总管的叙述,不正确的是　　　　　　　　　　　　　　( )

A. 长 4～8 cm　　　　　　　　　　B. 由肝总管和胆囊管汇合而成

C. 开口于十二指降部的后内侧壁　　D. 与胰管汇合成肝胰壶腹

E. 在肝十二指肠韧带内下降,经十二指肠上部的前方

B 型选择题

A. 腮腺　　　　B. 下颌下腺　　　　C. 舌下腺　　　　D. 胰腺　　　　E. 胃腺

1. 开口于平对上颌第二磨牙的颊黏膜处　　　　　　　　　　　　( )

2. 开口于舌下阜　　　　　　　　　　　　　　　　　　　　　　( )

3. 开口于舌下襞和舌下阜　　　　　　　　　　　　　　　　　　( )

4. 开口于十二指肠大乳头　　　　　　　　　　　　　　　　　　( )

A. 腭舌弓　　　　B. 舌乳头　　　　C. 舌下阜　　　　D. 舌下襞　　　　E. 牙槽骨

5. 参于围成咽峡的结构有　　　　　　　　　　　　　　　　　　( )

6. 感受味觉的的结构有　　　　　　　　　　　　　　　　　　　( )

7. 属于牙周组织的是　　　　　　　　　　　　　　　　　　　　( )

四、思考题

1. 简述唾液腺的名称、位置及各导管的开口。

2. 咽分哪几部? 各部有什么结构特点? 与何处相通?

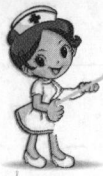

3. 食管的 3 个狭窄在何处？各距中切牙多少厘米？

4. 试述胃的位置、形态和分部。

5. 如何区别空肠和回肠？

6. 试述肝的形态、位置及体表投影。

7. 简述胆汁的产生及排出途径。

8. 试述胆囊的位置、分部及胆囊底的体表投影。

（朱晓红）

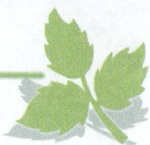

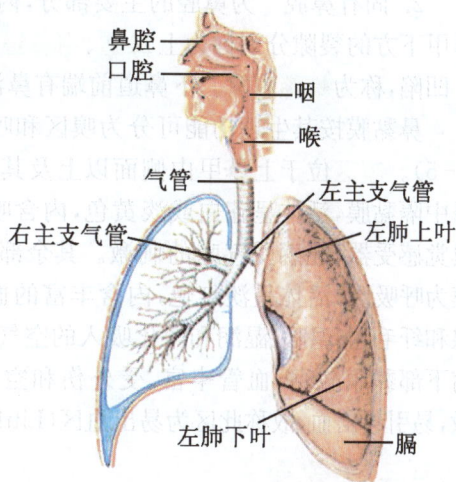

图 3-1 呼吸系统概观

呼吸系统是由呼吸道和肺组成。呼吸道包括鼻、咽、喉、气管和各级支气管。通常将鼻、咽、喉称为**上呼吸道**,气管和各级支气管称为**下呼吸道**(图 3-1)。呼吸系统的主要功能是进行气体交换,即吸入氧气,呼出二氧化碳。

第一节 呼吸道

一、鼻

鼻是呼吸道的起始部,也是嗅觉器官。鼻可分为**外鼻**、**鼻腔**和**鼻旁窦** 3 部分。

(一)外鼻

外鼻位于面部中央,呈锥形,以鼻骨和软骨作支架,外覆皮肤,内衬黏膜,分为骨部和软骨部。外鼻上端位于两眼间狭窄的部分,称为**鼻根**,鼻根向下延续为**鼻背**,末端为**鼻尖**。鼻尖向两侧弧形膨大的部分,称为**鼻翼**,在呼吸困难时,可见鼻翼扇动。外鼻的下方有 1 对**鼻前孔**。从鼻翼向外下方到口角的浅沟,称为鼻唇沟(图 3-2)。鼻翼和鼻尖部皮肤较厚,内含有皮脂腺和汗腺,是为痤疮和疖肿的好发部位。

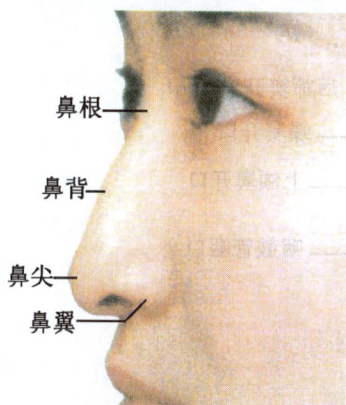

(二)鼻腔

鼻腔由骨和软骨为支架,内面被覆黏膜及皮肤。鼻腔借鼻中隔分为左、右两半,向前经鼻前孔与外界相通,向后经**鼻后孔**与咽相通。**鼻中隔**由筛骨垂直板、犁骨、软骨及其表面的黏膜组成,是左、右鼻腔共同的内侧壁,常偏向一侧。每侧鼻腔以**鼻阈**为界,分为鼻前庭和**固有鼻腔**(图 3-3)。

图 3-2 外鼻

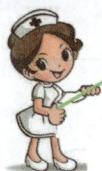

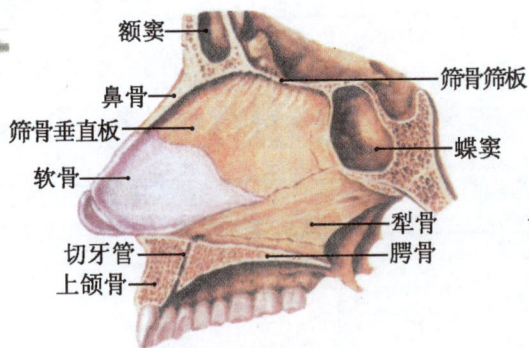

图 3-3 鼻中隔

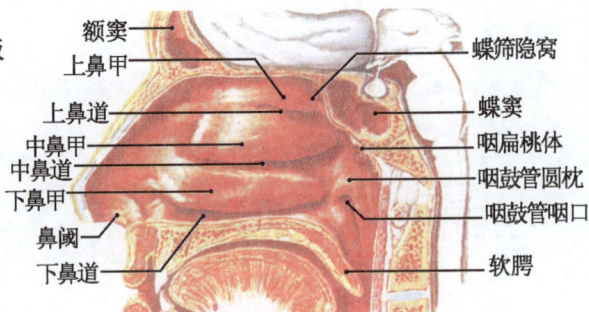

图 3-4 鼻腔外侧壁

1. **鼻前庭** 相当于鼻翼所围成的空间，内衬以皮肤，生有鼻毛，有过滤灰尘和净化空气的作用。鼻前庭皮肤富有皮脂腺和汗腺，是疖肿的好部位。

2. **固有鼻腔** 为鼻腔的主要部分，内衬黏膜。其外侧壁有**上鼻甲**、**中鼻甲**和**下鼻甲**，各鼻甲下方的裂隙分别称为上**鼻道**、中**鼻道**和下**鼻道**。在上鼻甲的后上方与鼻腔顶壁之间有一凹陷，称为**蝶筛隐窝**。下鼻道前端有鼻泪管的开口（图 3-4）。

鼻黏膜按其生理功能可分为嗅区和呼吸区（图 3-5）。**嗅区**位于上鼻甲内侧面以上及其相对应的鼻中隔黏膜，活体呈苍白或淡黄色，内含嗅细胞，为嗅觉感受器，能感受气味的刺激。其余部分的鼻黏膜为呼吸区，活体呈淡红色，内含丰富的血管、黏液腺和纤毛，能温暖、湿润和净化吸入的空气。鼻中隔前下部黏膜较薄，血管丰富，受外伤和空气干燥刺激，易引起出血，故称此区为易出血区（Little 区）。

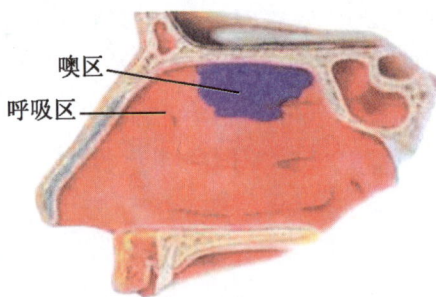

图 3-5 鼻腔黏膜分区

（三）鼻旁窦

鼻旁窦又称为**副鼻窦**，是指鼻腔周围颅骨内的含气空腔，且开口于鼻腔。由骨性鼻旁窦内衬覆黏膜构成，共 4 对，即**上颌窦**、**额窦**、**筛窦**和**蝶窦**。额窦、上颌窦和筛窦前、中群均开口于中鼻道；筛窦后群开口于上鼻道；蝶窦开口于蝶窦隐窝（图 3-4，3-6）。鼻旁窦黏膜具有丰富的血管，可协助调节吸入空气的温度和湿度，对发音起共鸣作用。

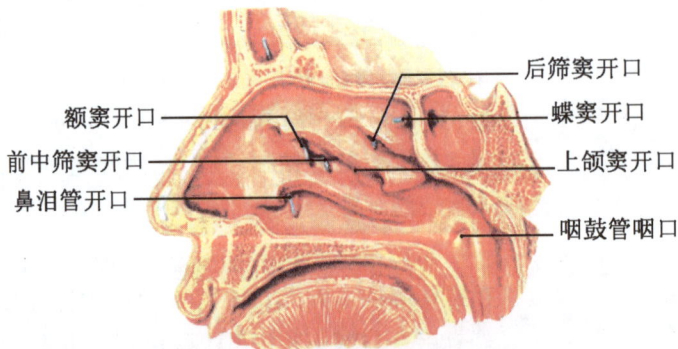

图 3-6 鼻旁窦的开口

鼻旁窦黏膜与固有鼻腔黏膜相延续，因此鼻腔的炎症常可蔓延至鼻旁窦。上颌窦是鼻旁窦

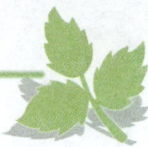

中最大的 1 对,由于上颌窦在中鼻道的开口高于窦底,所以上颌窦炎时引流不畅,易积脓。

二、咽

见消化系统。

三、喉

喉既是呼吸的管道,又是发音器官。

(一)喉的位置

喉位于颈前部中份,上连舌骨,下接气管。成人喉的位置平对第 3~6 颈椎高度,女性和小儿的位置较高。喉前方为皮肤、筋膜和舌骨下肌群,后紧邻咽,两侧是颈部大血管、神经和甲状腺侧叶等。喉可随吞咽和发音而上、下移动。

(二)喉的组成

喉以软骨为支架,借关节、韧带和肌肉相连,内衬黏膜而成(图 3－7,3－8)。

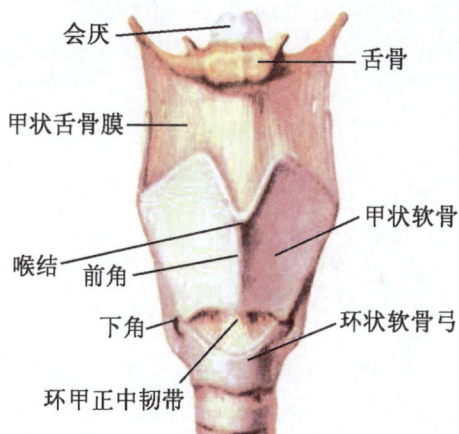

图 3－7　喉软骨及其连结(前面观)

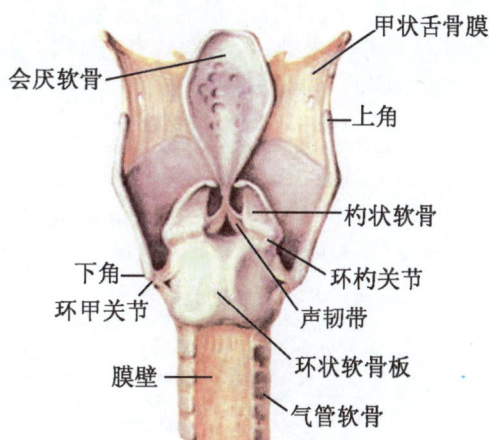

图 3－8　喉软骨及其连结(后面观)

1. 喉软骨　喉软骨(图 3－7,3－8,3－9)主要有甲状软骨、环状软骨、会厌软骨和杓状软骨。

(1)甲状软骨:是最大的喉软骨,由左右甲状软骨板构成。两版前缘以直角(女性为钝角)相连形成前角。前角上端向前突出形成喉结,成年男性尤为明显。板的后缘游离,向上、下的突起,分别称为上角和下角。上角借韧带与舌骨相连,下角与环状软骨构成环甲关节。

(2)环状软骨:位于甲状软骨的下方,向下连接气管。形似指环,其前部低窄为环状软骨弓,平对第 6 颈椎;后部高阔为环状软骨板。环状软骨是喉软骨中唯一呈环形的软骨,对保持呼吸道畅通有极为重要的作用。

(3)会厌软骨:由弹性软骨构成,形似树叶,上宽下窄。下端借韧带附于甲状软骨前角内面,上缘游离。会厌软骨外覆黏膜构成会厌。吞咽时,

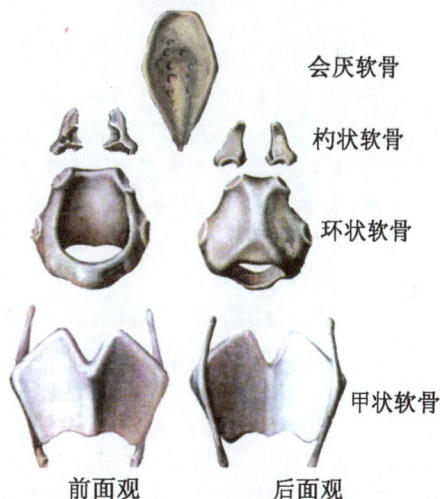

图 3－9　分离的喉软骨

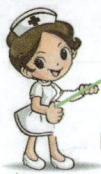

喉上提,会厌关闭喉口,以防止食物、唾液误入喉腔。

(4) 杓状软骨:成对,位于环状软骨板的上方,呈三棱锥体形,其尖向上,底朝下与环状软骨板构成环杓关节。底向前方的突起,称为**声带突**,有声韧带附着;向外侧较钝的突起,称为**肌突**,有喉肌附着。

2. 喉的连结　包括喉软骨之间以及喉软骨与舌骨和气管之间的连结(图 3-7,3-8)。

(1) 甲状舌骨膜:位于甲状软骨上缘和舌骨之间的致密结缔组织膜。

(2) 环甲关节:由甲状软骨下角与环状软骨侧方的关节面构成,可作前倾和复位运动,使声带紧张或松弛。

(3) 环杓关节:由环状软骨板和杓状软骨底构成,可使杓状软骨作旋转运动,使声门开大或缩小。

(4) 弹性圆锥:为圆锥形的弹性纤维膜。起自甲状软骨前角的后面,向下、向后止于环状软骨上缘和杓状软骨声带突。此膜上缘游离增厚,紧张于甲状软骨与声带突之间,称为**声韧带**。声韧带连同声带肌及覆盖其表面的喉黏膜构成**声带**,是发音的主要结构。在甲状软骨下缘与环状软骨弓之间,弹性圆锥的纤维增厚,称为**环甲正中韧带**。当急性喉阻塞时,可在此作穿刺或切开,建立暂时气体通道。

3. 喉肌　为数块细小的骨骼肌,附着于喉软骨,按功能可分为两组。一组作用于环甲关节,使声带紧张或松弛;另一组作用于环杓关节,使声门开大或缩小。喉肌可控制发音的强弱和调节音调的高低(图 3-10)。

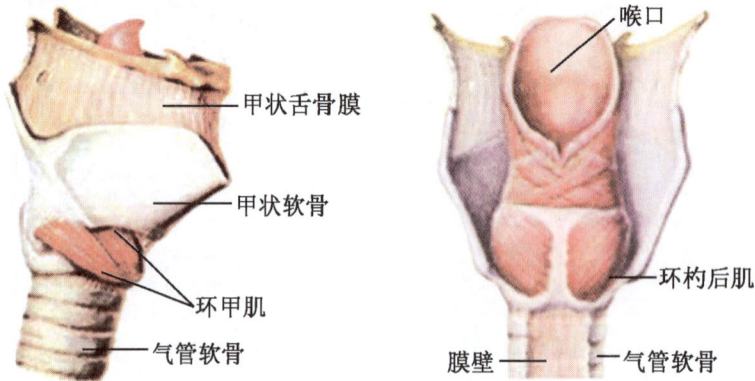

图 3-10　喉肌(侧面观和前面观)

4. 喉腔　向上经喉口通喉咽,向下通气管。在喉腔中部的侧壁上,有上、下 2 对呈前后方向的黏膜皱襞。上方的 1 对称为**前庭襞**,呈粉红色,其间的裂隙称为**前庭裂**;下方的 1 对称为**声襞**,由喉黏膜覆盖声韧带构成,呈白色,其间的裂隙称为**声门裂**,是喉腔中最狭窄的部位(图 3-11)。

喉腔借 2 对皱襞分为 3 部分:① 喉口至前庭裂之间的部分为**喉前庭**;② 前庭裂和声门裂之间的部分为**喉中间腔**,喉中间腔向两侧延伸的梭形隐窝,称为**喉室**;③ 声门裂以下的部分为**声门下腔**,向下通气管。声门下腔的黏膜下组织结构疏松,炎症时易引起喉水肿。幼儿喉腔狭小,水肿时易引起阻塞,造成呼吸困难(图 3-11)。

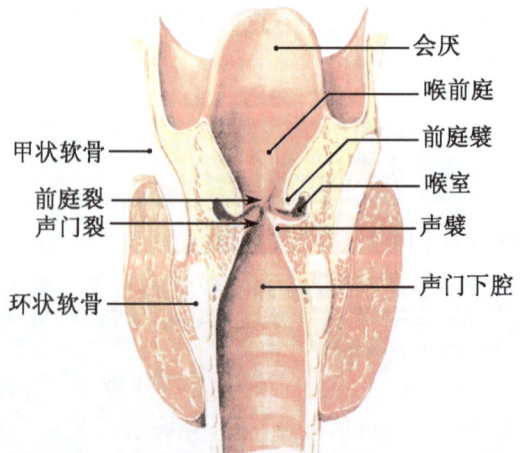

图 3-11　喉腔

急性喉梗阻

急性喉梗阻系因喉部或邻近组织的病变致喉腔急性变窄或梗阻导致呼吸困难。多见于儿童，常由喉部炎症、过敏、外伤、异物、肿瘤、痉挛、双侧声带外展性麻痹引起。急性喉梗阻的急救可采取气管切开术，在无条件进行气管切开时，可先行环甲正中韧带穿刺，以建立临时气体通道。

四、气管和主支气管

气管和主支气管(图3-12)是连接喉与肺之间的管道，均以"C"字形的透明软骨为支架，以保持其开放状态。相邻软骨间借韧带相连。

(一)气管

位于食管的前方，上接环状软骨，沿颈前正中下行，经胸廓上口进入胸腔，在胸骨角平面分为左、右主支气管。分叉处称为**气管杈**，其内面形成向上凸的纵嵴，称为**气管隆嵴**，略偏向左侧，是支气管镜检查的重要标志。

气管由16～20个"C"字形的气管软骨环以及连接各软骨环之间的平骨肌和结缔组织构成，内面衬以黏膜。各气管软骨环后壁的缺口由平滑肌和结缔组织膜封闭，称为**膜壁**，有利于食管的吞咽运动。

按气管的位置和行程，可分为颈部和胸部。环状软骨可作为向下检查气管软骨环的标志，颈部位置表浅，在颈部正中可以摸到。临床急性喉阻塞时，常在第3～5气管软骨间行气管切开术。

图3-12　气管与主支气管

(二)主支气管

左、右主支气管分别从肺门入肺。**左主支气管**细而长，长4～5 cm，走行较倾斜；**右主支气管**粗而短，长2～3 cm，走行较垂直。故气管内异物易坠入右主支气管。

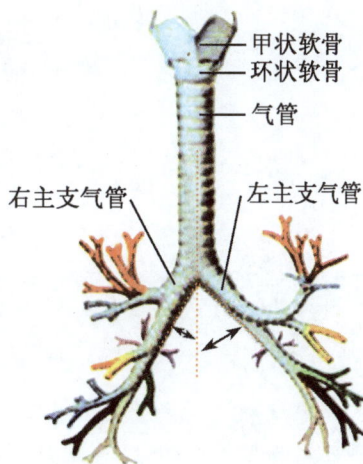

第二节　肺

一、肺的位置和形态

(一)肺的位置

肺位于胸腔内，纵隔两侧，膈的上方，左、右各一(图3-13)。肺质柔软呈海绵状，富有弹性。幼儿肺呈淡红色，随着年龄增长，吸入空气中的灰尘，不断沉积于肺，使肺的颜色逐渐变

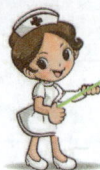

为灰暗或蓝黑色,并出现蓝黑色斑,吸烟者尤甚。肺内含空气,比重小于1,浮水不沉。胎儿出生前,肺未呼吸,肺内不含空气,比重大于1,入水则下沉。法医常用此特点来判断新生儿是否宫内死亡。

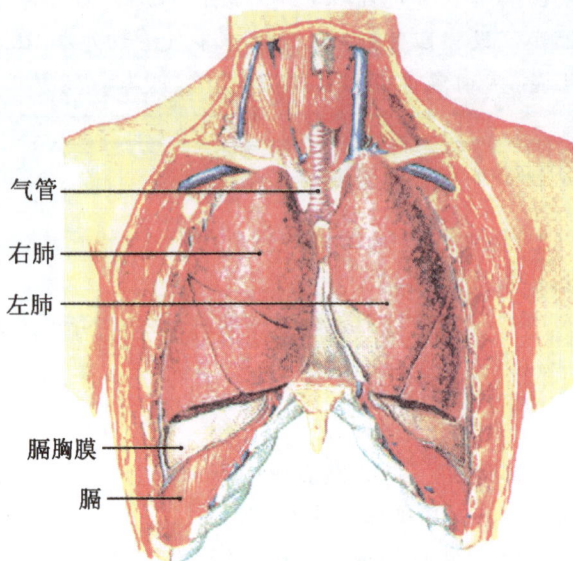

气管
右肺
左肺
膈胸膜
膈

图 3-13　肺的位置

知识链接

吸烟与肺癌

香烟燃烧时所产生的烟雾中有多种致癌物质。吸烟时,香烟烟雾中的致癌物质被吸入肺部,随着时间的推移,沉积在肺中的致癌物就会越来越多,导致肺癌的发生。据统计资料显示,过去的5年中,中国的肺癌病患者增加了约12万;发病年龄每5年降低1岁;每4个癌症死亡者中就有1人是肺癌患者。这是与我国近些年来吸烟者的年龄逐渐低龄化有密切关系的。

(二) 肺的形态

肺呈圆锥形,左肺狭长,右肺短粗。肺的上端钝圆,突入到颈根部,称为**肺尖**,高出锁骨内侧 1/3 部分的上方 2～3 cm。肺的下面凹陷,称为**肺底**,与膈相贴,故又称为**膈面**。肺的外侧面与肋和肋间肌相邻,称为**肋面**。肺的内侧面朝向纵隔,称为**纵隔面**,此面中央处有一凹陷为**肺门**,是主支气管、肺动脉、肺静脉、支气管血管、淋巴管和神经等出入肺的部位,这些结构被结缔组织包绕,构成**肺根**。肺的前缘和下缘薄而锐利,左肺前缘下份有一明显的凹陷,称为**心切迹**。后缘钝圆。

左肺被**斜裂**分为上叶和下叶,右肺被斜裂和**水平裂**分为上叶、中叶和下叶(图3-14、3-15)。

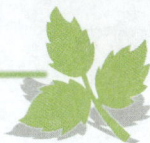

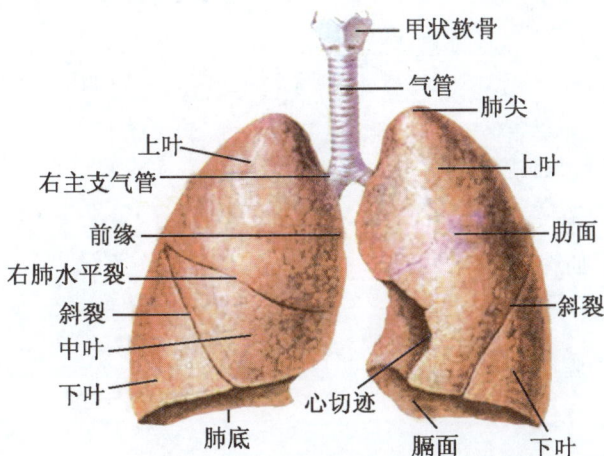

图 3-14　肺的形态

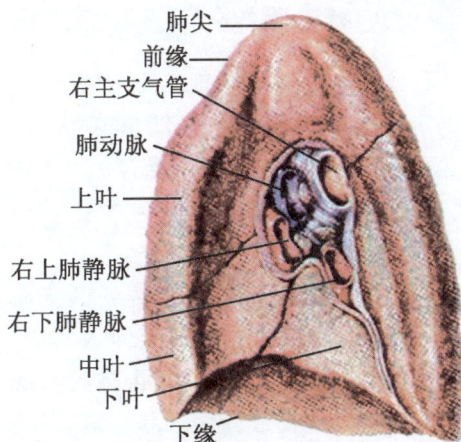

图 3-15　右肺（内侧面）

二、肺内支气管和支气管肺段

主支气管入肺后反复分支呈树枝状，称为**支气管树**。左主支气管分上、下 2 支；右主支气管分上、中、下 3 支，进入相应的肺叶，构成**肺叶支气管**。肺叶支气管再分支即为**肺段支气管**。每个肺段支气管及其分支和它所属的肺组织共同构成 1 个**支气管肺段**，简称**肺段**。肺段呈圆锥形，尖向肺门，底在肺的表面。每侧肺分为 10 个肺段。相邻肺段之间有薄层结缔组织相隔。每个肺段均可视为具有一定独立性的单位，临床上可做肺段切除（图 3-16）。

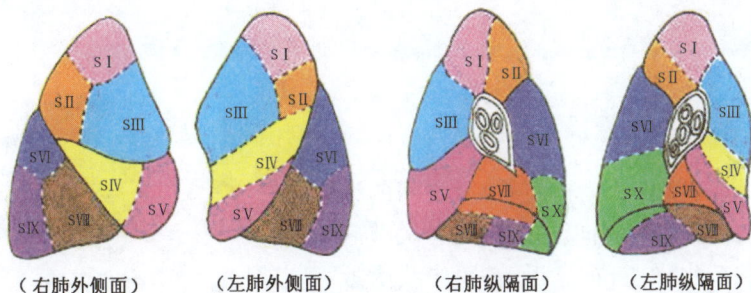

（右肺外侧面）　　（左肺外侧面）　　（右肺纵隔面）　　（左肺纵隔面）

图 3-16　肺段模式图

第三节　胸　膜

一、胸膜与胸膜腔的概念

胸膜是由间皮及薄层结缔组织构成的浆膜，分为脏胸膜和壁胸膜（图 3-17）。**脏胸膜**紧贴肺表面，并伸入斜裂、水平裂内；**壁胸膜**则衬贴在胸壁的内面、膈的上面以及纵隔的两侧面。
胸膜腔是脏胸膜与壁胸膜在肺根处互相移行形成的潜在性密闭腔隙。左、右各一，互不相通。腔内呈负压，内含少量浆液，可减少呼吸时脏胸膜与壁胸膜之间的摩擦。

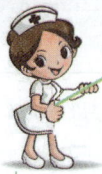

二、壁胸膜的分部及胸膜隐窝

壁胸膜按其贴附部位的不同分为：① **肋胸膜**：贴附于肋及肋间隙内面；② **膈胸膜**：覆盖于膈的上面；③ **纵隔胸膜**：衬覆于纵隔的两侧；④ **胸膜顶**：覆盖在肺尖上方。

在壁胸膜相互移行转折处的胸膜腔，即使深吸气肺缘也不能伸入其中，故称为**胸膜隐窝**。其中以肋胸膜和膈胸膜转折处所形成的为**肋膈隐窝**，是胸膜腔最低的部位，胸膜腔积液首先积聚于此。

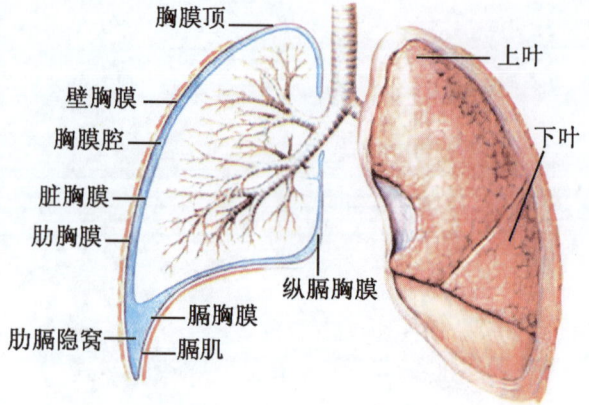

图 3-17　胸膜与胸膜腔示意图

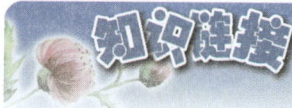

知识链接

胸膜腔穿刺术

胸膜腔穿刺术是将穿刺针经胸壁的肋间结构刺入胸膜腔的技术。主要用于抽取胸膜腔内积液进行检查和治疗不同原因引起的气胸、液气胸、脓胸和血胸以及向胸腔内注射药物。临床行胸膜腔穿术时，常在肩胛线与腋后线之间第 8～9 肋间隙沿肋骨的上缘进针，依次经过皮肤、浅筋膜、深筋膜、背阔肌、肋间隙、胸内筋膜和壁胸膜进入胸膜腔内。

三、胸膜与肺的体表投影

胸膜前界是肋胸膜与纵隔胸膜前缘之间的返折线，两侧均起自胸膜顶，斜向下内，经胸锁关节后方至第 2 胸肋关节水平左、右靠近，在正中线附近垂直下行。右侧下行至第 6 胸肋关节处转向外侧，移行于下界；左侧下行至第 4 胸肋关节处转向外下方斜行，至第 6 肋软骨后方距中线 2～2.5 cm 处，移行于下界。

肺的前界与胸膜前界大致相同，肺尖与胸膜顶投影一致，只是左侧下行至第 4 胸肋关节处，沿第 4 肋软骨的后方向外下斜行，至第 6 肋软骨中点的后方移行为下界，形成心切迹（图 3-18，3-19，3-20）。

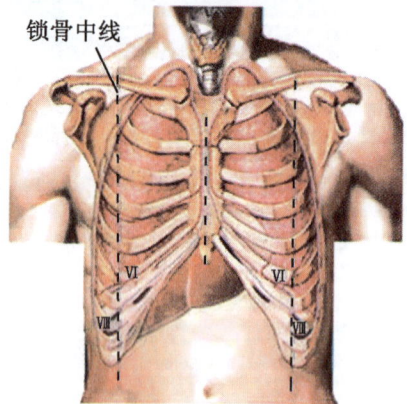

图 3-18　肺和胸膜的体表投影（前面）

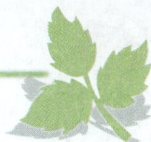

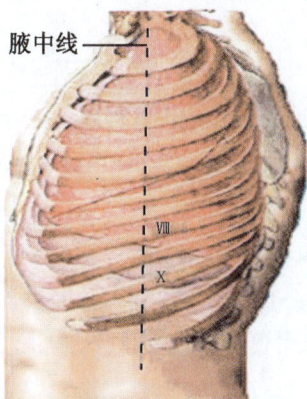

图 3-19 肺和胸膜的体表投影(侧面)

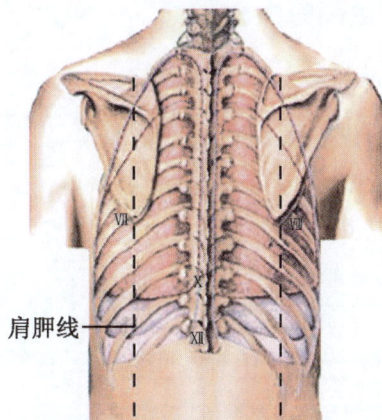

图 3-20 肺和胸膜的体表投影(后面)

胸膜下界是肋胸膜与膈胸膜的返折处,较肺下界约低 2 个肋。在锁骨中线处与第 8 肋相交;腋中线处与第 10 肋相交;肩胛线处与第 11 肋相交;近后正中线处位于第 12 胸椎棘突平面(表 3-1)。

表 3-1 肺和胸膜下界的体表投影

	锁骨中线	腋中线	肩胛线	后正中线
肺下界	第 6 肋	第 8 肋	第 10 肋	第 10 胸椎棘突
胸膜下界	第 8 肋	第 10 肋	第 11 肋	第 12 胸椎棘突

第四节 纵 隔

一、纵隔的概念和境界

纵隔是两侧纵隔胸膜之间所有器官、结构和结缔组织的总称。纵隔的前界为胸骨,后界为脊柱的胸段,两侧界为纵隔胸膜,上界为胸廓上口,下界是膈。

二、纵隔的分部

纵隔通常以胸骨角平面为界,分为上纵隔和下纵隔。下纵隔又分为 3 部分(图 3-21):胸骨与心包之间的部分为前纵隔;心及大血管所在部位为中纵隔;心包与脊柱胸部之间的部分为后纵隔。

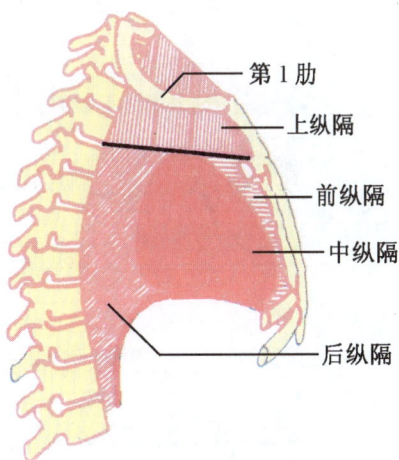

图 3-21 纵隔的分部

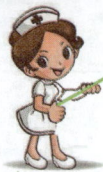

三、纵隔的内容

（一）上纵隔

上纵隔内主要有胸腺、头臂静脉、上腔静脉、膈神经、迷走神经、喉返神经、主动脉弓及其分支、气管、食管、胸导管和淋巴结等。

（二）下纵隔

1. 前纵隔　内有胸腺下部、疏松结缔组织和纵隔前淋巴结等。

2. 中纵隔　内有心、心包、出入心的大血管、膈神经、心包膈血管、奇静脉及淋巴结等。

3. 后纵隔　内有主支气管、迷走神经、食管、胸导管、奇静脉、半奇静脉、胸主动脉、胸交感干及纵隔后淋巴结等（图 3-22）。

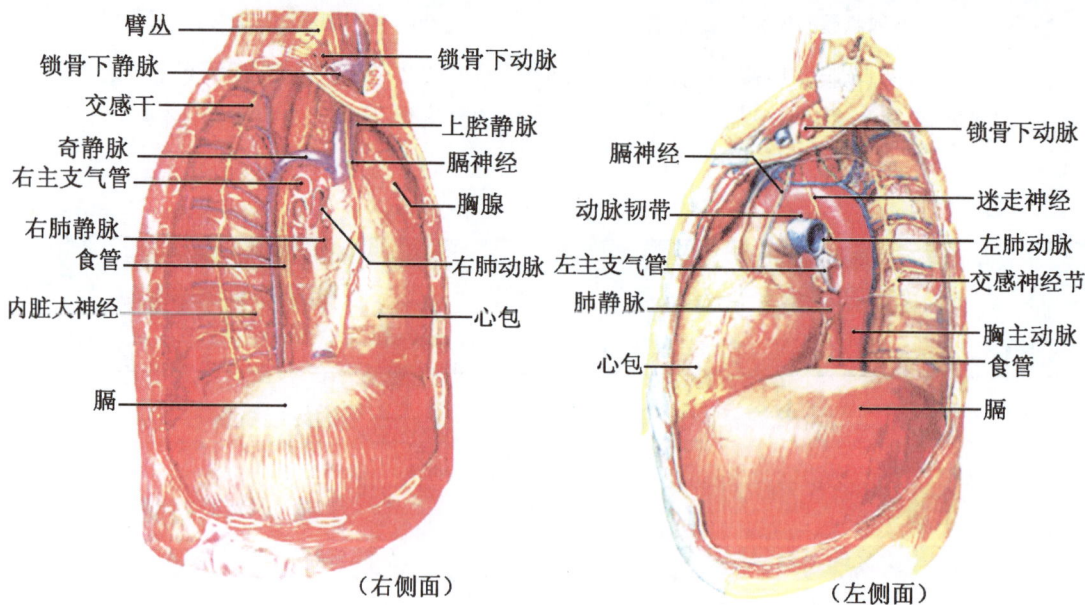

（右侧面）　　　　　　　　　　（左侧面）

图 3-22　纵隔

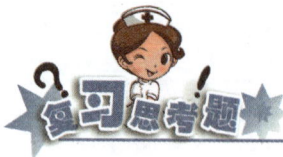

一、名词解释

1. 上呼吸道　2. 胸膜腔　3. 支气管肺段　4. 肋膈隐窝　5. 纵隔　6. 肺门

二、填空题

1. 鼻黏膜按其生理功能分为_____和_____。

2. 喉腔从上到下分为_____、_____和_____。

3. 喉软骨包括_____、_____、_____和_____。

4. 左肺分为_____和_____；而右肺则分为_____、_____和_____。

5. 鼻旁窦分为_____、_____、_____和_____。

6. 壁胸膜分为_____、_____、_____和_____。

7. 以胸骨角平面为界将纵隔分为_____和_____。

三、选择题

A₁ 型选择题

1. 最大、不易引流的鼻旁窦是 （　　）

A. 额窦　　　　　B. 筛窦前、中组　　　C. 上颌窦　　　　D. 蝶窦　　　　E. 筛窦后组

2. 形成喉结的喉软骨是 （　　）

A. 甲状软骨　　　B. 环状软骨　　　　C. 杓状软骨　　　　D. 会厌软骨　　　E. 以上都是

3. 环状软骨弓平对 （　　）

A. 第 3 颈椎　　　B. 第 4 颈椎　　　　C. 第 5 颈椎　　　　D. 第 6 颈椎　　　E . 第 7 颈椎

4. 喉腔中最狭窄的部位是 （　　）

A. 喉前庭　　　　B. 喉中间腔　　　　C. 声门下腔　　　　D. 声门裂　　　　E. 喉室

5. 关于肺的描述，正确的是 （　　）

A. 左肺分 3 叶　　B. 右肺分 2 叶　　　C. 左肺有心切迹　　D. 左肺短粗　　　E. 右肺狭长

6. 胸膜下界投影在锁骨中线处与_____相交 （　　）

A. 第 6 肋　　　　B. 第 8 肋　　　　　C. 第 10 肋　　　　D. 第 11 肋　　　E. 第 12 肋

7. 肺下界投影在肩胛线处与_____相交 （　　）

A. 第 6 肋　　　　B. 第 8 肋　　　　　C. 第 10 肋　　　　D. 第 11 肋　　　E. 第 12 肋

8. 下列哪一结构位于中纵隔内 （　　）

A. 主动脉弓　　　B. 心　　　　　　　C. 胸腺　　　　　　D. 食管　　　　　E. 迷走神经

9. 关于肺的描述，不正确的是 （　　）

A. 位于胸膜腔内　　　　　　　　B. 形似半圆锥形

C. 左肺狭长，右肺宽短　　　　　D. 左肺分上、下 2 叶

E. 右肺分上、中、下 3 叶

10. 肋膈隐窝位于 （　　）

A. 肋胸膜和纵隔胸膜转折处　　　B. 肋胸膜和膈胸膜转折处

C. 肋胸膜和胸膜顶转折处　　　　D. 壁胸膜和脏胸膜转折处

E. 胸壁和纵隔转折处

B 型选择题

A. 鼻前庭　　　　B. 固有鼻腔　　　　C. 嗅区　　　　　　D. 呼吸区　　　　E. 鼻旁窦

1. 发音共鸣的结构是 （　　）

2. 内衬皮肤的结构是 （　　）

3. 感受嗅觉的结构是 （　　）

A. 环状软骨　　　B. 声门裂　　　　　C. 声门下腔　　　　D. 喉前庭　　　　E. 喉室

4. 喉与气管的分界是 （　　）

5. 易水肿的部位是 （　　）

A. 上鼻道　　　　B. 中鼻道　　　　　C. 下鼻道　　　　　D. 鼻后孔　　　　E. 蝶筛隐窝

6. 筛窦后群开口于 （　　）

7. 额窦开口于 （　　）

8. 鼻泪管开口于 （　　）

A. 喉腔的上口　　　　　　　　　B. 两侧前庭襞之间

C. 两侧声襞之间　　　　　　　　D. 每侧前庭襞和声襞之间

E. 声门下腔

9. 前庭裂位于 （　　）

10. 声门裂位于 （　　）

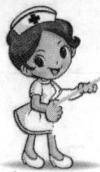

A. 胸膜顶　　　　　B. 肋胸膜　　　　　C. 膈胸膜　　　　　D. 纵隔　　　　　E. 肋膈隐窝

11. 其投影点高出锁骨内侧 1/3 上方 2～3 cm 的是　　　　　　　　　　　　（　　）

12. 胸膜腔的最低部位是　　　　　　　　　　　　　　　　　　　　　　　　（　　）

13. 两侧纵隔胸膜之间所有结构的总称是　　　　　　　　　　　　　　　　　（　　）

四、思考题

1. 试述左、右主支管的特点和临床意义。

2. 鼻中隔易出血区位于何处？为什么？

3. 比较胸膜与肺的体表投影。

（褚世居）

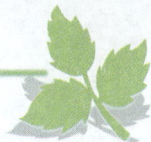

第四章
泌尿系统

泌尿系统由肾、输尿管、膀胱和尿道组成。主要功能是产生和排出尿液,借以清除人体多余的水、无机盐和代谢产物等,维持人体内环境的稳定。肾是泌尿系统重要的排泄器官,当肾功能障碍时,由于代谢产物蓄积,破坏了人体内环境稳定,从而影响人体新陈代谢的正常进行,严重时可出现尿毒症,危及生命。肾产生的尿液经输尿管运输至膀胱储存,当尿液积存到一定量时,再经尿道排出体外(图4-1)。

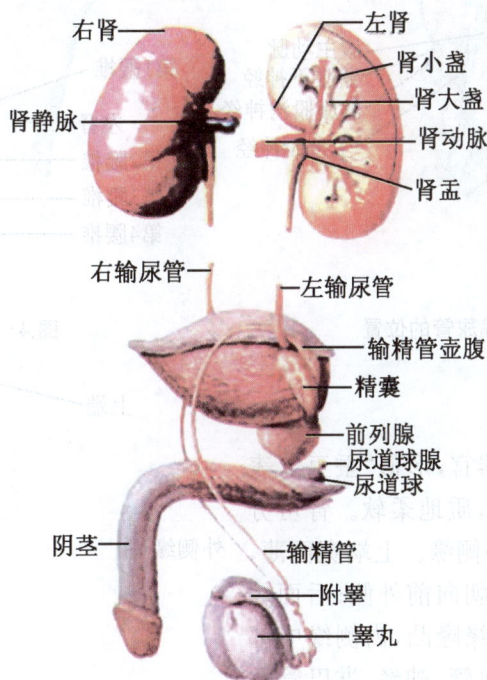

右肾
肾静脉

左肾
肾小盏
肾大盏
肾动脉
肾盂

右输尿管
左输尿管
输精管壶腹
精囊
前列腺
尿道球腺
尿道球

阴茎
输精管
附睾
睾丸

图4-1 男性泌尿系统模式图

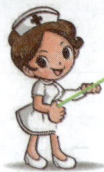

第一节 肾

一、肾的位置

肾位于脊柱两侧,紧贴腹后壁的上部,属腹膜外位器官(图4-2)。肾的长轴向外下倾斜,因受肝的影响,右肾比左肾略低半个椎体。肾的置位一般女性略低于男性,儿童低于成人,新生儿肾的位置更低(表4-1)。

表4-1 肾的位置

	上端	下端	第12肋
左肾	第11胸椎体下缘	第2~3腰椎椎间盘	斜过左肾后面的中部
右肾	第12胸椎体上缘	第3腰椎体上缘	斜过右肾后面的上部

肾区是肾门在腰背部的体表投影,位于竖脊肌外缘与第12肋所构成的夹角处。某些肾病患者叩击或触压此区可有明显疼痛(图4-3)。

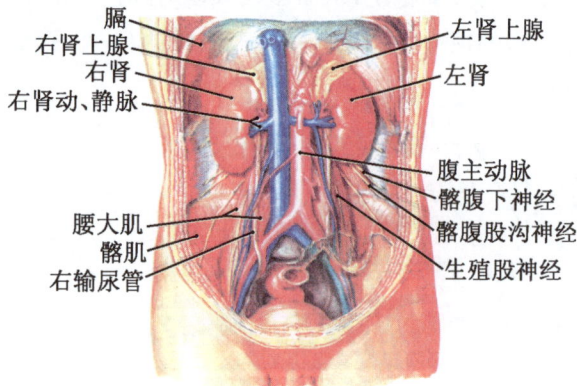

图4-2 肾和输尿管的位置

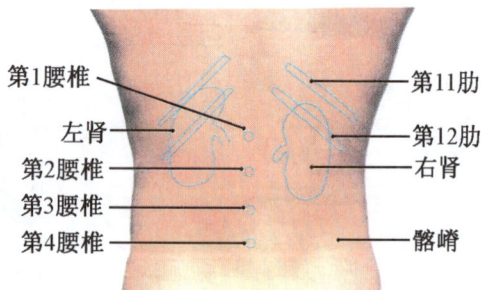

图4-3 肾的体表投影

二、肾的形态

肾为成对的实质性器官,形似"蚕豆",表面光滑,新鲜时呈红褐色,质地柔软。肾可分上、下端,前、后面和内、外侧缘。上端宽而薄,下端窄而厚。前面较凸,朝向前外侧;后面较扁平,紧贴腹后壁。外侧缘隆凸,内侧缘中部凹陷,称为肾门,是肾的血管、神经、淋巴管及肾盂出入的部位(图4-4)。成人肾门约平第1腰椎体平面。出入肾门的结构被结缔组织包裹,总称为肾蒂。肾蒂主要结构由前向后依次为肾静脉、肾动脉和肾盂;从上向下依次为肾动脉、肾静脉和肾盂。右侧肾蒂较左侧肾蒂

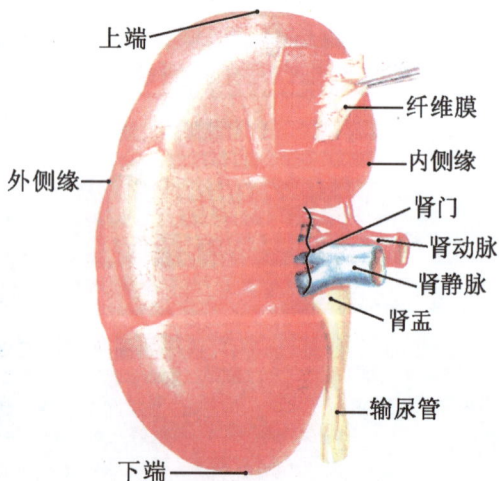

图4-4 肾的形态

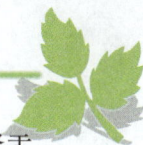

短,故右肾的手术难度较大。肾门向肾内形成的凹陷,称为**肾窦**,内含肾小盏、肾大盏、肾盂、肾血管、淋巴管、神经及脂肪组织等。

三、肾的被膜

肾的被膜由内向外依次为**纤维囊**、**脂肪囊**和**肾筋膜**(图4-5)。

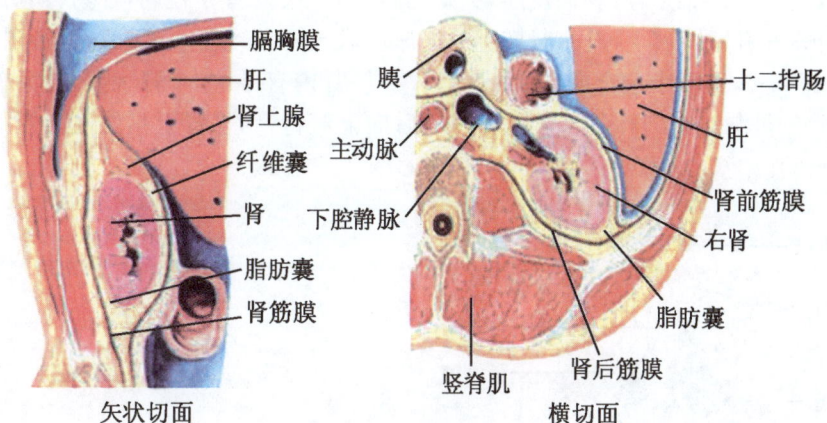

图4-5 肾的被膜

（一）纤维囊

纤维囊是贴附于肾表面的薄层致密结缔组织膜,含丰富的胶原纤维和弹性纤维。正常情况下,纤维囊与肾连结疏松,易于剥离,但在病理情况下,则与肾实质发生粘连,不易剥离。在修复肾破裂或肾部分切除时,要缝合此膜。

（二）脂肪囊

脂肪囊是包裹在纤维囊外周的囊状脂肪层。脂肪囊对肾起弹性垫样保护作用,是临床上进行肾囊封闭的部位。

（三）肾筋膜

肾筋膜是位于脂肪囊的外面,包被肾和肾上腺的周围。肾筋膜分前层和后层,两层在肾上腺上方和肾的外侧融合,向下仍分开,其间有输尿管通过。肾筋膜向深部发出许多结缔组织小束,穿过脂肪囊与纤维囊相连,对肾有固定作用。

肾的位置固定主要靠肾的被膜,其次是肾血管、腹膜、腹压及其邻近器官的承托。

知识链接

肾 下 垂

因肾筋膜下端完全开放,当腹壁肌力弱、肾周围脂肪少、肾的固定结构薄弱时,肾移动性增大,肾可向下移动形成肾下垂或游走肾。

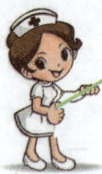

四、肾的结构

在肾的冠状切面上，肾实质可分为肾皮质和肾髓质。肾皮质主要位于肾的浅层，因血管丰富，新鲜标本呈红褐色，主要由肾小体和肾小管组成，是产生尿液的部位。肾皮质伸入肾髓质内的部分，称为肾柱。肾髓质位于肾皮质的深层，血管较少，呈淡红色，由15～20个肾锥体组成。肾锥体呈圆锥形，底朝向皮质，尖朝向肾窦，并突入肾小盏内，称为肾乳头。肾乳头的尖端有许多小孔，称为乳头孔。肾产生的终尿由乳头孔流入肾小盏。每侧肾内有7～8个肾小盏，相邻2～3个肾小盏合成1个肾大盏。每侧肾内有2～3个肾大盏，肾大盏再汇合成1个前后扁平、呈漏斗状的肾盂。肾盂出肾门后向下弯行，约平肾下端处逐渐变细移行为输尿管(图4－6)。

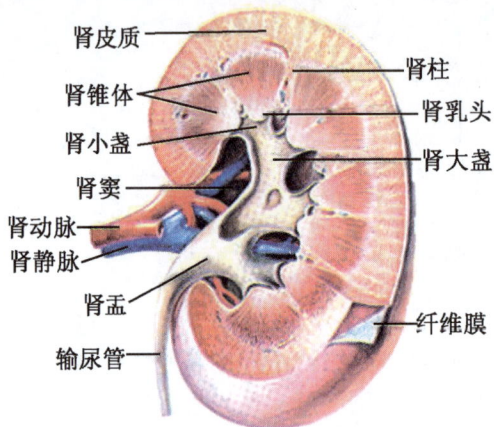

图4－6　肾的冠状切面

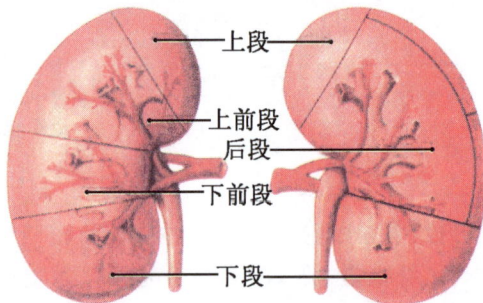

图4－7　肾段动脉与肾段

五、肾的血管与肾段

肾动脉进入肾门之前，通常分为前支和后支，再进入肾窦内，分别走行在肾盂的前、后方。由前、后支再分出肾段动脉。每支肾段动脉所分布的肾实质为一个肾段。每个肾分为5个肾段，即上段、上前段、下前段、下段和后段。各段动脉分支间没有吻合，当某一肾段动脉阻塞时，它所供应的肾段即可发生坏死。肾内静脉无一定节段性，相互之间有丰富的吻合支。这一解剖特点，对临床肾血管造影及肾部分切除术有着重要的意义(图4－7)。

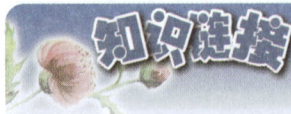

知识链接

肾移植

肾移植是将有功能的肾脏由活着的亲属身上或脑死亡病人的身体取出，并移植入接受者的右侧或左侧的下腹部髂窝处，以代替失去功能的肾脏的一种器官移植手术。肾移植是目前公认的治疗慢性肾功能不全最佳的治疗手段，而且已列入常规的治疗范畴。我国每年实施肾移植4 000余例次，居亚洲之首，最长健康存活达23年。目前我国已有91家医院能够开展肾移植手术。

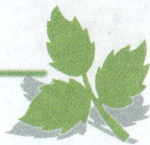

第二节　输尿管

输尿管是位于腹膜后方、成对细长的肌性管道,长 25～30 cm,通过蠕动性收缩可将尿液从肾排入膀胱。根据行程将输尿管分为腹部、盆部和壁内部。腹部位于腹膜后方,其上端约平第 2 腰椎上缘处起自肾盂,沿腰大肌前面下行,至小骨盆上口处,左输尿管越过左髂总动脉末端的前方;右输尿管越过右髂外动脉起始部的前方,进入盆腔移行于盆部,继而沿盆壁弯向前,在膀胱底的外上角,斜穿膀胱壁,开口于膀胱底内面的输尿管口(图 4-2)。

输尿管全长粗细不均,有 3 处狭窄处:① 肾盂与输尿管移行处;② 输尿管与髂血管交叉处;③ 输尿管穿过膀胱壁处。

第三节　膀　胱

膀胱是储存尿液的肌性囊状器官,其形态、大小、位置及壁的厚度均随尿液的充盈程度、年龄、性别不同而异。正常成人膀胱的容量一般为 300～500 ml,最大可达 800 ml。新生儿膀胱的容量约为 50 ml。老年人由于膀胱肌的紧张力降低而容量增大。女性膀胱容量小于男性。

一、膀胱的形态

膀胱充盈时,呈卵圆形;空虚时似三棱锥体形,可分为膀胱尖、膀胱底、膀胱体和膀胱颈。膀胱尖朝向前上方;膀胱底朝向后下方;膀胱体位于膀胱底与膀胱尖之间;膀胱的最下部为膀胱颈,以尿道内口与尿道相接(图 4-8)。

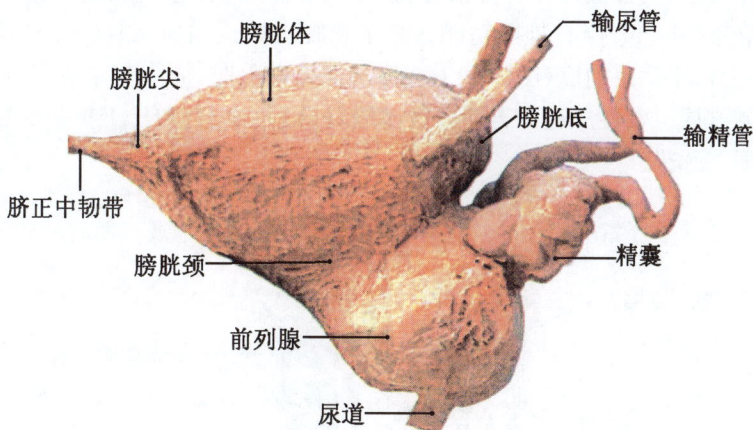

图 4-8　膀胱形态

二、膀胱的位置和毗邻

成人膀胱位于盆腔前部,其前方为耻骨联合后方:男性与精囊腺、输精管末端和直肠相邻;女性则与子宫颈和阴道相邻;下方:男性邻接前列腺,女性邻接尿生殖膈。

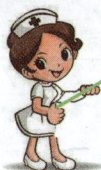

膀胱空虚时,其尖一般不超过耻骨联合上缘;充盈时,膀胱尖上升至耻骨联合以上,由于腹前壁返折向膀胱的腹膜也随之上移,使膀胱的前下壁直接与腹前壁相贴。故此时在耻骨联合上缘进行膀胱穿刺,可避免损伤腹膜和污染腹膜腔。

三、膀胱壁的构造

膀胱壁由内向外依次为黏膜、肌层和外膜。

（一）黏膜

膀胱空虚时,内面的黏膜形成许多皱襞,充盈时皱襞则消失。在膀胱底内面,两输尿管口与尿道内口之间的三角形区域,称为膀胱三角（图4-9）。此处黏膜光滑无皱襞,是肿瘤、结核和炎症的好发部位。两输尿管口之间的横行皱襞,称为输尿管间襞,呈苍白色。是膀胱镜检时寻找输尿管口的标志。

（二）肌层

肌层由平滑肌构成,分为内纵、中环、外纵,这3层肌束相互交错,共同构成逼尿肌。通常认为在尿道内口处,还有环形的膀胱括约肌。

（三）外膜

膀胱的上面为浆膜,其他部分为纤维膜。

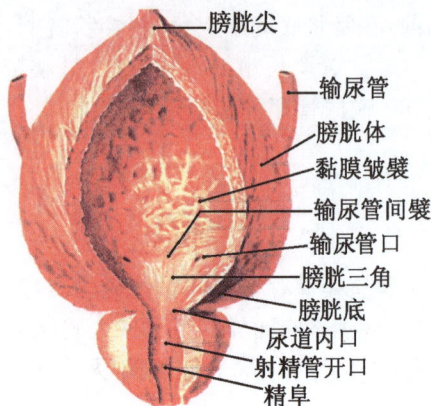

图4-9　膀胱三角

膀胱尖
输尿管
膀胱体
黏膜皱襞
输尿管间襞
输尿管口
膀胱三角
膀胱底
尿道内口
射精管开口
精阜

第四节　尿　道

尿道是排尿管道,男性尿道兼有排精功能（男性尿道在生殖系统叙述）。

女性尿道长3～5 cm,仅有排尿功能。起于膀胱的尿道内口,斜向前下方,穿过尿生殖膈,以尿道外口开口于阴道前庭（图4-10）。穿过尿生殖膈时,周围有尿道阴道括约肌（骨骼肌）环绕,可控制排尿。女性尿道与男性尿道比较具有短、宽、直和易于扩张的特征。故女性易引起逆行性尿路感染。

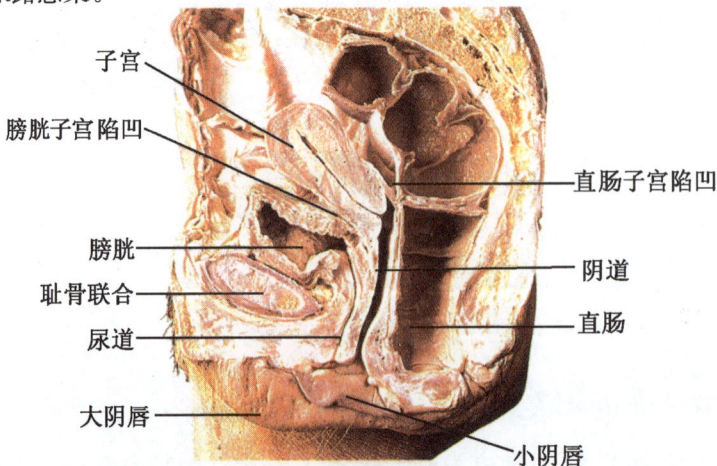

子宫
膀胱子宫陷凹
膀胱
耻骨联合
尿道
大阴唇
直肠子宫陷凹
阴道
直肠
小阴唇

图4-10　女性盆腔正中矢状切面

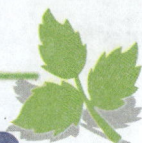

知识链接

尿路结石

尿路结石是肾结石、输尿管结石、膀胱结石和尿道结石的总称,其中肾和输尿管结石称为上尿路结石;膀胱和尿道结石称为下尿路结石。尿路结石是常见的泌尿外科疾病之一。当尿路结石下降时,常易滞留或嵌顿于狭窄处,即肾盂与输尿管移行处;小骨盆上口、跨越髂血管处;穿膀胱壁处以及男性尿道内口、膜部和外口会引起剧烈绞痛,并向会阴方向放射。

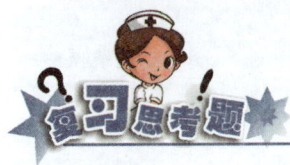

复习思考题

一、名词解释

1. 肾区 2. 肾门 3. 肾窦 4. 肾蒂 5. 膀胱三角

二、填空题

1. 泌尿系统由_____、_____、_____和_____组成。其中_____是产生尿液的器官。

2. 肾位于_____,紧贴_____,是腹膜_____。一般左肾上端平_____,下端平_____。右肾位置比左肾约低_____。第十二肋斜过左肾_____,右肾_____。成人肾门平_____。

3. 肾门有_____、_____、_____和_____等出入。

4. 肾被膜由内向外依次为_____、_____、_____。临床上进行肾囊封闭术时将药液注入_____内。

5. 在肾的冠状切面上,肾实质可分为浅层的_____和深层的_____。

6. 膀胱位于_____、_____;膀胱后方,女性与_____和_____相邻,男性与_____、_____和_____相邻。

7. 输尿管的3处狭窄分别是_____、_____和_____。

7. 膀胱分为_____、_____、_____和_____,在_____处有尿道内口。

8. 女性尿道的特点是_____,故易引起_____。

三、选择题

A₁ 型选择题

1. 有关肾的叙述,错误的是 ( )

A. 是腹膜外位器官 B. 左肾低于右肾半个椎体

C. 成人肾门约平第1腰椎体 D. 第12肋斜过左肾中部后方

E. 肾位于腹后壁的上部,脊柱两侧

2. 呈扁漏斗状,出肾门后渐变细而移行为输尿管的是 ( )

A. 肾窦 B. 肾盂 C. 肾小盏 D. 肾大盏 E. 肾乳头

3. 肾皮质伸入肾髓质内的部分是 ( )

A. 肾门 B. 肾窦 C. 肾柱 D. 肾锥体 E. 肾乳头

4. 肾乳头周围包有 ( )

A. 肾小盏 B. 肾大盏 C. 肾皮质 D. 肾盂 E. 输尿管

5. 膀胱充盈时,穿刺进针部位常选择在 ( )

A. 耻骨联合下缘　　　　　　B. 耻骨联合上缘

C. 耻骨联合两侧　　　　　　D. 耻骨联合处

E. 脐区

6. 输尿管末端开口于　　　　　　　　　　　　　　　　　　　　　（　　）

A. 膀胱底　　　B. 膀胱尖　　　C. 膀胱体　　　D. 膀胱顶　　　E. 膀胱颈

7. 关于输尿管的叙述错误的是　　　　　　　　　　　　　　　　　（　　）

A. 为细长的肌性管道　　　　　B. 沿腰大肌前面下行

C. 在小骨盆上口跨过髂血管处　　D. 下端开口于膀胱体

E. 位于腹膜后方

8. 膀胱最下部称　　　　　　　　　　　　　　　　　　　　　　　（　　）

A. 膀胱底　　　B. 膀胱尖　　　C. 膀胱颈　　　D. 膀胱体　　　E. 膀胱顶

9. 男性膀胱下方毗邻的器官是　　　　　　　　　　　　　　　　　（　　）

A. 精囊　　　B. 输精管　　　C. 直肠　　　D. 前列腺　　　E. 尿生殖膈

B 型选择题

A. 膀胱底　　　B. 膀胱体　　　C. 膀胱颈　　　D. 膀胱尖　　　E. 膀胱三角

1. 尿道内口起于　　　　　　　　　　　　　　　　　　　　　　　（　　）

2. 膀胱朝向前上方是　　　　　　　　　　　　　　　　　　　　　（　　）

3. 输尿管开口于　　　　　　　　　　　　　　　　　　　　　　　（　　）

4. 前列腺贴近　　　　　　　　　　　　　　　　　　　　　　　　（　　）

四、思考题

1. 输尿管的狭窄位于何处？有何临床意义？

2. 何为膀胱三角和输尿管间襞？各有何临床意义？

（张华民）

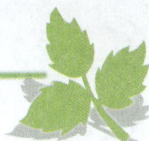

第五章
生 殖 系 统

生殖系统包括男性生殖系统和女性生殖系统。男、女性生殖系统均可分为内生殖器和外生殖器。内生殖器包括生殖腺、生殖管道和附属腺；外生殖器以两性交接器官为主（表5-1）。

生殖系统主要功能是：产生生殖细胞，繁殖后代，延续种族；分泌性激素，以促进和维持生殖器官的发育，激发第二性征的出现。

表5-1 生殖系统分部

分 部		男性生殖器	女性生殖器
内生殖器	生殖腺	睾丸	卵巢
	生殖管道	附睾、输精管、射精管和男性尿道	输卵管、子宫和阴道
	附属腺	精囊、前列腺和尿道球腺	前庭大腺
外生殖器		阴囊和阴茎	女阴

第一节　男性生殖系统

男性生殖系统包括内生殖器和外生殖器（图5-1）。

一、男性内生殖器

（一）睾丸

睾丸是男性生殖腺，具有产生精子和分泌雄性激素的功能。

1. 睾丸的位置和形态　位于阴囊内，左、右各一。呈略扁的椭圆形，表面光滑，分上、下端，前、后缘和内、外侧面。上端被附睾头遮盖；前缘和下端游离；后缘有血管、神经和淋巴管出入，并与附睾、输精管起始处相接触；外侧面与阴囊壁相贴；内侧面与阴囊中隔相邻。睾丸除后缘外都被有鞘膜。鞘膜分脏层和壁层，脏层紧贴

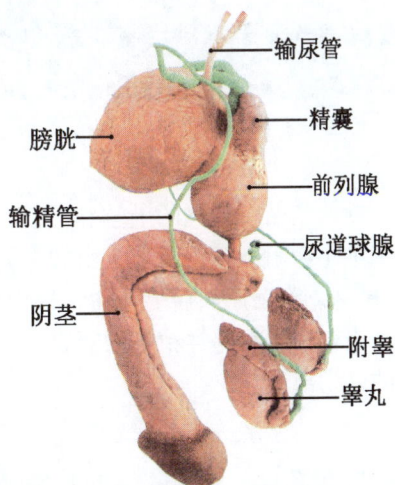

图5-1 男性生殖器

（图中标注：输尿管、精囊、前列腺、尿道球腺、附睾、睾丸、膀胱、输精管、阴茎）

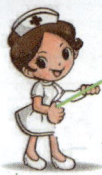

睾丸表面,壁层贴附于阴囊内面,脏壁两层在睾丸后缘相互移行围成密闭的腔隙,称为**鞘膜腔**,内含有少量浆液,起润滑作用(图5-2)。

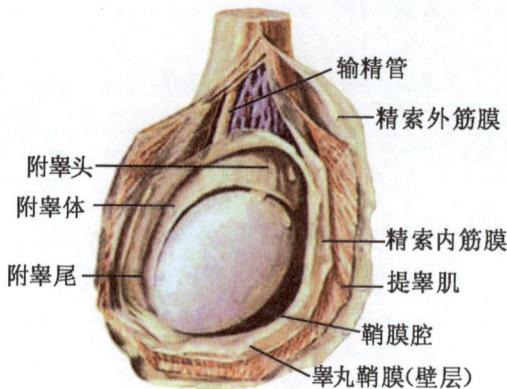

图5-2 睾丸及附睾

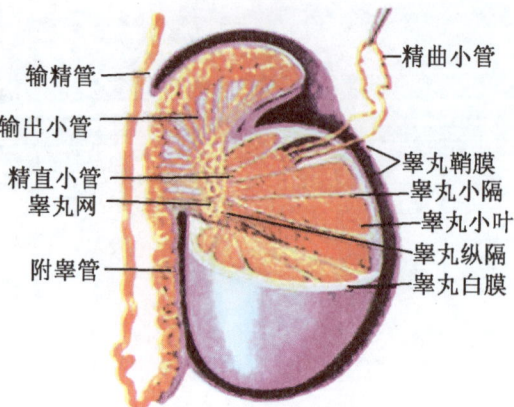

图5-3 睾丸的结构

2. **睾丸的结构** 睾丸表面覆盖有浆膜,即鞘膜脏层,其深面坚韧的纤维膜,称为**白膜**。白膜在睾丸后缘增厚并突入睾丸内形成**睾丸纵隔**。从睾丸纵隔发出许多睾丸小隔,将睾丸分隔为100～200个睾丸小叶,每个小叶内含有1～4条盘曲的**精曲小管**,其上皮能产生精子。精曲小管汇合成**精直小管**,进入睾丸纵隔内交织成**睾丸网**。由睾丸网发出12～15条**睾丸输出小管**,经睾丸后缘的上部进入附睾(图5-3)。精曲小管之间的结缔组织内有睾丸**间质细胞**,分泌雄性激素。

知识链接

睾丸下降

胚胎初期,睾丸位于腹后壁、肾的下方,以后逐渐下降。胚胎第3个月,睾丸可达髂窝,胚胎第7个月,睾丸可达腹股沟管深环处,胚胎第9个月,睾丸降入阴囊。出生后,睾丸如未降入阴囊,仍停留在腹腔内或腹股沟管内,临床上称为隐睾症。由于腹部温度高于阴囊,不宜于精子发育,造成男性不育。

(二)附睾

附睾紧贴于睾丸的上端和后缘,为一长条状结构。上端膨大为**附睾头**,中部为**附睾体**,下端细小为**附睾尾**。附睾头由睾丸输出小管盘曲而成,输出小管汇集成1条附睾管,盘曲于体、尾部。附睾尾向后上弯曲移行为输精管(图5-3)。

附睾为暂时储存精子的器官,其分泌物还可营养精子,促进精子进一步成熟。附睾为结核的好发部位。

(三)输精管和射精管

1. **输精管** 是附睾管的直接延续,为一壁厚腔小的肌性器官,长约50 cm,管径约为0.3 cm,活体触摸时呈坚实的圆索状,可分为4部:① **睾丸部**:接附睾尾沿睾丸后缘上行至睾

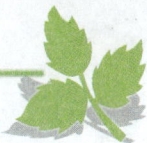

丸上端；② **精索部**：为睾丸上端至腹股沟管浅环之间的一段。此段的位置表浅，易触及，是临床上实施输精管结扎术常选用的部位；③ **腹股沟管部**：是位于腹股沟管内的部分；④ **盆部**：为输精管最长的一段，始于腹股沟管深环，沿盆侧壁向后下行，经输尿管末端的前上方至膀胱底的后面，在此两侧输精管逐渐靠近，并膨大形成**输精管壶腹**。其下端变细，与同侧精囊的排泄管汇合成**射精管**（图5-4）。

2. **射精管** 由输精管的末端与精囊的排泄管汇合而成，长约2cm，向前下穿前列腺实质，开口于尿道的前列腺部（图5-4,5-5）。

3. **精索** 是位于睾丸上端和腹股沟管深环之间1条较柔软的圆索状结构，主要有输精管、睾丸动脉、蔓状静脉丛、神经、淋巴管和鞘韧带等。精索表面包有3层被膜，从内向外依次为精索内筋膜、提睾肌和精索外筋膜。

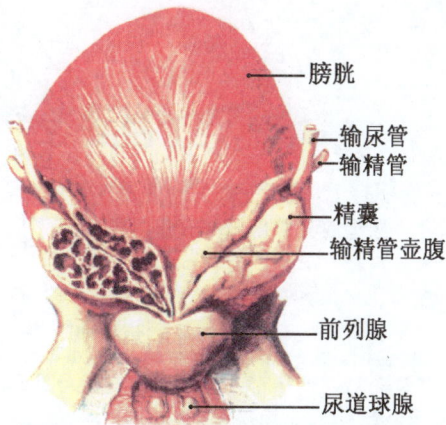

图中标注：膀胱、输尿管、输精管、精囊、输精管壶腹、前列腺、尿道球腺

图5-4 精囊腺、前列腺和尿道球腺

知识链接

精索静脉曲张

精索静脉曲张是人类特有的疾病，其他动物罕见。可能因人类直立生活，重力使精索静脉曲张。它是青壮年的常见病，发病率可占男性人群的10%～15%。表现为精索静脉血液滞留，使蔓状静脉丛扩张纡曲。一般临床症状很轻，甚至无症状，但因其可能影响精子的生成和发育，近年比较重视，但不育者的病因中因精索静脉曲张只占12%。

（四）附属腺

1. **精囊** 也称为**精囊腺**，位于膀胱底后方，输精管壶腹的外侧，是1对长椭圆形的囊状器官。其排泄管与输精管的末端汇合成射精管。精囊腺分泌黄色黏稠液体，参与精液的组成（图5-4）。

2. **前列腺** 为单个实质性器官，位于膀胱与尿生殖膈之间，其形似栗子，由腺组织、平滑肌和结缔组织构成。前列腺上端宽大，称为**前列腺底**，与膀胱颈相贴，有尿道穿入。底的后缘处有1对射精管穿入，开口于尿道的前列腺部；下端尖细，称为**前列腺尖**，与尿生殖膈相贴，尿道由此穿出；中间的大部分为**前列腺体**，其后面平坦，正中处有一纵行浅沟，称为**前列腺沟**。前列腺的后方为直肠，活体直肠指诊可触及前列腺后面和前列腺沟，向上可触及膀胱底、精囊及输精管壶腹。前列腺增生肥大时，前列腺沟可消失。前列腺的排泄管开口于尿道的前列腺部，其分泌物呈乳白色，参与精液的组成（图5-4,5-5）。

前列腺分为5叶：前叶、中叶、后叶和2个侧叶。小儿前列腺很小，性成熟期腺组织迅速生长，体积增大；老年人，雄激素分泌减少，腺组织逐渐萎缩，体积缩小。但也有一些老年人，腺组织仍继续增生，则形成前列腺肥大，常压迫尿道引起排尿困难。

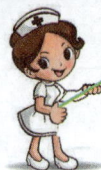

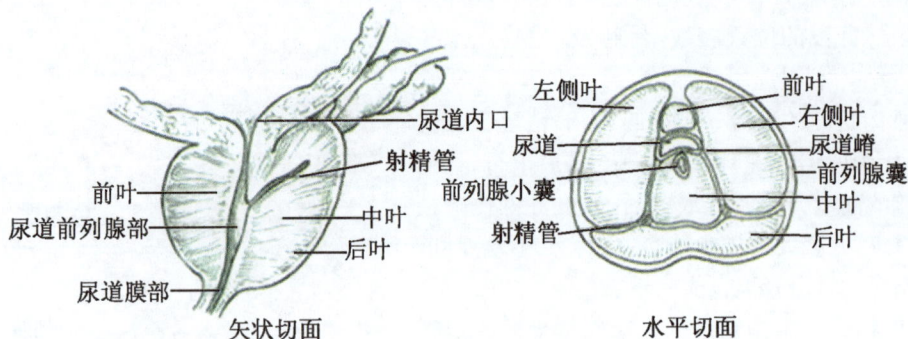

图 5-5 前列腺的结构

（矢状切面 / 水平切面）

3. **尿道球腺** 为 1 对豌豆大小的球形腺体,位于尿生殖膈内。其排泄管细长,开口于尿道球部。尿道球腺的分泌物参与精液的组成。

精液由输精管道和附属腺的分泌物以及精子共同组成,呈乳白色,弱碱性,适于精子的生存和活动。正常成年男性 1 次射精量为 2～5 ml,含精子 3 亿～5 亿个。

输精管结扎后,精子排出的途径被阻断,各附属腺的分泌和排出则不受影响,故射出的精液中不含精子,达到绝育的目的(图 5-6)。

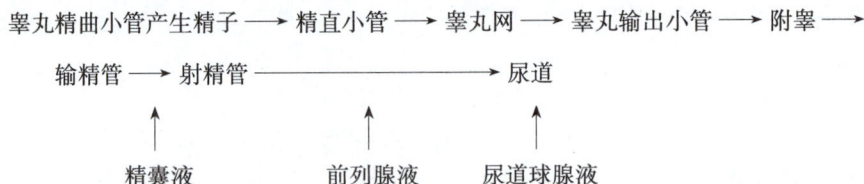

图 5-6 精子排出途径

二、男性外生殖器

(一)阴囊

阴囊位于阴茎的后下方,呈囊袋状。阴囊壁由皮肤和肉膜构成(图 5-7)。阴囊的皮肤薄而柔软,有大量的色素沉着,颜色深暗,正中处有一纵行的阴囊缝。肉膜为浅筋膜,内含有平滑肌。平滑肌可随外界温度的变化而发生舒缩,使阴囊松弛或皱缩,借以调节阴囊内的温度,有利于精子的生成与发育。肉膜在中线处向阴囊深部发出阴囊中隔,将阴囊分为左、右两部分,分别容纳左右睾丸、附睾及输精管的起始部。

阴囊深面有包被睾丸和精索的被膜,由外向内有:① **精索外筋膜**:为腹外斜肌腱膜的延续;② **提睾肌**:来自腹内斜肌和腹横肌的肌纤维束,排列稀疏呈袢状,可反射性地提

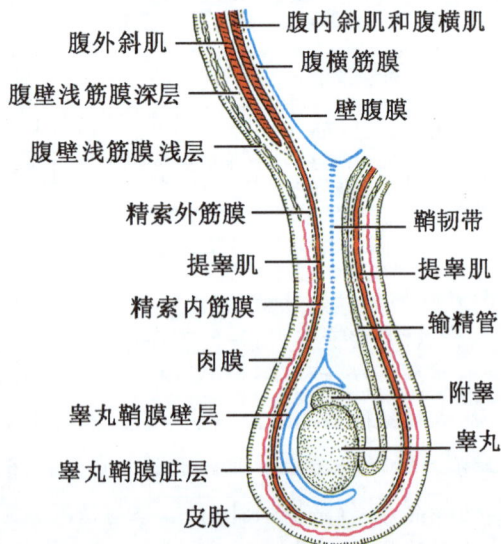

图 5-7 阴囊结构

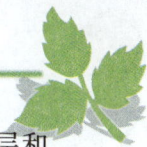

起睾丸;③ **精索内筋膜**:为腹横筋膜的延续,较薄弱;④ **睾丸鞘膜**:来源于腹膜,分为壁层和脏层,壁层紧贴精索内筋膜内面,脏层包贴睾丸和附睾表面。

(二)阴茎

阴茎悬垂于耻骨联合的前下方。分头、体、根3部分(图5-8,5-9)。后端为**阴茎根**,埋藏于阴囊和会阴部皮肤的深面,固定于耻骨下支、坐骨支及尿生殖膈上。前端膨大**阴茎头**,其尖端有尿道外口。头和根之间的部分为**阴茎体**,呈圆柱形。头与体交界处为**阴茎颈**。

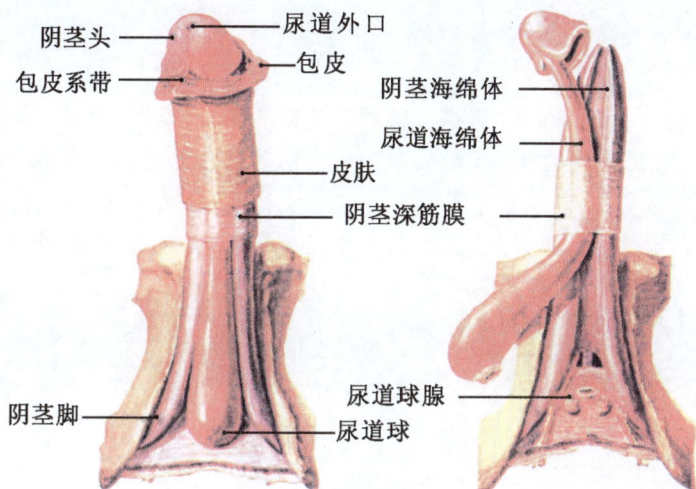

图5-8　阴茎的结构

阴茎由2条**阴茎海绵体**和1条**尿道海绵体**构成,外面包以筋膜和皮肤(图5-8,5-9)。阴茎海绵体左、右各一,位于阴茎的背侧。其前端变细嵌入阴茎头内面的凹陷处。其后端左右分开,形成**阴茎脚**,分别附着于两侧的耻骨下支和坐骨支。尿道海绵体位于两阴茎海绵体的腹侧,尿道贯穿其全长。尿道海绵体中部呈细长的圆柱形,其前端膨大为**阴茎头**;后端膨大部分,称**为尿道球**。

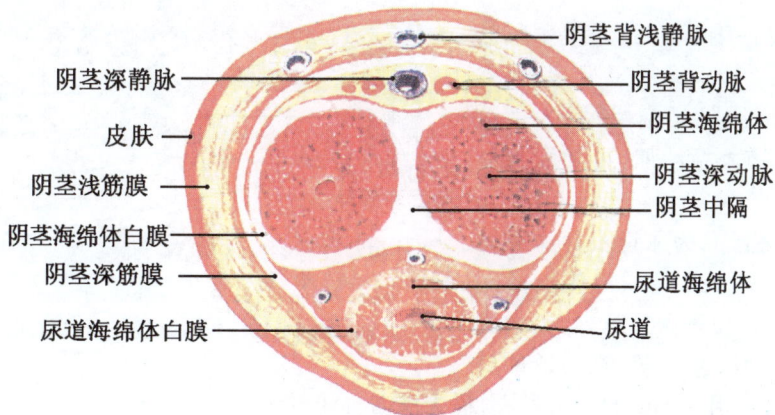

图5-9　阴茎横断面

每条海绵体的外面都包有1层坚厚的结缔组织,称为**白膜**。3条海绵体外面有皮肤、阴浅筋膜和阴茎深筋膜共同包被。阴茎的皮肤薄而柔软,富于伸展性,在阴茎颈处折叠形成双

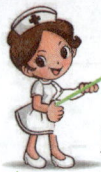

层皱襞包绕阴茎头,称为**阴茎包皮**。在阴茎头的腹侧,包皮与尿道外口下端之间连有一皮肤皱襞,称为**包皮系带**。

幼儿的包皮较长,包裹着整个阴茎头,包皮口也较小。随着年龄的增长,包皮逐渐向后退缩,包皮口逐渐扩大,阴茎头逐渐显露。成年时,若阴茎头仍被包皮包裹,或者因包皮口过小,包皮不能退缩暴露阴茎头时,则分别称为包皮过长或包茎,此时应行包皮环状切除术,否则易发生炎症或癌症,手术时应注意保护包皮系带。

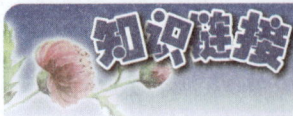

知识链接

阴 茎 癌

在我国,阴茎癌曾经是常见病。随着经济、文化、卫生条件的改善,发病率逐渐下降。本病发生与包茎有密切关系。犹太男婴出生后 10 天内施行割礼,几无阴茎癌发生;伊斯兰教徒在 7 岁左右施行割礼,阴茎癌发病率较非教徒显著降低。据国内统计,阴茎癌病人有包茎或包皮过长者占 86.8％～98％。包皮过长、包茎者阴茎头皮肤长期受包皮垢刺激,并发感染及慢性炎症,是致癌的重要因素。

(三) 男性尿道

男性尿道(图 5-10)兼有排尿和排精功能。起于膀胱的尿道内口,依次穿过前列腺、尿生殖膈和尿道海绵体,终于阴茎头的尿道外口,成人全长 16～22 cm,管径 5～7 mm。根据其行程分为**前列腺部**、**膜部**和**海绵体部**。临床上将前列腺部和膜部合称为**后尿道**;海绵体部称为**前尿道**。

1. 前列腺部 为尿道穿过前列腺的部分,长约 2.5 cm,是尿道中最宽和最易扩张的部分,后壁上有射精管和前列腺排泄管的开口。

2. 膜部 为尿道穿过尿生殖膈的部分,长约 1.2 cm,管径短窄,其周围有尿道膜部括约肌环绕,该肌为横纹肌,又称为**尿道外括约肌**,可随意控制排尿。

3. 海绵体部 为尿道贯穿海绵体的部分,长约 15 cm,是尿道最长的一段。此段起始部位于尿道球内,其内的尿道最宽,称为**尿道球部**,有尿道球腺排泄管的开口。阴茎头内的尿道扩大,称为**尿道舟状窝**。

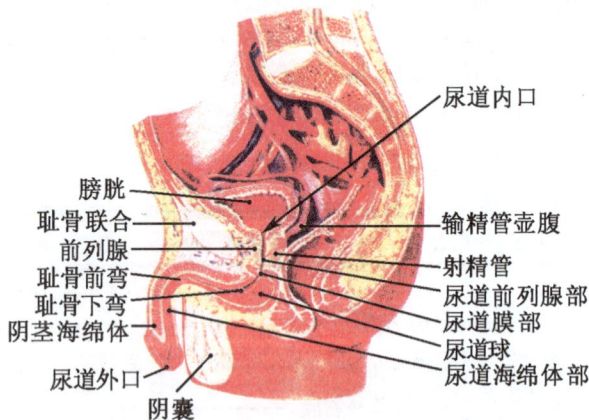

图 5-10 男性盆腔正中矢状切面

（标注：尿道内口、膀胱、耻骨联合、前列腺、耻骨前弯、耻骨下弯、阴茎海绵体、尿道外口、阴囊、输精管壶腹、射精管、尿道前列腺部、尿道膜部、尿道球、尿道海绵体部）

男性尿道粗细不一,有 3 个狭窄、2 个弯曲和 3 个扩大。3 个狭窄:**尿道内口**、**尿道膜部**和**尿道外口**,其中尿道外口最狭窄。2 个弯曲:**耻骨下弯**位于耻骨联合的后下方,凹向前上方,此弯曲是恒定的;**耻骨前弯**位于耻骨联合的前下方,凹向后下方,此弯曲是由于阴茎悬垂而形成的,是可改变的。若将阴茎提起,此弯曲可消失。3 个扩大:尿道前列腺部、尿道球部和尿道舟状窝。临床上插入导尿管或膀胱镜时，应注意这些解剖特点，以免损伤尿道。

第二节 女性生殖系统

女性生殖系统包括内生殖器和外生殖器(图5-11)。

一、女性内生殖器

(一) 卵巢

卵巢是女性生殖腺，具有产生卵细胞、分泌雌激素和孕激素的功能。

1. 卵巢的位置和形态 卵巢是成对的实质性器官，位于盆腔侧壁髂总动脉分叉处的卵巢窝内(图5-12)。卵巢呈扁卵圆形，可分内、外侧面，前、后缘和上、下端。外侧面与卵巢窝相依；内侧面与小肠相邻；前缘有卵巢系膜附着，其中部有血管、神经等出入，称为**卵巢门**；后缘游离；上端与输卵管伞相接触，借**卵巢悬韧带**固定于盆壁，内含有卵巢动、静脉、淋巴管、神经丛、少量结缔组织和平滑肌纤维。它是寻找卵巢动、静脉的标志，临床上又称为**骨盆漏斗韧带**；下端借**卵巢固有韧带**连于子宫。

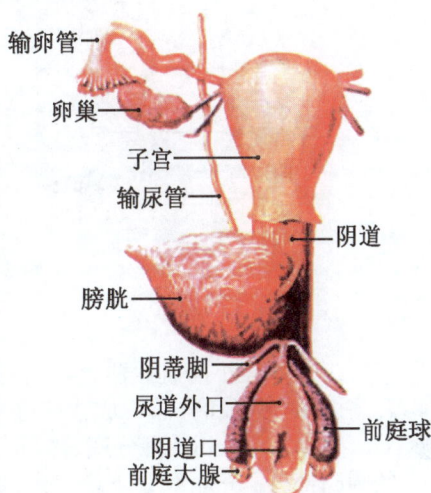

图 5-11 女性生殖系统概观

2. 卵巢的年龄变化 卵巢的形态和大小与年龄有关。幼女的卵巢较小，表面光滑；性成熟期卵巢体积最大，此后经多次排卵，卵巢表面形成许多瘢痕，显得凹凸不平；35~40岁时，卵巢开始缩小；50岁左右则随月经的停止而逐渐萎缩。

(二) 输卵管

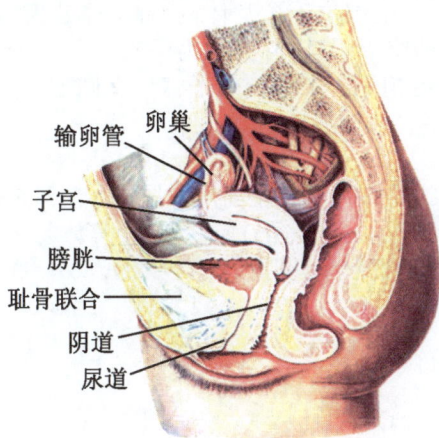

图 5-12 女性盆腔正中矢状切面

输卵管为1对细长而弯曲的肌性管道，长 10~12 cm，位于子宫底两侧，子宫阔韧带的上缘内。其内侧端与子宫腔相通；外侧端游离，开口于腹膜腔。输卵管由内侧向外侧可分为4部分：① **输卵管子宫部**：为输卵管穿过子宫壁的一段，其内侧端开口于子宫腔；② **输卵管峡**：是输卵管子宫部向外侧延伸的部分，短直而狭细，是行输卵管结扎术的常选部位；③ **输卵管壶腹**：约占输卵管全长的2/3，管径粗而弯曲，卵细胞通常在此受精；④ **输卵管漏斗**：为外侧端膨大呈漏斗状的部分，漏斗底的中央有输卵管腹腔口，开口于腹膜腔，卵细胞由此口进入输卵管。漏斗的游离缘有许多细长的指状突起，称为**输卵管伞**，有引导卵细胞进入输卵管的作用，也是临床手术时识别输卵管的标志(图5-13)。

临床上将卵巢、输卵管和子宫周围的韧带合称为**子宫附件**。

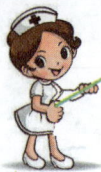

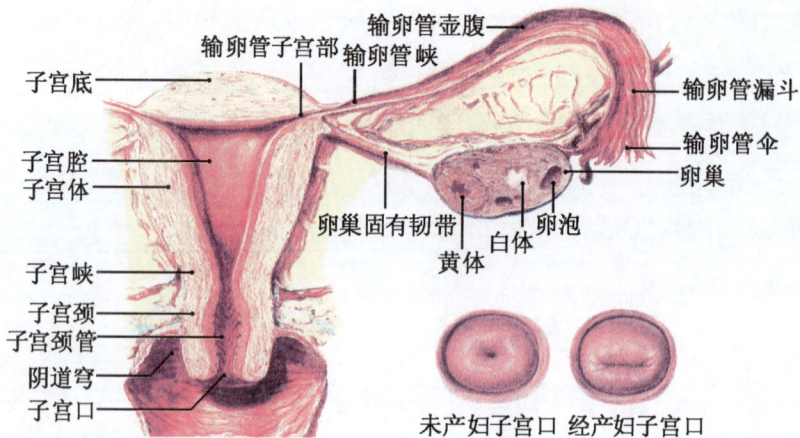

图 5-13　女性内生殖器

(三) 子宫

子宫为壁厚腔小的肌性器官,富有伸展性,是孕育胎儿和产生月经的场所。

1. 子宫的形态和分部　成人未孕的子宫呈前后稍扁的倒置梨形,长 7~8 cm,最宽径 4~5 cm,壁厚 2~3 cm。可分底、体、颈 3 部分(图 5-13):**子宫底**为两侧输卵管子宫口连线以上的圆凸部分。**子宫颈**是下端呈细圆柱状的部分。其下端 1/3 伸入阴道内,称为**子宫颈阴道部**;上端 2/3 位于阴道的上方,称为**子宫颈阴道上部**。子宫颈为炎症和肿瘤的好发部位。子宫底与子宫颈之间的部分,称为**子宫体**。子宫体与子宫颈连接处较为窄细,称为**子宫峡**,非妊娠时仅 1 cm,妊娠末期可延长至 7~11 cm,产科常在此行剖宫取胎术,可避免进入腹膜腔,减少感染机会。

子宫的内腔较为窄小,分上、下 2 部分(图 5-13)。上部位于子宫体内,称为**子宫腔**,呈三角形,底朝上,尖朝下,两侧角有输卵管的开口;下部位于子宫颈内,称为**子宫颈管**。子宫颈管呈梭形,上口与子宫腔相通,下口为**子宫口**,与阴道相通。未产妇的子宫口呈圆形,经产妇的子宫口则呈横裂状(图 5-13)。

2. 子宫的位置和固定装置

(1) 子宫的位置:子宫位于盆腔中央,膀胱和直肠之间,成年女性呈前倾前屈位。**前倾**是指整个子宫向前倾斜,即子宫的长轴与阴道的长轴形成向前开放的钝角;**前屈**是指子宫体与子宫颈之间形成的向前开放的钝角。当人体直立时子宫体伏在膀胱上(图 5-12,5-14)。

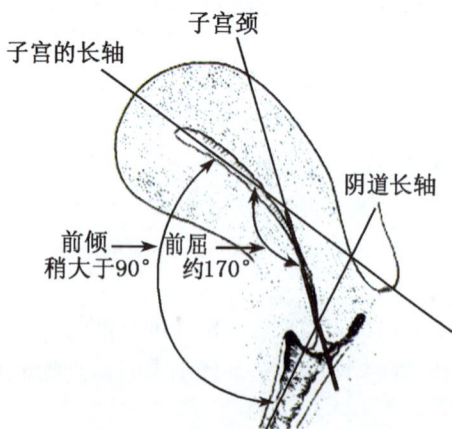

图 5-14　子宫前倾前屈位示意图

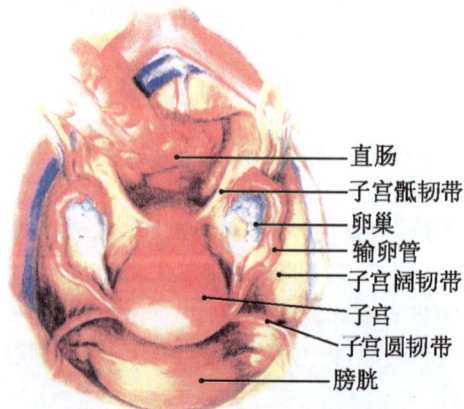

图 5-15　子宫的固定装置

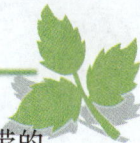

（2）子宫的固定装置：子宫的正常位置维持主要依赖于盆底肌和阴道的承托以及韧带的牵拉和固定（图 5 - 15，表 5 - 2）。

表 5 - 2　子宫的固有韧带

名　称	构　成	起　点	止　点	功　能
子宫阔韧带	双层腹膜，内包有输卵管、卵巢等结构	子宫两侧	盆腔侧壁	限制子宫向两侧移动
子宫圆韧带	平滑肌和结缔组织	子宫角下方	阴阜和大阴唇皮下	维持子宫前倾位
子宫主韧带	平滑肌和结缔组织	子宫颈两侧	盆腔侧壁	防止子宫脱垂
骶子宫韧带	平滑肌和结缔组织	子宫颈后面	骶骨前面	维持子宫前屈位

（四）阴道

阴道位于盆腔中央，在膀胱、尿道和直肠之间，为前后略扁、富有伸展性的肌性管道（图 5 - 12），连接子宫和外生殖器。阴道是女性的性交接器官，也是排出月经和娩出胎儿的管道。

阴道的上端宽阔，包绕着子宫颈阴道部，二者之间形成环状间隙，称为阴道穹。阴道穹分前、后部及两侧部，其中以阴道穹后部最深，与直肠子宫陷凹紧密相邻，两者之间仅隔阴道后壁和 1 层腹膜。因此，当直肠子宫陷凹有积液时，可经阴道穹后部穿刺或引流，以协助诊断和治疗。阴道的下端较窄，以阴道口开口于阴道前庭。未婚女子的阴道口处有处女膜附着，处女膜上有孔，月经经此孔排出。处女膜破裂后，阴道口周围留有处女膜痕。

阴道前壁较短与膀胱和尿道相邻；后壁较长，与直肠相邻。前后壁经常处于相贴状态。若邻接部位受损，可造成尿道阴道瘘或直肠阴道瘘。

（五）前庭大腺

前庭大腺形如豌豆，位于前庭球后端的深面，其导管向内侧开口于阴道前庭，该腺相当于男性的尿道球腺，分泌黏液，润滑阴道口（图 5 - 11）。

二、女性外生殖器

女性外生殖器即女阴（图 5 - 16），由阴阜、大阴唇、小阴唇、阴道前庭、阴蒂和前庭球等组成。

（一）阴阜

阴阜为耻骨联合前面的皮肤隆起，其深面富含脂肪组织。性成熟期生有阴毛。

（二）大阴唇

大阴唇位于阴阜的后下方，为 1 对纵行隆起的皮肤皱襞。其前端和后端左、右相互连合，分别称为唇前联合和唇后联合。

（三）小阴唇

小阴唇位于大阴唇内侧的 1 对较薄的皮肤皱襞，其前后端相互连合。

（四）阴道前庭

阴道前庭是两侧小阴唇之间的裂隙，其前部有尿道外口，后部有阴道口。

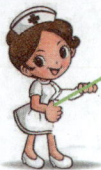

（五）阴蒂

阴蒂由 2 条阴蒂海绵体构成，相当于男性的阴茎海绵体，位于两侧小阴唇前端，表面有阴蒂包皮包绕；阴蒂头露于表面，含有丰富的神经末梢，感觉十分敏锐。

（六）前庭球

前庭球相当于男性尿道海绵体，形似马蹄铁，位于大阴唇皮下，阴道口和尿道口两侧。前端于阴蒂和尿道外口之间会合（图 5-16）。

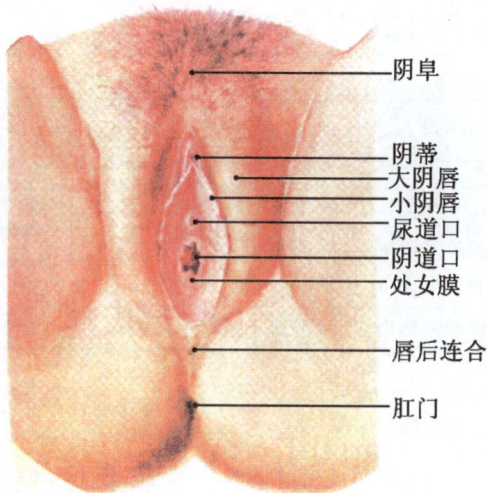

第三节　乳房和会阴

一、乳房

图 5-16　女性外生殖器

乳房为哺乳动物特有的器官，男性乳房不发育，女性乳房为哺乳器官。青春期后开始发育，哺乳期能分泌乳汁。

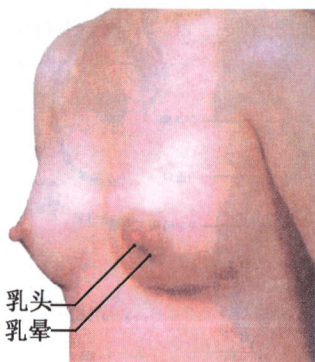

（一）乳房的位置和形态

乳房位于胸大肌的表面、第 3～6 肋之间的浅筋膜内，内侧至胸骨旁线，外侧可达腋中线。成年未产妇女的乳房呈半球形，紧张而有弹性，中央的突起为乳头，平对第 4 肋间隙或第 5 肋。乳头表面有输乳管的开口，乳头周围的环形色素沉着区，称为乳晕，其深面有乳晕腺，可分泌脂性物质润滑乳头。乳头和乳晕的皮肤较薄，易损伤而感染（图 5-17）。

（二）乳房的结构

乳房由皮肤、脂肪组织、纤维组织和乳腺构成（图 5-18）。纤维组织主要包绕乳腺形成不完

图 5-17　乳房

整的囊，并嵌入乳腺内，将腺体分割成 15～20 个乳腺叶，叶又分为若干乳腺小叶。1 个乳腺叶有 1 个排泄管，称为输乳管，行向乳头，在近乳头处膨大为输乳管窦，其末端变细，开口于乳头。乳腺叶和输乳管均以乳头为中心呈放射状排列，乳房手术时宜作放射状切口，以减少对输乳管的损伤。

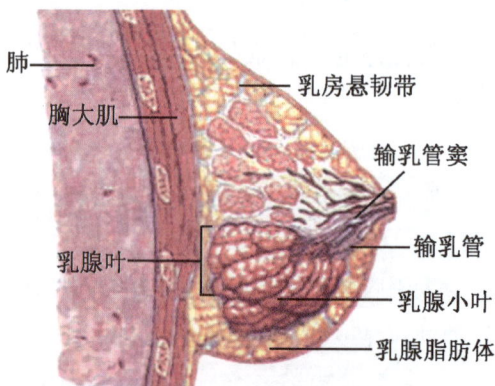

乳腺周围的纤维结缔组织与皮肤和胸筋膜之间连有许多结缔组织小束，称为乳房悬韧带，对乳房起支持和固定作用。当乳腺癌细胞侵及此韧带时，纤维组织增生，韧带缩短，牵引皮肤内凹陷，致使皮肤表面出现许多点状小凹，类

图 5-18　女性乳房矢状切面

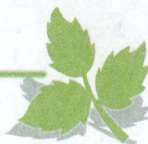

似橘皮,临床上称为橘皮样变,是诊断乳腺癌的体征之一。

二、会阴

会阴有狭义和广义之分。狭义会阴即产科会阴,指肛门与外生殖器之间狭小区域的软组织。分娩时此区承受的压力较大,易发生撕裂(会阴撕裂),助产时应注意保护此区。广义会阴指封闭小骨盆下口的所有软组织,呈菱形,其前界为耻骨联合下缘;后界为尾骨尖;两侧为耻骨下支、坐骨支、坐骨结节和骶结节韧带。以两侧坐骨结节的连线为界,可将会阴分为前、后 2 个三角区。前方的称为尿生殖区,男性有尿道通过,女性有尿道和阴道通过;后方的称为肛区,有肛管通过(图 5 - 19)。

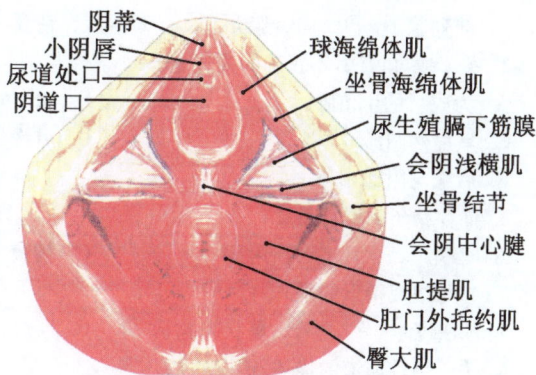

图 5 - 19 女性会阴

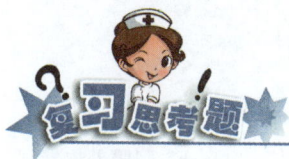

复习思考题

一、名词解释

1. 精索 2. 乳房悬韧带 3. 鞘膜腔 4. 产科会阴 5. 前尿道 6. 后尿道

二、填空题

1. 男性内生殖器包括_____、_____、_____、_____和_____;女性内生殖器包括_____、_____、_____、_____和_____。

2. 男性的生殖腺是_____,具有_____和_____作用。

3. 男性的生殖管道包括_____、_____、_____和_____。

4. 男性生殖系统的附属腺体包括_____、_____和_____。

5. 精子产生于睾丸的_____,雄性激素是由睾丸的_____细胞分泌。

6. 射精管是由_____和_____汇合而成。

7. 男性尿道可分为_____、_____和_____3 部分。

8. 男尿道的 3 个狭窄分别位于_____、_____和_____;恒定的弯曲是_____,可以改变的的弯曲是_____。

9. 阴囊壁由_____和_____构成。

10. 女性的生殖腺是_____,位于_____,其功能是产生_____分泌_____。

11. 输卵管由内向外分为_____、_____、_____、_____4 部分,其中结扎的常选部位是_____,卵子常在_____部位受精。

12. 子宫位于_____和_____之间,可分为_____、_____、_____。

13. 子宫的正常位置依赖_____和_____的承托以及周围_____的牵引固定。后者中维持子宫前倾位的是_____,维持子宫前屈状态的是_____,防止子宫下垂和限制向两侧移动的分别是_____和_____。

14. 阴道位于_____,前方与_____和_____相邻,后方贴近_____。

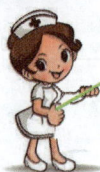

三、选择题

A₁型选择题

1. 不成对的男性生殖器官是 （　）

A. 前列腺　　　　B. 精囊　　　　C. 尿道球腺　　　　D. 睾丸　　　　E. 附睾

2. 男性生殖腺是 （　）

A. 前列腺　　　　B. 睾丸　　　　C. 精囊　　　　D. 尿道球腺　　　　E. 附睾

3. 关于睾丸说法,不正确的描述是 （　）

A. 为成对的生殖腺　　　　　　　B. 能产生精液

C. 呈扁椭圆形　　　　　　　　　D. 后缘是血管、神经和淋巴管出入部

E. 后缘与附睾相邻

4. 储存精子的器官是 （　）

A. 睾丸　　　　B. 附睾　　　　C. 精囊　　　　D. 膀胱　　　　E. 射精管

5. 参与组成精索的是 （　）

A. 附睾管　　　　B. 蔓状静脉丛　　　　C. 腹股沟管　　　　D. 肉膜平滑肌　　　　E. 精囊

6. 关于男性尿道的描述,错误的是 （　）

A. 起于膀胱底　　　　　　　　　B. 终于阴茎头的尿道外口

C. 有3个狭窄和2个弯曲　　　　D. 分前列腺部、膜部和海绵体部

E. 成人长16～22 cm

7. 卵巢属于 （　）

A. 外生殖器　　　　B. 生殖腺　　　　C. 生殖管道　　　　D. 附属腺体　　　　E. 腹膜外位器官

8. 关于卵巢,错误的说法是 （　）

A. 位于盆腔侧壁　　　　　　　　B. 是腹膜内位器官

C. 上端与输卵管伞相接触　　　　D. 下端借韧带连于子宫

E. 后缘为卵巢系膜,有血管、神经和淋巴管出入

9. 临床上识别输卵管的标志是 （　）

A. 输卵管子宫部　　B. 输卵管壶腹　　C. 输卵管峡　　D. 输卵管伞　　E. 以上都不是

10. 结扎输卵管的女性 （　）

A. 不排卵,无月经　　　　　　　B. 不排卵,有月经

C. 排卵,有月经　　　　　　　　D. 第二性征存在,性器官萎缩

E. 第二性征消失,性器官萎缩

11. 输卵管结扎术的常选部位是 （　）

A. 输卵管漏斗　　B. 输卵管壶腹　　C. 输卵管峡　　D. 子宫部　　E. 输卵管伞

12. 关于子宫,错误的说法是 （　）

A. 位于小骨盆的中央　　　　　　B. 在膀胱和直肠之间

C. 前屈是子宫体与子宫颈之间形成的钝角　D. 子宫分为底、体、颈、管

E. 呈前倾前屈位

B型选择题

A. 睾丸　　　　B. 附睾　　　　C. 精索　　　　D. 精囊　　　　E. 尿道球

1. 男性生殖腺是 （　）

2. 男性附属腺体是 （　）

3. 暂时储存精子的器官是 （　）

A. 前列腺部　　　　B. 膜部　　　　C. 海绵体部　　　　D. 耻骨下弯　　　　E. 耻骨前弯

4. 男性尿道中穿过尿生殖膈的部分是 （　）

5. 男性尿道中被称为前尿道的部分是 （　）

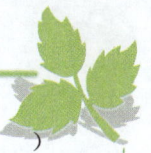

6. 男性尿道中恒定不变的弯曲是　　　　　　　　　　　　　　(　　)

7. 男性尿道中可以改变的弯曲是　　　　　　　　　　　　　　(　　)

A. 卵巢　　　　　　B. 输卵管　　　　　C. 子宫　　　　　D. 阴道　　　　　E. 女阴

8. 产生卵细胞并分泌雌、孕激素的是　　　　　　　　　　　　(　　)

9. 不属于女性内生殖器的是　　　　　　　　　　　　　　　　(　　)

10. 输送卵细胞的肌性管道是　　　　　　　　　　　　　　　　(　　)

11. 孕育胎儿的肌性器官是　　　　　　　　　　　　　　　　　(　　)

A. 子宫阔韧带　　　　　　　　　　B. 子宫圆韧带

C. 子宫主韧带　　　　　　　　　　D. 骶子宫韧带

E. 骶结节韧带

12. 防止子宫脱垂的主要结构是　　　　　　　　　　　　　　　(　　)

13. 维持子宫前屈的主要结构是　　　　　　　　　　　　　　　(　　)

14. 维持子宫前倾位的主要结构是　　　　　　　　　　　　　　(　　)

15. 限制子宫向两侧移动的结构是　　　　　　　　　　　　　　(　　)

四、简答题

1. 简述男、女性生殖器的组成。

2. 简述精子的产生和排出途径(用箭头表示)

3. 为男性患者插导尿管时,依次经过哪些狭窄和弯曲?

4. 试述子宫的形态、位置与固定装置。

5. 简述输卵管的分布及特点。

（李凤林）

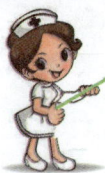

第六章

腹　膜

一、腹膜与腹膜腔的概念

腹膜为覆盖于腹、盆壁内面和腹、盆腔器官表面 1 层薄而光滑的半透明的浆膜，由间皮和少量结缔组织构成。其中衬于腹、盆壁内面的腹膜，称为壁腹膜；覆盖于腹、盆腔器官表面的腹膜，称为脏腹膜。脏、壁腹膜相互移行，共同围成不规则的潜在性腔隙，称为腹膜腔。男性腹膜腔是密闭的；女性腹膜腔可借输卵管、子宫和阴道与体外相通，故女性腹膜腔的感染机会较男性多（图 6-1）。

正常情况下，腹膜分泌少量浆液，可湿润器官表面，减少器官间的摩擦；腹膜还有吸收、支持、修复和防御等功能。腹

肝裸区
肝
小网膜
胃
大网膜
横结肠
壁腹膜
小肠
脏腹膜
膀胱
膀胱子宫陷凹
网膜孔
横结肠系膜
小肠系膜
直肠子宫陷凹
直肠

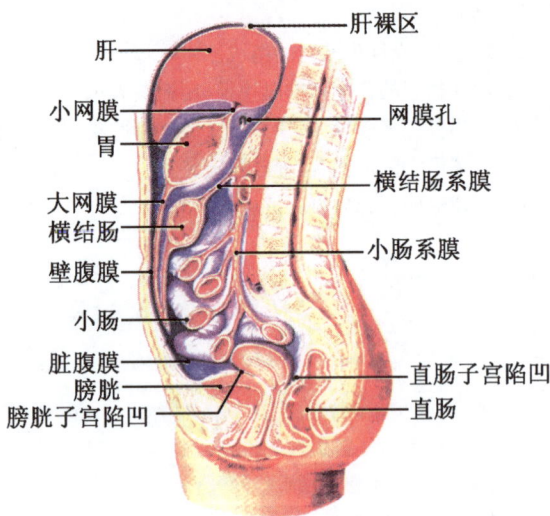

图 6-1　腹腔矢状面

膜的上部吸收能力较强，下部较弱。因此，腹膜炎患者常采用半卧位，以减少对毒素的吸收。

二、腹膜与腹、盆腔器官的关系

根据器官被腹膜包被的程度不同，可将腹、盆腔器官分为 3 类（图 6-1）。

（一）腹膜内位器官

表面均被腹膜所包裹的器官，称为腹膜内位器官。此类器官的活动性较大，如胃、十二指肠上部、空肠、回肠、盲肠、阑尾、横结肠、乙状结肠、卵巢、输卵管和脾等。

（二）腹膜间位器官

表面大部分被腹膜覆盖的器官，称为腹膜间位器官。如肝、胆囊、升结肠、降结肠、直肠上段、子宫及膀胱等。

（三）腹膜外位器官

器官仅一面有腹膜覆盖的器官，称为腹膜外位器官。如胰、十二指肠降部和水平部、直

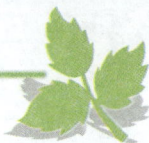

肠中下段、肾上腺、肾及输尿管等。

三、腹膜形成的结构

腹膜在腹、盆壁与器官之间、或器官与器官之间互相移行,形成**网膜**、**系膜**、**韧带**和**陷凹**。这些结构对器官起连接和固定作用,也是血管和神经出入器官的途径。

(一)网膜

网膜包括**大网膜**、**小网膜**和**网膜囊**(图 6-2,6-3)。

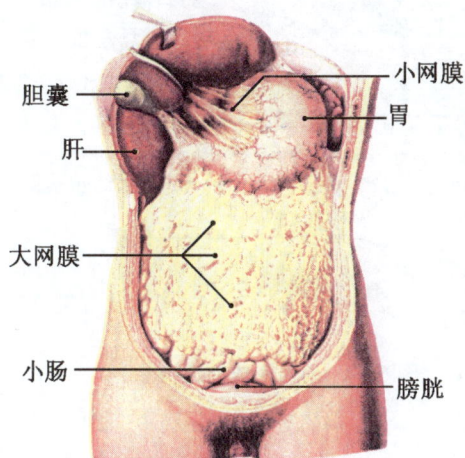

图 6-2 网膜

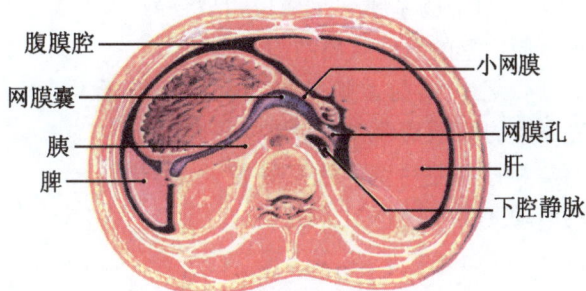

图 6-3 腹腔横断面

1. **大网膜** 为胃大弯至横结肠之间的 4 层腹膜皱襞,呈围裙状,自胃大弯下垂,覆盖于横结肠和小肠的前面,内含脂肪、血管、淋巴管和巨噬细胞等。

知识链接

大 网 膜

大网膜具有重要的防御功能,当腹腔器官有炎症或穿孔时,大网膜即向病灶移动,包裹病灶,限制炎症蔓延。因此,手术时可借大网膜的移位情况寻找病灶。小儿的大网膜较短,一般在脐平面以上,阑尾炎穿孔或下腹部炎症时,病灶不易被大网膜包围使其局限,故易导致弥漫性腹膜炎。

---

2. **小网膜** 为肝门至胃小弯和十二指肠上部之间的双层腹膜。小网膜的左侧部分连于肝门至胃小弯之间,称为**肝胃韧带**;右侧部分连于肝门至十二指肠上部之间,称为**肝十二指肠韧带**。在肝十二指肠韧带内,含有胆总管、肝固有动脉和肝门静脉。小网膜右缘游离,其后方为网膜孔,通网膜囊。

3. **网膜囊** 是位于小网膜和胃后方与腹后壁之间的 1 个前后扁窄的间隙,是腹膜腔的一部分,又称为**小腹膜腔**。其前壁为小网膜和胃后壁;后壁为覆盖于胰、左肾及左肾上腺表面的腹膜。网膜囊和大腹膜腔之间借网膜孔相通。网膜囊位置较深,胃后壁穿孔时,胃内容

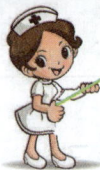

物进入此囊,也可经网膜孔流入大腹膜腔。

(二)系膜

系膜是将器官连于腹后壁的双层腹膜结构,内含脂肪、神经、血管、淋巴管和淋巴结等。主要系膜有肠系膜、阑尾系膜、横结肠系膜和乙状结肠系膜等(图6-4)。

1. 肠系膜 呈扇形,将空肠、回肠连于腹后壁,其根部自第2腰椎左侧斜至右骶髂关节的前方,长约15 cm。因为肠系膜长而宽阔,故空、回肠的活动度大,易发生系膜扭转。

2. 阑尾系膜 呈三角形,将阑尾连于肠系膜下方,其游离缘内有阑尾血管。故阑尾手术时,应从系膜游离缘结扎血管。

3. 横结肠系膜 呈横位,是将横结肠连于腹后壁的双层腹膜结构。

4. 乙状结肠系膜是将乙状结肠连于左下腹的双层腹膜结构,其根部附着于左髂窝和骨盆左后壁。该系膜较长,乙状结肠活动度较大,易发生肠扭转。

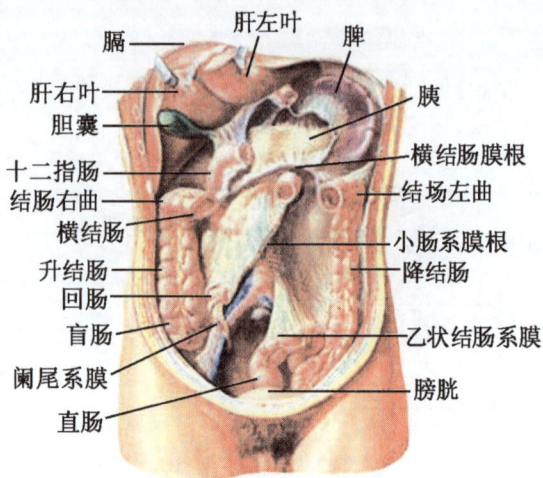

图中标注:膈、肝左叶、脾、肝右叶、胆囊、胰、十二指肠、结肠右曲、横结肠、升结肠、回肠、盲肠、阑尾系膜、直肠、横结肠膜根、结场左曲、小肠系膜根、降结肠、乙状结肠系膜、膀胱

图6-4 腹膜形成的结构

(三)韧带

韧带是连接腹、盆壁与器官之间或相邻器官之间的腹膜结构,对脏器有固定或悬吊作用。

1. 肝的主要韧带 肝的上面有镰状韧带和冠状韧带;左右三角韧带位于肝的两侧;肝的下面有肝胃韧带和肝十二指肠韧带。

2. 脾的韧带 有连于脾门的胃脾韧带和脾肾韧带等。

(四)陷凹

陷凹是腹膜在盆腔脏器之间形成的凹陷。男性在膀胱与直肠之间,有直肠膀胱陷凹,为站立或半卧位时男性腹膜腔的最低处;女性在直肠与子宫之间有直肠子宫陷凹,膀胱与子宫之间有膀胱子宫陷凹,其中直肠子宫陷凹,是站立或半卧位时女性腹膜腔的最低处。腹膜腔有积液时,常积存于这些陷凹中(图6-1)。

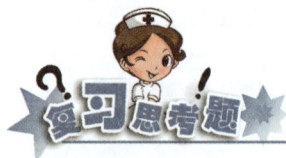

复习思考题

一、名词解释

1. 腹膜　2. 腹膜腔　3. 直肠子宫陷凹

二、填空题

1. 女性腹膜腔可借_____、_____和_____与_____相通。

2. 腹膜形成的主要结构有_____、_____、和_____。

3. 站位或坐位时,女性腹膜腔的最低部位是_____,男性腹膜腔的最低部位是_____。

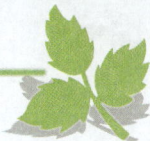

三、选择题

A₁型选择题

1. 没有系膜的器官是 （ ）

A. 胃　　　　B. 空肠　　　　C. 阑尾　　　　D. 横结肠　　　　E. 乙状结肠

2. 属于腹膜内位器官的是 （ ）

A. 升结肠　　B. 降结肠　　C. 肝　　　　D. 胰　　　　E. 空肠

3. 属于腹膜间位器官的是 （ ）

A. 肝　　　　B. 胰　　　　C. 空肠　　　D. 胃　　　　E. 肾

4. 属于腹膜外位器官的是 （ ）

A. 肝　　　　B. 输尿管　　C. 脾　　　　D. 升结肠　　E. 胃

B型选择题

A. 胃　　　　B. 肝　　　　C. 肾　　　　D. 肺　　　　E. 心

1. 属于腹膜内位器官的是 （ ）

2. 属于腹膜间位器官的是 （ ）

3. 属于腹膜外位器官的是 （ ）

A. 胃脾韧带　　　　　　　　B. 肝十二指肠韧带

C. 大网膜　　　　　　　　　D. 胃脾韧带

E. 肝胃韧带

4. 连于肝门与胃小弯之间的结构是 （ ）

5. 连于肝门与十二指肠上部之间的结构是 （ ）

四、思考题

1. 腹膜的陷凹有哪些，它们各有何临床意义？

2. 男女性腹膜腔有何区别？

3. 为什么腹膜炎患者宜取半卧位？

4. 腹膜内位、间位和外位器官各包括哪些？

（张华民　姚玉芹）

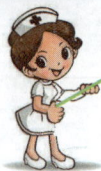

第七章

脉管系统

脉管系统包括心血管系和淋巴系，它们是一套封闭的连续管道系统。心血管系由心、动脉、毛细血管和静脉组成，其中流动着血液；淋巴系由淋巴管道、淋巴组织和淋巴器官组成，其中流动着淋巴液。淋巴液在向心回流的过程中穿过1至数个淋巴结，最后汇入静脉，因此淋巴系是脉管系的辅助部分（图7-1）。

脉管系的主要功能是运输。通过血液和淋巴液的循环流动，不断地把营养物质、氧、激素等运送到身体各器官、组织和细胞，供新陈代谢的需要；同时又将各系统的代谢产物，如二氧化碳、尿素等运送至肺、肾、皮肤等器官排出体外。此外，脉管系还有重要的内分泌功能。

第一节　心血管系统

一、概述

（一）组成

心血管系统由心、动脉、毛细血管和静脉组成。

1. 心　是中空的肌性器官，是脉管系统的动力中心。心被心间隔分为左、右两半心，左、右半心互相不通。左半心含动脉血，右半心含静脉血。每侧半心又分为上方的心房和下方的心室，即：左、右心房和左、右心室。心房连接大静脉，接受回心血

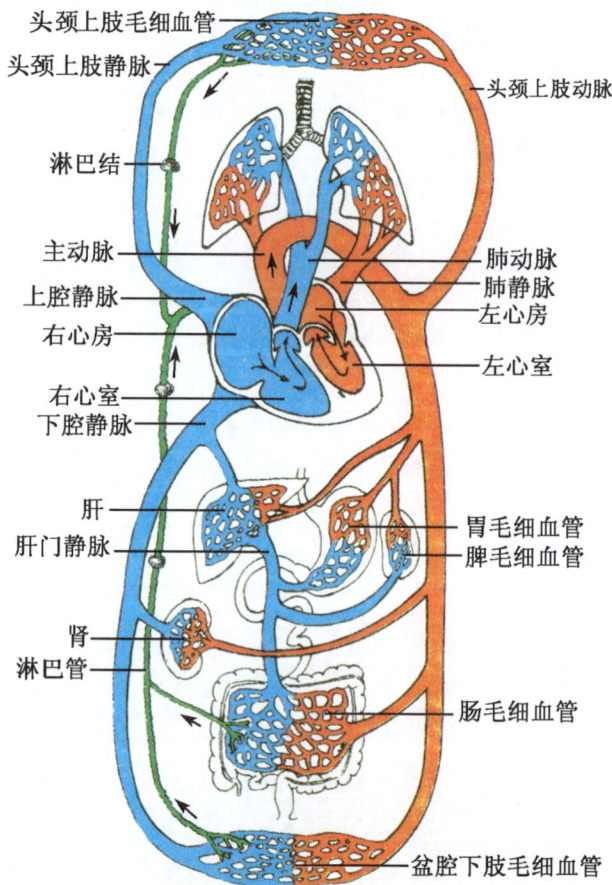

图7-1　脉管系统示意图

（图中标注）
头颈上肢毛细血管
头颈上肢静脉
淋巴结
主动脉
上腔静脉
右心房
右心室
下腔静脉
肝
肝门静脉
肾
淋巴管
头颈上肢动脉
肺动脉
肺静脉
左心房
左心室
胃毛细血管
脾毛细血管
肠毛细血管
盆腔下肢毛细血管

液;心室连接大动脉,将血液射入动脉。同侧房、室之间借房室口相通。在左、右房室口和动脉口周围附有防止血液逆流的心瓣膜,恰似阀门,顺血流开放,逆血流关闭,保证了血液在心内的定向流动。

2. **动脉** 是发自心室、导血离心的血管。在行程中不断分支,越分越细,依次分为大动脉、中动脉和小动脉,最后移行为毛细血管。动脉管壁较厚,压力高,血流速度快,具有弹性,随心的舒缩明显搏动。

3. **毛细血管** 是连接动、静脉末梢之间的微细血管,互相连接成网状。分布在人体除软骨、角膜、晶状体、毛发、釉质和被覆上皮以外的全身各部位。毛细血管数量多、管壁薄、通透性大、管内血流缓慢,是物质交换的场所。

4. **静脉** 是导血回心的血管,静脉起于毛细血管静脉端,在向心汇合的过程中,不断接纳属支,越汇合越粗,依次形成小静脉、中静脉和大静脉,注入心房。静脉壁较薄,管腔较大、压力低、血流缓慢。

(二)血液循环

血液由心室流经动脉、毛细血管和静脉后返回心房,这种周而复始的循环流动过程,称为**血液循环**。血液循环可分为相互连续的**体循环**和**肺循环**(图7-2,7-3)。

1. **体循环(大循环)** 当心室收缩时,富含氧和营养物质的动脉血由左心室射入主动脉,再经主动脉的各级分支流向毛细血管网,在此与组织细胞进行物质交换后,动脉血变为二氧化碳含量较多的暗红色静脉血,经各级静脉属支向心流动,最后经上、下腔静脉及冠状窦注入右心房。体循环的特点是流程长,流经范围广,压力相对较高,主要功能是进行物质交换。

2. **肺循环(小循环)** 血液由右心室射出,经肺动脉干及其各级分支到达肺泡的毛细血管网,进行气体交换后,静脉血变为含氧丰富的动脉血,经肺静脉注入左心房。肺循环的特点是流程短,压力相对较低,只通过肺,主要功能是进行气体交换。

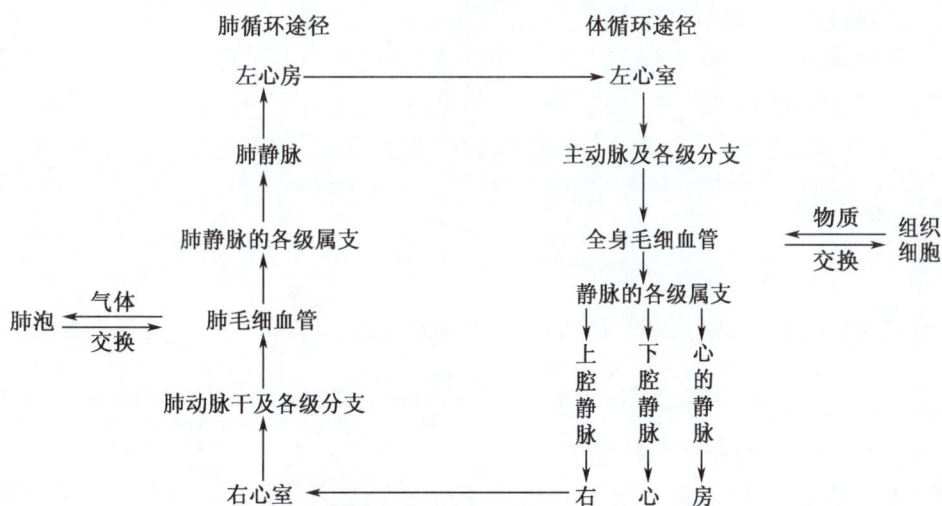

图7-2 血液循环途径

(三)血管吻合及侧支循环

人体血管除经动脉-毛细血管-静脉相通连外,在动脉与动脉之间、静脉与静脉之间,甚至动脉与静脉之间借吻合支或交通支彼此连接,形成**血管吻合**(图7-3)。

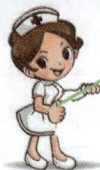

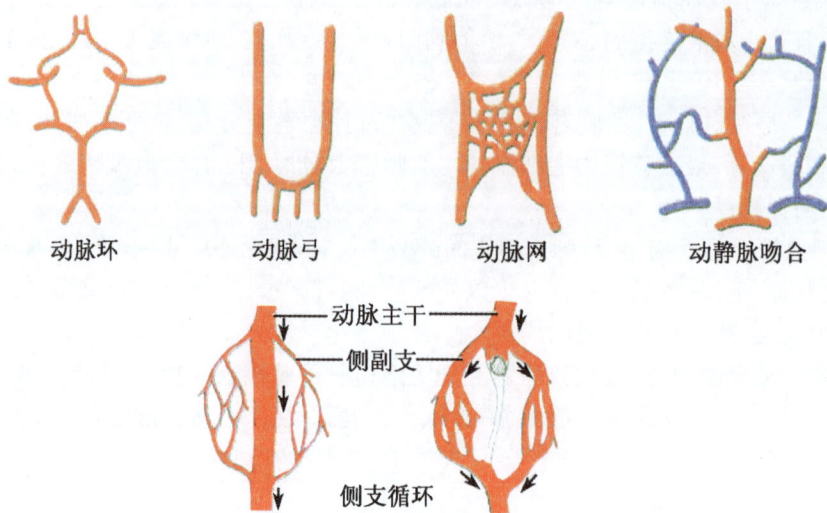

图 7-3 血管的吻合和侧支循环示意图

1. 动脉间吻合 人体内许多部位或器官的动脉干之间可借交通支相连,如大脑动脉环;在经常活动或易受压部位,其邻近的多条动脉分支常互相吻合成动脉网,如关节周围动脉网;在经常改变形态的器官,两条动脉末端或其分支可直接吻合形成动脉弓,如手的掌浅弓和胃肠的动脉弓等。这些吻合均有缩短循环时间和调节局部血流量的作用。

2. 静脉间吻合 静脉之间的吻合比动脉吻合更丰富,除具有和动脉相似的吻合形式外,常在器官周围或器官壁内形成丰富的静脉丛,以保证在器官局部受压时血流通畅。

3. 动静脉吻合 小动脉和小静脉之间借吻合支相通,称为动静脉吻合。此吻合存在于人体的许多部位,如指尖、足趾、鼻、唇、消化管黏膜、肾皮质和生殖器勃起组织等处。这种吻合具有缩短循环时间、调节局部血流量和温度的作用。

4. 侧支吻合 有些较大的动脉在行程中常分出细支与主干平行,称为侧副支。发自主干不同高度的侧副支相互吻合,称为侧支吻合。通过侧支建立的循环途经,称为侧支循环或侧副循环。侧支循环的建立对于保证器官在病理状态下的血液供应具有重要意义(图 7-3)。

二、心

(一)心的位置

心位于胸腔的中纵隔内,约 2/3 位于前正中线的左侧,1/3 位于前正中线的右侧,外裹以心包。上方连出入心的大血管;下方邻膈;两侧与胸膜腔和肺相邻;前方平对第 2~6 肋软骨和胸骨体,大部分被肺和胸膜所遮盖,仅前下部借心包与胸骨体下部左半和左第 4~6 肋软骨相邻。故临床上心内注射常在左侧第 4 肋间隙胸骨左缘进针,以免伤及胸膜和肺;后方平对 5~8 胸椎(图 7-4)。

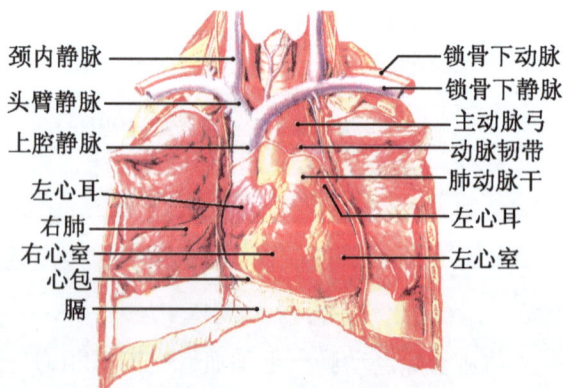

图 7-4 心的位置

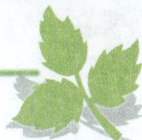

（二）心外形体表投影

一般采用下列 4 点及其连线表示心外形在胸前壁的体表投影（图 7－5）：① **左上点**：位于左侧第 2 肋软骨下缘，距胸骨左缘约 1.2 cm 处；② **右上点**：位于右侧第 3 肋软骨上缘，距胸骨右缘约 1 cm 处；③ **右下点**：位于右侧第 6 胸肋关节处；④ **左下点**：位于左侧第 5 肋间隙，距前正中线 7～9 cm 处（或在锁骨中线内侧 1～2 cm 处）。

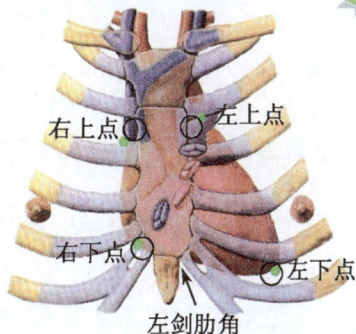

图 7－5　心的体表投影

（三）心的外形

心似前后略扁倒置的圆锥体，大小约与本人拳头相近。可分为 1 尖、1 底、2 个面、3 个缘和 3 条沟（图 7－6，7－7）。

心尖：心尖圆钝，朝向左前下方，由左心室构成，平对左侧第 5 肋间隙，锁骨中线内侧 1～2 cm 处，可扪及心尖搏动。**心底**：心底朝向右后上方，大部分由左心房构成，小部分由右心房构成，与出入心的大血管相连。

心前上面隆凸，与胸骨和肋骨相邻，称为**胸肋面**，大部分由右心房和右心室构成，小部分由左心耳和左心室构成；后下面扁平贴于膈，称为**膈面**，大部分由左心室构成，小部分由右心室构成。**右缘**主要由右心房构成，**下缘**由右心室和心尖构成；**左缘**大部分由左心室构成，小部分由左心耳构成。

心表面有 3 条沟：**冠状沟**将右上方较小的心房和左下方较大的心室分开，它是心房和心室在心表面的分界标志；在心室的胸肋面和膈面各有 1 条自冠状沟向心尖延伸的浅沟，分别称为**前室间沟**和**后室间沟**，它们是左、右心室在心表面分界的标志。沟内均有心的血管和脂肪等充填。

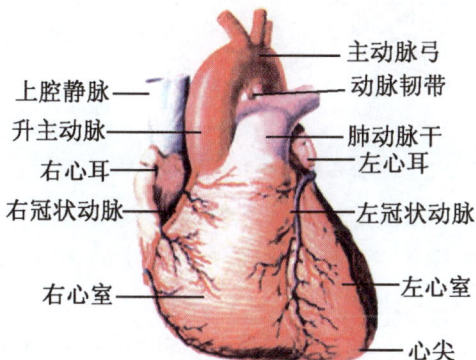

图 7－6　心的外形与血管（前面）

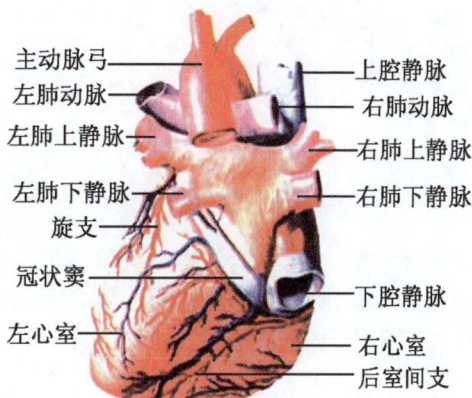

图 7－7　心的外形与血管（后面）

（四）心腔

1. **右心房**　腔大壁薄，位于心的右上部。以**界嵴**分为前方的**固有心房**和后方的**腔静脉窦**。右心房有**右心耳**、**梳状肌**和**卵圆窝**等结构。卵圆窝是位于房间隔右心房面下部的浅窝，它是胎儿时期卵圆孔闭锁后的遗迹，该处壁较薄弱，是房间隔缺损好发部位。

右心房的**入口**有：**上腔静脉口**、**下腔静脉口**和**冠状窦口**（图 7－8），分别导引人体上半身、下半身和心壁的血液注入右心房；**出口**为**右房室口**，通向右心室（图 7－8）。

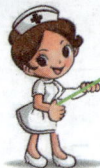

人体解剖学 *REN TI JIE POU XUE*

2. 右心室　位于右心房的左前下方,构成胸肋面的大部分。室腔底有右房室口和肺动脉口,两口之间的室壁上有一弓形肌隆起,称为**室上嵴**,将室腔分为**流入道**和**流出道**两部分。

流入道的入口为**右房室口**,口周围有致密结缔组织构成的**纤维环**。纤维环上附有 3 个三角形的瓣膜,称为**三尖瓣(右房室瓣)**,分为**前尖**、**后尖**和**隔侧尖**。瓣的游离缘向下连于室壁上的乳头肌。每个乳头肌尖端有数条**腱索**分别连于相邻的两个尖瓣上。右房室口纤维环、三尖瓣、腱索和乳头肌合称**三尖瓣复合体**,其作用阻止血液逆流。室腔内还有 1 条从室间隔下部到前乳头肌根部的圆形肌束,称为**隔缘肉柱(节制索)**,内含心传导系的纤维,有防止心室过度扩张的功能。

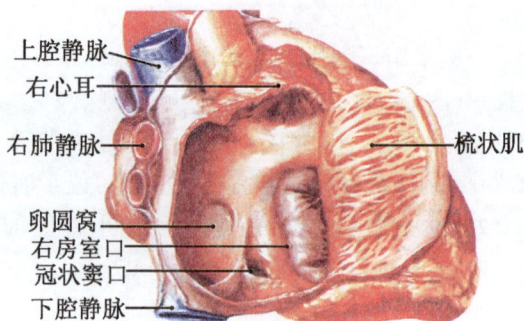

图 7-8　右心房

流出道又称为**动脉圆锥**或漏斗部,是右心室腔向左上方至肺动脉口延伸的部分。流出道的**出口**为**肺动脉口**,口周围的纤维环上附有 3 个袋口向上的半月形瓣膜,称为**肺动脉瓣**。每个瓣膜游离缘的中央有一个半月瓣小结,在右心室舒张时有利于肺动脉口的闭合(图 7-9)。

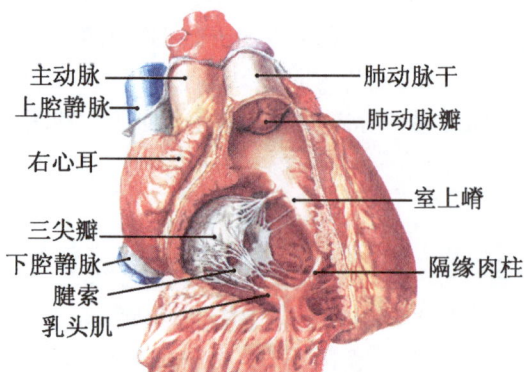

图 7-9　右心室

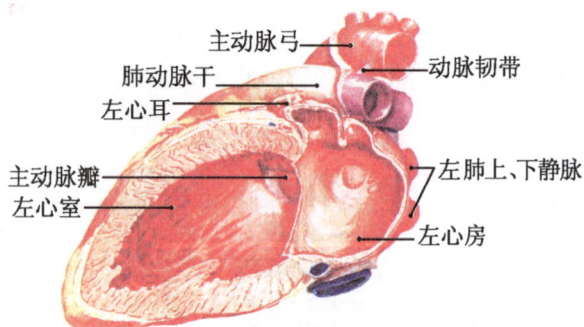

图 7-10　左心房和左心室

3. 左心房　构成心底大的部分。前部向右前方突出的部分,称为**左心耳**,其内有与右心耳相似的梳状肌。左心房后部较大,腔面光滑,两侧各有 2 对**肺静脉口**,是左心房的**入口**。**出口**为**左房室口**,通向左心室(图 7-10)。

4. 左心室　位于右心室的左后下方,构成心尖及心左缘。室壁厚 9～12 mm,约为右心室的 3 倍,室腔以二尖瓣前瓣为界分为**流入道**和**流出道**两部分。

流入道**入口**为**左房室口**,口周围的纤维环上附有**二尖瓣(左房室瓣)**,分为前尖和后尖。各瓣膜有多条腱索连于前、后乳头肌。左房室口纤维环、二尖瓣、腱索和乳头肌合称**二尖瓣复合体**,其作用阻止血液逆流。

流出道**出口**为**主动脉口**,口周围的纤维环上也附有 3 个袋口向上的半月形瓣膜,称为**主动脉瓣**,半月瓣小结明显。每个瓣膜与主动脉壁之间形成的间隙,称为**主动脉窦**,分为左、右及后 3 个窦,其中主动脉左、右窦分别有左、右冠状动脉的开口(图 7-11)。

心像 1 个"血泵",瓣膜似闸门,顺血流开放,逆血流关闭,以保证心内血液的定向流动。

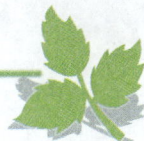

两侧的心房和心室收缩与舒张是同步的,当心室收缩时,房室瓣关闭,动脉瓣开放,血液射入动脉;当心室舒张时,房室瓣开放,动脉瓣关闭,血液由心房流入心室。

(五)心的结构

1. 心壁　心壁由心内膜、心肌层和心外膜构成。

(1)心内膜:为衬在心腔内表面的光滑薄膜,与大血管的内膜相连续,在房室口和动脉口周围折叠形成心瓣膜。

图7-11　左心室

(2)心肌层:为心壁的主体,心房肌较薄,心室肌肥厚,左心室肌尤为发达。在心房肌和心室肌之间,左、右房室口、肺动脉口和主动脉口的周围,有致密结缔组织构形成4个纤维环和左、右纤维三角,构成心壁的纤维支架,为心脏的"纤维骨骼"。心房肌和心室肌彼此间不直接相连,分别附着于心肌纤维性支架,故心房和心室不能同时收缩(图7-12,7-13)。

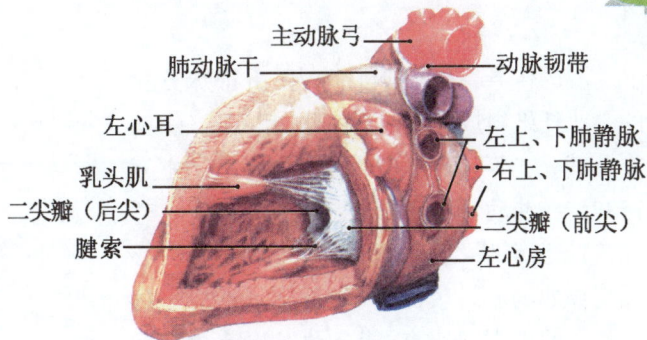

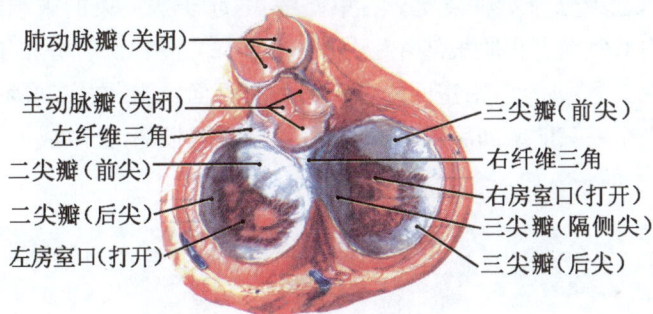

图7-12　心的瓣膜和纤维环(心室舒张期)

(3)心外膜:被覆于心肌层和大血管根部的表面,为浆膜心包的脏层。

2. 心间隔　心间隔包括房间隔和室间隔。房间隔分隔左、右心房,由心内膜、结缔组织和部分肌束构成。在卵圆窝处最薄,房间隔缺损多发生在此处。室间隔分隔左、右心室,其下部为肌部,由心内膜和心肌构成;上部有一区域非常薄为膜部,缺乏肌质,仅由心内膜和结缔组织构成,为室间隔缺损的好发部位(图7-14)。

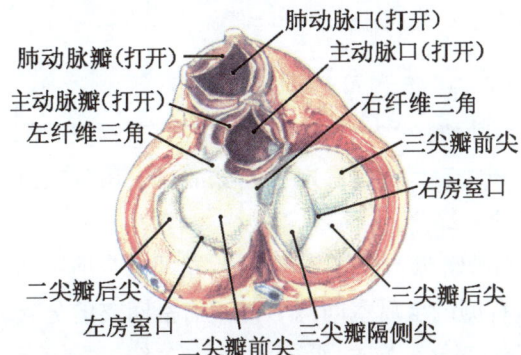

图7-13　心的瓣膜和纤维环(心室收缩期)

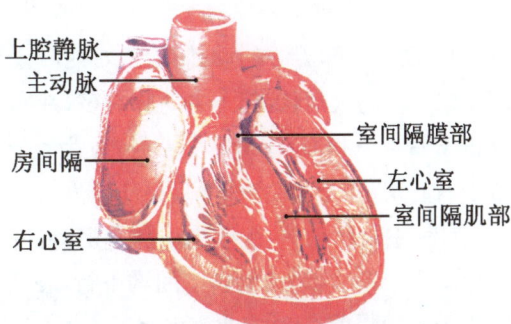

图7-14　房间隔和室间隔

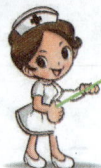

（六）心的传导系统

心的传导系统位于心壁内，由特殊分化的心肌纤维组成。包括**窦房结**、**房室结**、**房室束**及其**分支**等（图7-15）。其功能是产生兴奋和传导冲动，维持正常心律。

1. 窦房结　位于上腔静脉根部与右心耳交界处的心外膜深面，呈长椭圆形。窦房结是心的正常起搏点，能自动发出节律性冲动，引起心房肌收缩，并传至房室结。

2. 房室结　位于房间隔下部右侧、冠状窦口前上方的心内膜深面。其远端延伸为房

图7-15　心传导系统

室束。房室结的主要功能是将窦房结传来的冲动短暂延搁再传向心室，保证心房收缩后，心室再开始收缩。

3. 房室束及其分支　**房室束**又称为 His 束，从房室结的前端发出，沿室间隔膜部后下缘前行，在室间隔肌部上缘分为左右束支。右束支细长，起于房室束的末端，沿室间隔右侧心内膜深面下行，至右心室前乳头肌根部开始分散成 Purkinje 纤维网，分布于乳头肌和右心室壁的肌纤维上；左束支呈扁带状，沿室间隔左侧心内膜深面行走，在室间隔上、中 1/3 交界处分左支和右支，分别至左室前壁和后壁，再分支到达乳头肌根部，分散成 Purkinje 纤维网，分布于乳头肌和左心室肌。

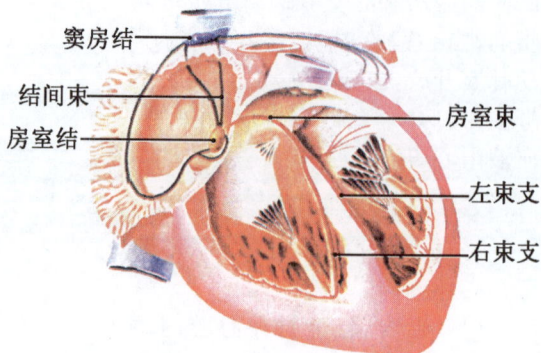

知识链接

人工心脏起搏

人工心脏起搏是通过人工心脏起搏器或程序刺激器发放人造的脉冲电流刺激心脏，以带动心脏搏动的治疗方法。人工心脏起搏器的作用实际是提供人造的异位兴奋灶，以代替正常的起搏点来激动心脏。主要用于治疗心律失常。

（七）心的血管

1. 动脉　营养心的动脉有**左**、**右冠状动脉**（图7-16，7-17）。

（1）右冠状动脉：起于主动脉右窦，在右心耳与肺动脉干根部之间入冠状沟右行，绕心的分布于右缘至膈面，在房室交点处，分为**后室间支**和**左室后支**。右冠状动脉沿途发出分支分布于右心房、右心室、室间隔后下 1/3 及左室后壁的一部分。

（2）左冠状动脉：起于主动脉左窦，在左心耳与肺动脉干根部之间左行，立即分为前室间支和旋支。**前室间支**：沿前室间沟下行，在心尖稍右侧绕至后室间沟下部。前室间支的分支分布于室间隔前 2/3、左心室前壁及右心室前壁的一部分。**旋支**：沿冠状沟向左，绕过左缘至膈面，沿途发出分支分布于左心房、左心室的侧壁和后壁。

窦房结支 60％发自右冠状动脉起端 1～2 cm 范围内,40％发自左冠状动脉旋支起端,分布到窦房结。

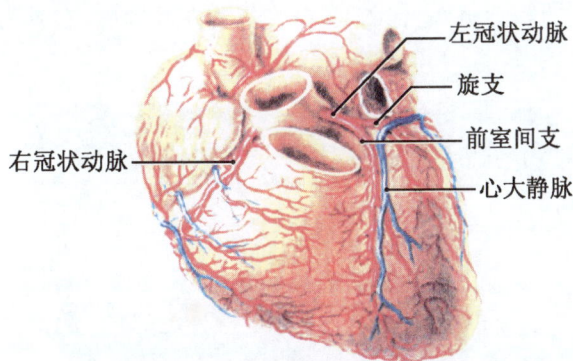

图 7-16 心的血管(前面观)

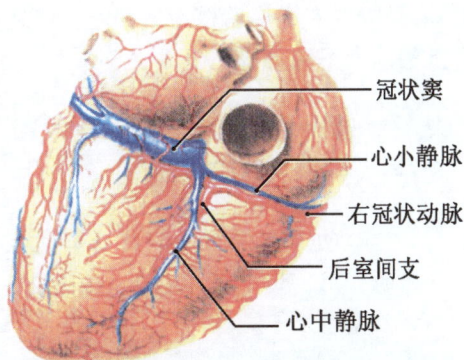

图 7-17 心的血管(后下面观)

2. 静脉 心的静脉多于动脉伴行,大部分汇入冠状窦流入右心房,少量直接注入心腔。冠状窦的主要属支有(图 7-16,7-17):① 心大静脉:在前室间沟内伴前室间支上行至冠状沟,绕过心的左缘注入冠状窦;② 心中静脉:在后室间沟伴后室间支向上,注入冠状窦;③ 心小静脉:行于冠状沟内,绕过心右缘注入冠状窦。

知识链接

冠 心 病

冠状动脉粥样硬化性心脏病,简称为冠心病。是西方国家造成死亡的主要原因。我国近 20 年来发病率有明显上升趋势。冠心病多在中年以上发病,男性发病率与死亡率明显高于女性。冠心病是指供给心脏营养的血管——冠状动脉发生严重粥样硬化或痉挛,使

冠状动脉狭窄或阻塞,以及血栓形成造成管腔闭塞,导致心肌缺血、缺氧的一种心脏病。冠心病主要表现形式是心绞痛和心肌梗死。冠心病的治疗可分为内科药物治疗、介入和外科治疗(应用冠状动脉旁路移植手术,简称"搭桥")。

(八) 心包

心包是包裹在心和出入心的大血管根部的纤维浆膜囊,可分为纤维心包和浆膜心包(图 7-18)。

1. 纤维心包 为心包的外层,致密坚韧,由致密结缔组织组成,向上与大血管的外膜相续,下面紧贴于膈的中心腱。

2. 浆膜心包 由浆膜组成,薄而光滑,分为脏层和壁层。脏层构成心外膜,壁层衬于纤维心包的内面。脏层和壁层在大血管根部互相移行,两层间的腔隙,

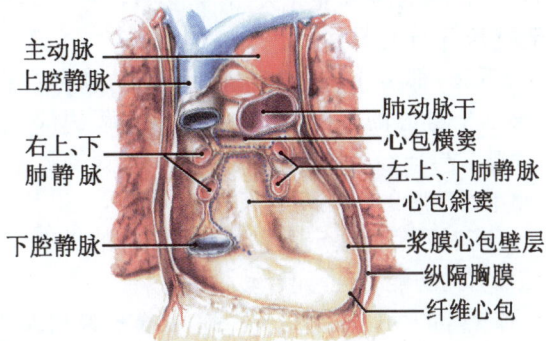

图 7-18 心包

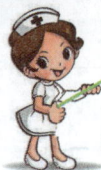

称为心包腔,内含少量浆液,起润滑作用。

心包腔在升主动脉、肺动脉干的后方与上腔静脉、左心房前壁之间的间隙,称为心**包横窦**;心包腔在左心房后壁与后部心包壁之间的腔隙,称心**包斜窦**,其左界为左肺静脉,右界为右肺静脉及下腔静脉。

知识链接   心包作用与临床

心包具有保护心和防止心过度扩张的作用。由于纤维心包伸缩性很小,当心包腔由于炎症等导致大量积液时,可影响血液回流和心功能。当心包出现大量积液而影响心功能时,可在左剑肋角进行心包穿刺(图7-4)。

三、肺循环的血管

(一)肺循环的动脉

肺动脉干为一短而粗的干,起于右心室,在升主动脉的前方向左后上方斜行,至主动脉弓的下方分为左、右肺动脉。**右肺动脉**较长,在右肺门处,分3支进入右肺上、中、下叶;**左肺动脉**较短,入左肺门后分2支进入左肺上、下叶。

在肺动脉干分叉处的稍左侧与主动脉弓下缘之间,有一短的结缔组织索,称为**动脉韧带**,是胚胎时期动脉导管闭锁后的遗迹。动脉导管未闭是常见的先天性心脏病之一。

(二)肺循环的静脉

肺静脉左、右各2支,分别称为**左、右肺上静脉**和**左、右肺下静脉**。肺静脉由肺泡壁的毛细血管网逐级汇合成,出肺门后注入左心房。肺静脉内为气体交换后含氧较多的动脉血。

四、体循环的动脉

体循环的动脉由左心室发出,运送的是含氧较多的动脉血。动脉的分支在离开主干进入器官前的一段,称为**器官外动脉**;入器官后,称为**器官内动脉**。

器官外动脉的分布有一定规律:① 动脉呈对称性分布;② 动脉从主干发出后,多数以最短的距离到达所分布的器官;③ 每一大局部(头颈、躯干和上、下肢)都有1~2条动脉干;④ 动脉在行程中,多居于身体的屈侧、深部或安全隐蔽的部位;⑤ 动脉常与神经、深静脉伴行,构成血管神经束;⑥ 躯干部动脉的分布有脏支和壁支之分;⑦ 动脉的管径有时不完全决定于它所供血器官的大小,而与该器官的功能有关,如肾动脉。

体循环的动脉主干是**主动脉**,是全身最粗大的动脉。起始于左心室,可分为**升主动脉**、**主动脉弓**和**降主动脉**(图7-19)。

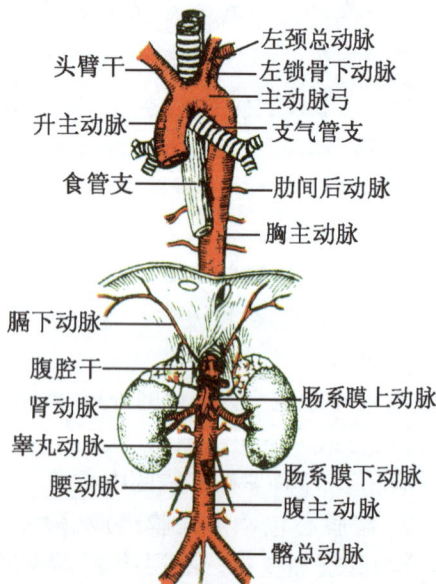

左颈总动脉
头臂干
左锁骨下动脉
主动脉弓
升主动脉
支气管支
食管支
肋间后动脉
胸主动脉
膈下动脉
腹腔干
肾动脉
肠系膜上动脉
睾丸动脉
肠系膜下动脉
腰动脉
腹主动脉
髂总动脉

图7-19　主动脉行程及分布概况

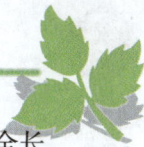

升主动脉起于左心室,斜向右前上方至右侧第2胸肋关节的后方移行为主动脉弓,全长位于心包内。升主动脉的分支有左、右冠状动脉。

主动脉弓续升主动脉后弓形弯向左后方,跨左肺根,在第4胸椎体下缘的左侧移行为降主动脉。主动脉弓的凸缘向上发出3大分支,自右向左分别为头臂干、左颈总动脉及左锁骨下动脉。头臂干斜向右上,在右胸锁关节的后方分为右颈总动脉和右锁骨下动脉。主动脉弓壁内含有压力感受器,具有调节血压的作用。在主动脉弓下方近动脉韧带处有2~3个粟粒状小体,称为主动脉小球,属化学感受器,能感受血液中二氧化碳浓度变化的刺激,参与调节呼吸。

降主动脉续主动脉弓,从第4胸椎体下缘左侧沿脊柱下行,至第12胸椎水平穿膈的主动脉裂孔入腹腔,下行至第4腰椎体的下缘分为左、右髂总动脉。降主动脉分为胸主动脉(胸腔内)和腹主动脉(腹腔内)。

(一) 头颈部的动脉

头颈部的动脉主干为颈总动脉,左侧起自主动脉弓,右侧起自头臂干。两侧颈总动脉均经胸锁关节的后方,沿气管、食管和喉的外侧上行,至甲状软骨上缘平面,分为颈内动脉和颈外动脉。在颈总动脉的分叉处附近有两个重要结构,即颈动脉窦和颈动脉小球。

颈动脉窦是颈总动脉末端和颈内动脉起始部的膨大部分,其壁内有压力感受器。当血压升高时,可反射性引起心跳减慢减弱、血管扩张、血压下降。

颈动脉小球附着于颈总动脉分叉处的后壁,是一扁椭圆形小体,为化学感受器。能感受血液中二氧化碳浓度变化。当血液中二氧化碳浓度增高时,可反射性地引起呼吸加深加快。

1. 颈内动脉 自颈总动脉发出后,垂直向上达颅底,经颈动脉管入颅腔。颈内动脉在颈部无分支,在颅内发出分支分布于脑和视器(详见中枢神经系统)。

2. 颈外动脉 起自颈总动脉,先位于颈内动脉的内侧,后转向其前外侧上行,穿腮腺至下颌颈高度,分为上颌动脉和颞浅动脉2终支。主要分支有甲状腺上动脉、舌动脉、面动脉、上颌动脉和颞浅动脉(图7-20)。

(1) 甲状腺上动脉:从颈外动脉起始处发出,行向前下方,在甲状腺侧叶的上端,分支至甲状腺上部和喉。

(2) 舌动脉:在舌骨大角附近,于甲状腺上动脉起点的上方,由颈外动脉发出,行向前内而进入舌内,分支分布于舌、腭扁桃体及舌下腺等。

(3) 面动脉:约平下颌角平面发出,向前至下颌下腺的深面,在咬肌的前缘越过下颌骨下缘到面部,经口角和鼻翼的外侧,迂曲向上至内眦,移行为内眦动脉。面动脉分支分布于面部、下颌下腺和腭扁桃体等。在咬肌止点的前缘与下颌骨下缘的交界处,可触及面动脉的搏动,此处也是面动脉的压迫止血点。

颞浅动脉
上颌动脉
颈外动脉
颈内动脉
面动脉
舌动脉
甲状腺上动脉
颈动脉窦
颈总动脉
锁骨下动脉

图7-20 颈外动脉及其分支

(4) 上颌动脉:经下颌颈的深面入下颌窝,沿途分支营养外耳道、中耳、硬脑膜、牙、牙龈、鼻腔及咀嚼肌等。其重要分支有脑膜中动脉和下牙槽动脉。其中脑膜中动脉是营养硬脑膜,它向上穿棘孔入颅中窝,分前、后2支。其中前支粗大,经翼点内面的界沟内行走,位置较

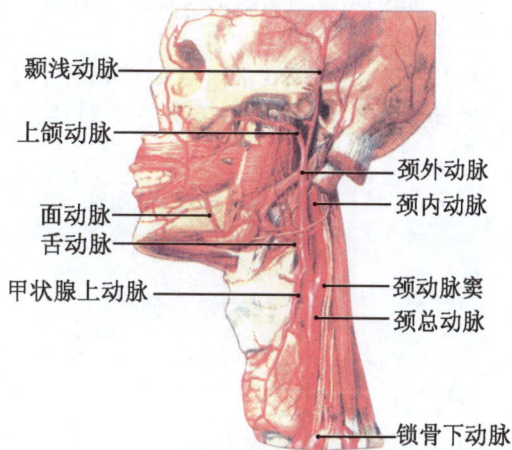

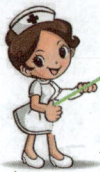

为固定,故翼点处骨折易损伤脑膜中动脉,形成硬膜外血肿。

(5)颞浅动脉:在外耳门的前方上行,至颞部分为额支和顶支,营养腮腺、额、颞、顶部的软组织及眼轮匝肌。在外耳门前方、颧弓根部处,可触及颞浅动脉的搏动。当头前外侧部出血时,可在此处压迫止血。

(二)锁骨下动脉及上肢的动脉

1. 锁骨下动脉　左侧起于主动脉弓,右侧起于头臂干。锁骨下动脉沿胸膜顶的内前方,弓形向外穿斜角肌间隙,在第1肋外缘移行为腋动脉。主要分支有**椎动脉**、**胸廓内动脉**和**甲状颈干**(图7-21)。

(1)椎动脉:起于锁骨下动脉的上缘,沿前斜角肌的内侧缘上行,上穿第6～1个颈椎的横突孔,经枕骨大孔入颅腔,分支分布于脑和脊髓(详见中枢神经系统)。

(2)胸廓内动脉:起于锁骨下动脉的下缘,与椎动脉的起点相对,经胸廓上口入胸腔,在胸骨旁约1cm处下行于第1～6肋软骨的后面,在第6肋软骨深面,分为肌膈动脉和腹壁上动脉2终支。后者穿膈肌进入腹直肌鞘内,并与腹壁下动脉吻合。胸廓内动脉分支分布于胸前壁、乳房、心包、膈和腹直肌等。

(3)甲状颈干:为一短干,在椎动脉外侧起于锁骨下动脉的上缘,随即分数支至颈部和肩部。其中重要的分支为甲状腺下动脉,分布于甲状腺下部、咽、喉等。

图7-21　锁骨下动脉及其分支

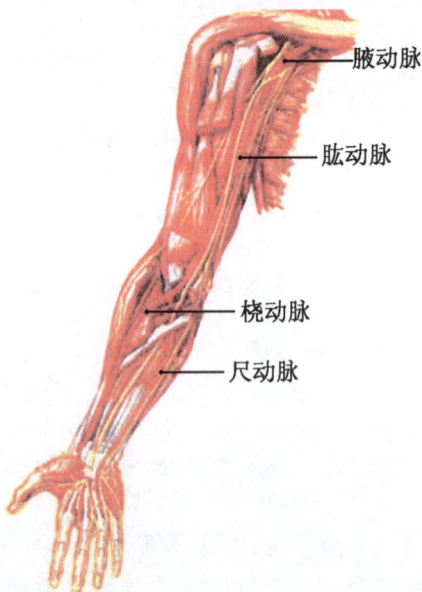

2. 上肢的动脉　上肢的动脉主干有**腋动脉**、**肱动脉**、**尺动脉**、**桡动脉**、**掌浅弓**和**掌深弓**等(图7-22)。

(1)腋动脉:自第1肋外缘处续锁骨下动脉,位于腋窝内,于大圆肌和背阔肌下缘处,移行为肱动脉。其主要分支分布于三角肌、胸大肌、胸小肌和肩关节等处(图7-23)。

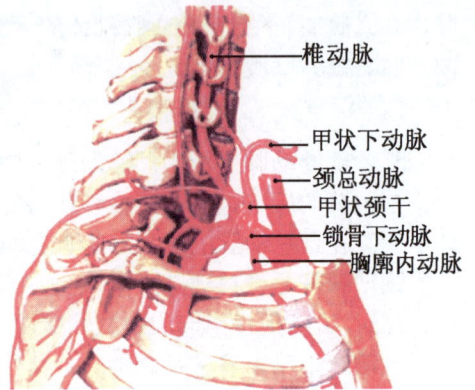

图7-22　上肢的动脉

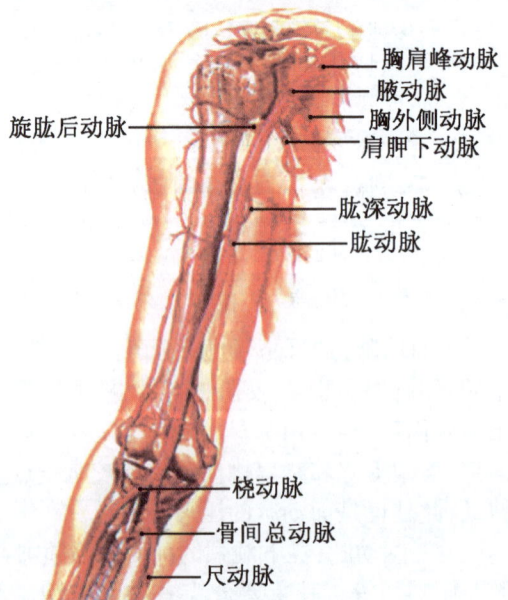

图7-23　腋动脉及肱动脉

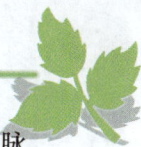

（2）肱动脉：沿肱二头肌内侧沟下行至肘窝，平桡骨颈高度分为桡动脉和尺动脉。在肘窝的内上方，肱二头肌腱内侧可触及肱动脉的搏动，此处是测量血压时听诊的部位，当手和前臂出血时，可在肱二头肌内侧沟处将肱动脉压向肱骨进行止血。肱动脉的主要分支有**肱深动脉**，伴桡神经入桡神经沟，分支分布于肱三头肌及肱骨等（图7-22，7-23）。

（3）桡动脉：于桡骨颈的高度自肱动脉发出，在肱桡肌与旋前圆肌之间，沿前臂桡侧下行，绕桡骨茎突至手背，穿第1掌骨间隙达手掌深部，末端与尺动脉的掌深支吻合成掌深弓。桡动脉的主要分支有**拇主要动脉**和**掌浅支**，营养前臂桡侧肌，并参与肘、腕关节网的组成。在桡骨下端的前方，桡动脉位置表浅，可触及其搏动，为临床切脉处（图7-22，7-23）。

（4）尺动脉：自肱动脉发出后，在指浅屈肌和尺侧腕屈肌之间下行，经豌豆骨的外侧至手掌，其末端与桡动脉的掌浅支吻合形成**掌浅弓**。尺动脉的主要分支有骨间总动脉及**掌深支**。骨间总动脉起自尺动脉的上部，又分为骨间前动脉和骨间后动脉，分别在前臂骨间膜的掌侧面和背侧面下行，沿途分支营养前臂肌和尺、桡骨等（图7-22，7-23）。

图7-24 掌浅弓与掌深弓

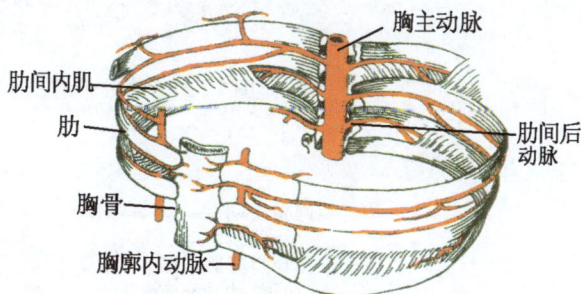

（5）掌浅弓：由尺动脉末端和桡动脉的掌浅支吻合而成，位于掌腱膜的深面。弓凸向远侧，一般不超过第2掌横纹。在手掌外科手术时，应避免其损伤。掌浅弓的分支有1条小指掌侧动脉和3条指掌侧总动脉。前者至小指掌侧的尺侧缘；后者行至掌指关节处，又各分为2条指掌侧固有动脉，分别至2~5指的相对缘。手指出血时可在指根两侧压迫止血（图7-24）。

（6）掌深弓：由桡动脉的末端和尺动脉的掌深支吻合而成，位于指屈肌腱的深面，从弓的凸缘发出3条掌心动脉，分别与相应的指掌侧总动脉吻合（图7-24）。

（三）胸部的动脉

胸部的动脉主干是**胸主动脉**，在第4胸椎体下缘的左侧续主动脉弓，下行至第12胸椎体前方穿主动脉裂孔入腹腔，移行为腹主动脉。胸主动脉发出壁支和脏支（图7-25）。

1. 壁支 主要有肋间后动脉和肋下动脉，分支分布于胸壁、腹壁上部等。**肋间后动脉**共9对，位于第3~11对肋间隙，第12对为**肋下动脉**，位于第12肋下缘。

2. 脏支 主要有支气管支、食管支和心包支，是一些细小的分支，分布于支气管、肺、食管胸部和心包等。

图7-25 胸壁的动脉

（四）腹部的动脉

腹部的动脉主干是**腹主动脉**，在膈的主动脉裂孔处续胸主动脉，沿脊柱左前方下行，至

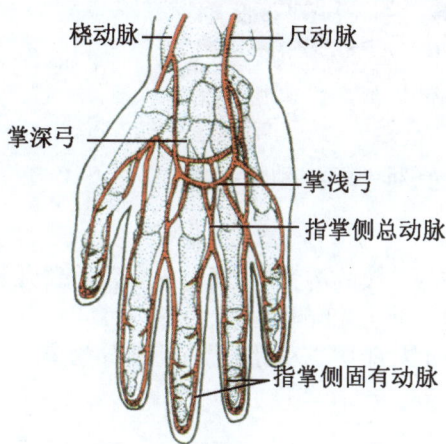

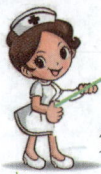

第 4 腰椎体下缘分为**左、右髂总动脉**。腹主动脉的分支有壁支和脏支(图 7 - 26)。

1. 壁支：主要有 4 对**腰动脉**和 1 对**膈下动脉**。前者分布于腹后壁和脊髓；后者则营养膈的下面和肾上腺等。

2. 脏支：可分为成对脏支和不成对脏支。成对的有**肾上腺中动脉**、**肾动脉**、**睾丸（卵巢）动脉**；不成对的有**腹腔干**、**肠系膜上动脉**和**肠系膜下动脉**。

（1）肾上腺中动脉：分布于肾上腺。

（2）肾动脉：约平第 2 腰椎高度发自腹主动脉，行向外，在肾门附近分数支入肾。在入肾门前发出肾上腺下动脉至肾上腺。肾动脉右侧比左侧稍长。

图 7 - 26　腹部的动脉

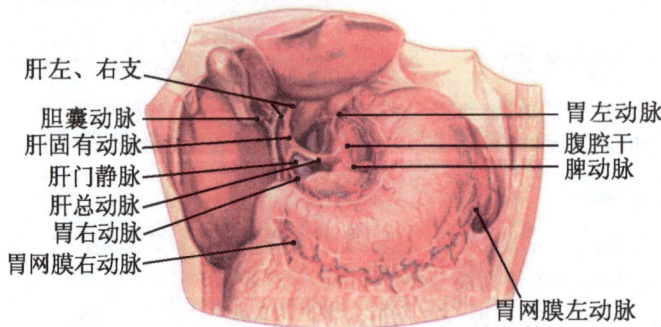

（3）睾丸动脉：细而长，沿腰大肌表面斜向外下方，经腹股沟管至阴囊，主要营养睾丸和附睾。在女性则为卵巢动脉，经卵巢悬韧带下行，分布于卵巢和输卵管等。

（4）腹腔干：为一粗短干，在主动脉裂孔的稍下方起始于腹主动脉前壁，随即分为**胃左动脉**、**肝总动脉**和**脾动脉**(图 7 - 27,7 - 28)。

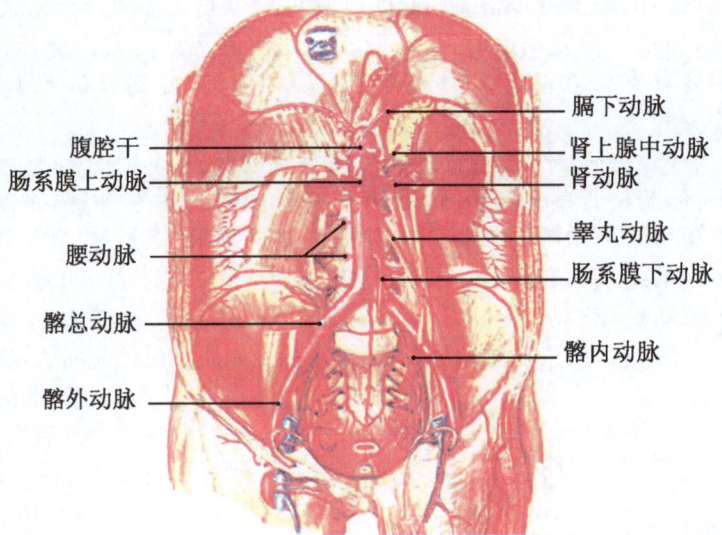

图 7 - 27　腹腔干及其分支（胃前面）

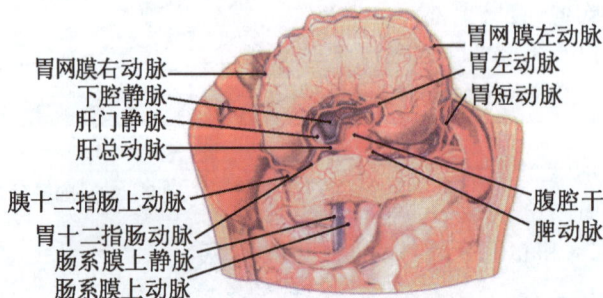

图 7 - 28　腹腔干及其分支（胃后面）

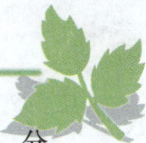

① 胃左动脉:较细,在腹后壁行向左上方至胃贲门,沿胃小弯右行与胃右动脉吻合。分支分布于食管腹段、贲门和胃小弯附近的胃壁。

② 肝总动脉:较粗,由腹腔干发出后行于肝十二指肠韧带内,在十二指肠上部的上方,分为肝固有动脉和胃十二指肠动脉。肝固有动脉行向右上方,达肝门附近分为左支和右支分别进入肝的左叶和右叶。右支在入肝前还发出胆囊动脉营养胆囊。肝固有动脉常发出胃右动脉,沿胃小弯左行,与胃左动脉吻合,沿途分支营养胃小弯附近的胃壁。胃十二指肠动脉在十二指肠上部后方下行,在幽门下缘分为胃网膜右动脉和胰十二指肠上动脉。胃网膜右动脉沿胃大弯左行,与胃网膜左动脉吻合,沿途分支营养胃大弯附近的胃壁及大网膜。胰十二指肠上动脉分前、后两支,沿胰头与十二指肠降部之间下行,分支营养十二指肠和胰头等。

③ 脾动脉:为腹腔干最粗大的分支,伴脾静脉沿胰的上缘迂曲左行,至脾门附近分数支入脾。沿途还发出胰支营养胰。在脾门附近还发出胃网膜左动脉和胃短动脉。前者沿胃大弯右行,与胃网膜右动脉吻合,沿途分支营养胃大弯附近的胃壁及大网膜。后者经胃脾韧带至胃底。

(5)肠系膜上动脉:在第1腰椎高度起始于腹主动脉前壁,经十二指肠水平部的前方下行进入小肠系膜根,斜向右下方至右髂窝,分支营养胰头、十二指肠至横结肠的肠管。其分支有空肠动脉、回肠动脉、回结肠动脉、右结肠动脉、中结肠动脉和胰十二指肠下动脉(图7-29)。

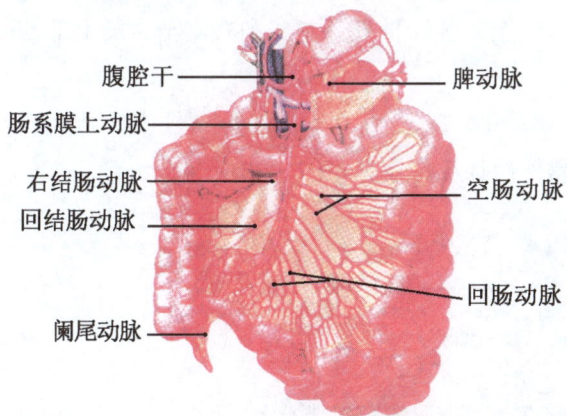

图 7-29 肠系膜上动脉及其分支

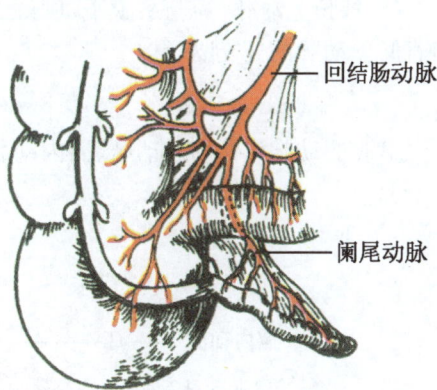

图 7-30 回结肠动脉及其分支

① 空肠动脉和回肠动脉:共有12～20支,自肠系膜上动脉左侧壁发出,行于肠系膜内,在至肠壁前彼此吻合成一系列动脉弓,然后分支至空、回肠。

② 回结肠动脉:为肠系膜上动脉右侧壁最下方的分支,行向回盲部,分支营养回肠末端、盲肠、升结肠起始部及阑尾。其中至阑尾的分支,称为阑尾动脉,行于阑尾系膜的游离缘内(图7-30)。

③ 右结肠动脉:在回结肠动脉的上方发出,横向右分升支和降支,布于升结肠,并与回结肠动脉和中结肠动脉的分支吻合。

④ 中结肠动脉:在右结肠动脉起点的上方发出,进入横结肠系膜内分左支和右支,并与左、右结肠动脉吻合,其分支营养横结肠。

⑤ 胰十二指肠下动脉:在胰头与十二指肠之间,分支营养胰和十二指肠,并与胰十二指肠上动脉吻合。

(6)肠系膜下动脉:约在第3腰椎的高度起始于腹主动脉前壁,行向左下方,分支营养降结

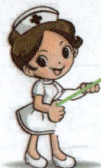

肠、乙状结肠、直肠上部等。其分支有**左结肠动脉**、**乙状结肠动脉**和**直肠上动脉**(图 7-31)。

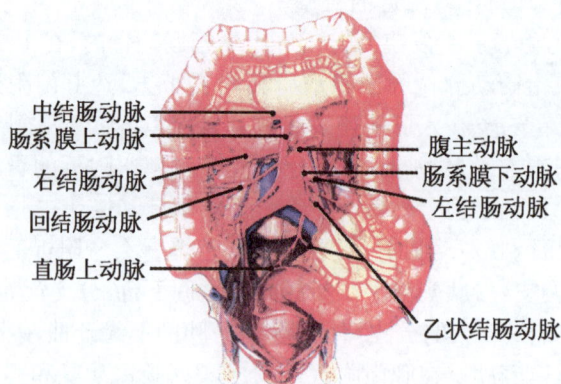

中结肠动脉
肠系膜上动脉
右结肠动脉
回结肠动脉
直肠上动脉

腹主动脉
肠系膜下动脉
左结肠动脉
乙状结肠动脉

图 7-31 肠系膜上、下动脉及其分支

① 左结肠动脉:行向左,至降结肠附近分升支和降支营养结肠左曲和降结肠,并与中结肠动脉和乙状结肠动脉吻合。

② 乙状结肠动脉:常为 1~3 支,行向左下在乙状结肠系膜内互相吻合,分支营养乙状结肠,并与左结肠动脉吻合。

③ 直肠上动脉:为肠系膜下动脉的终支,行至第 3 骶椎处分左支和右支至直肠上部,并与直肠下动脉的分支吻合。

(五) 盆部的动脉

盆腔的动脉包括髂总动脉、髂内动脉和髂外动脉及其分支(图 7-32)。

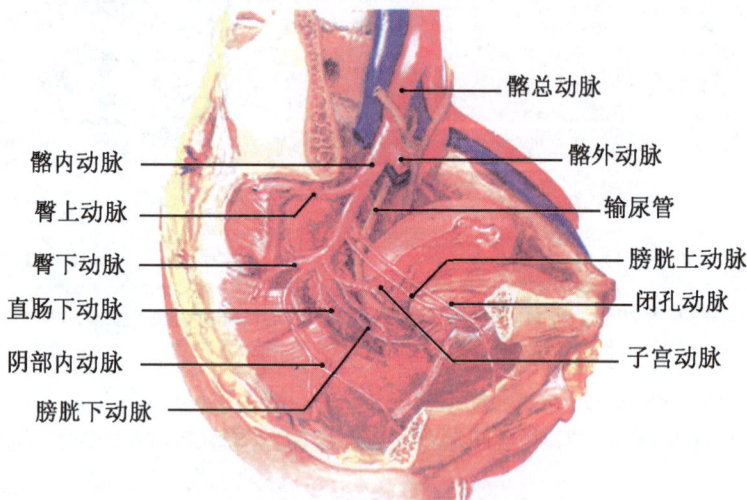

髂内动脉
臀上动脉
臀下动脉
直肠下动脉
阴部内动脉
膀胱下动脉

髂总动脉
髂外动脉
输尿管
膀胱上动脉
闭孔动脉
子宫动脉

图 7-32 女性盆腔的动脉

1. **髂总动脉** 左、右各一,于第 4 腰椎体下缘发自腹主动脉,向外下方斜行,在骶髂关节的前方分为**髂内动脉**和**髂外动脉**。

2. **髂内动脉** 沿盆腔后外侧壁下行,发出脏支和壁支。

(1) 脏支

① 脐动脉:是胎儿时期的血管,出生后远侧闭锁形成脐内侧韧带,其根部未闭锁,并发出

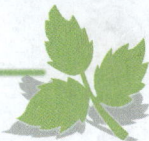

2～3支**膀胱上动脉**，分布于膀胱。

② 膀胱下动脉：沿盆侧壁下行，分布于膀胱底、精囊及前列腺等。

③ 直肠下动脉：较细小，起始后行向内下方，分布于直肠下部，并与直肠上动脉和肛动脉吻合。

④ 子宫动脉：为较大的分支，向前内行于子宫阔韧带内，约在子宫颈外侧2 cm处，跨越输尿管的前方向内，其分支分布于子宫、输卵管、卵巢和阴道等。在行子宫切除术结扎子宫动脉时，应注意该动脉与输尿管的交叉关系，以免损伤输尿管（图7-33）。

⑤ 阴部内动脉：从梨状肌下孔出盆腔绕坐骨棘，再经坐骨小孔至坐骨肛门窝分支分布于会阴及外生殖器等。其中分布于肛门周围的分支，称为**肛动脉**；分布于会阴肌及相应皮肤的分支，称为**会阴动脉**，分布于尿道和阴茎的称为**阴茎（蒂）动脉**（图7-34）。

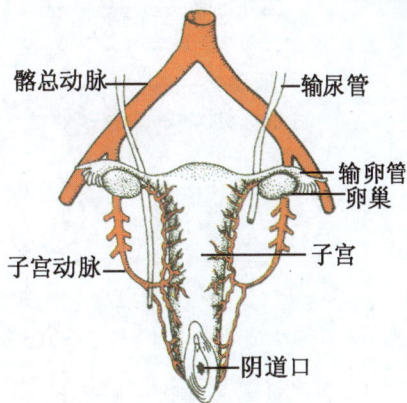

图7-33 子宫动脉

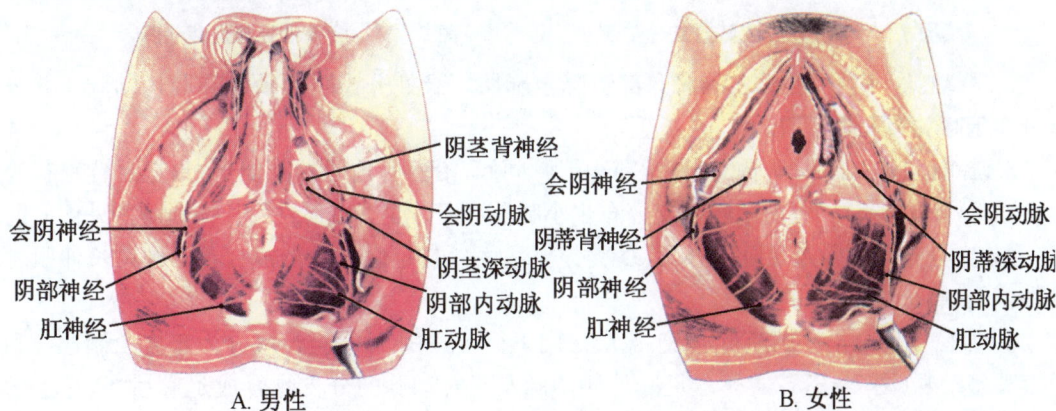

A. 男性　　　　B. 女性

图7-34 会阴部的动脉

（2）壁支

① 闭孔动脉：穿闭孔膜管出盆腔，至股内侧部，分布于大腿内侧肌群及髋关节。

② 臀上动脉和臀下动脉：分别穿梨状肌上、下孔出盆腔。前者分布于臀中肌和臀小肌等；后者分布于臀大肌等。

3. 髂外动脉：沿腰大肌内侧缘下行，经腹股沟韧带中点附近的深面至股三角，移行为股动脉。其主要分支为**腹壁下动脉**。该动脉发出后，贴腹前壁内面，在腹环内侧行向内上方，进入腹直肌鞘分布于腹直肌，并与腹壁上动脉吻合。

（六）下肢的动脉

下肢的动脉主干包括**股动脉**、**腘动脉**、**胫前动脉**和**胫后动脉**等。

1. 股动脉　上续髂外动脉，下行经股三角、收肌管出收肌腱裂孔至腘窝移行为腘动脉（图7-35）。股动脉的主要分支为**股深动脉**，约在腹股沟韧带下方3～5 cm处发出，行向内下方，沿途发出**旋股内侧动脉**、**旋股外侧动脉**和**3～4支穿动脉**，分布于大腿肌及髋关节等。在腹股沟韧带中点稍内侧的下方，能触及股动脉的搏动。当下肢出血时可在此压迫止血，此处也是股动脉穿刺、插管的常选动脉。

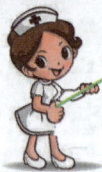

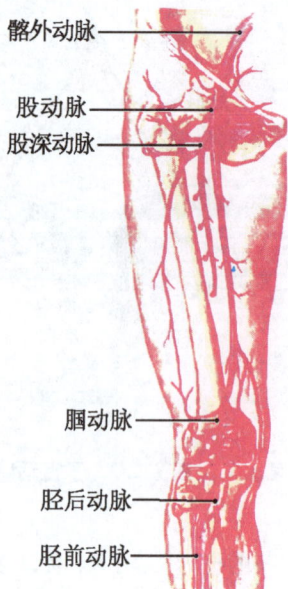

图 7-35　股动脉及其分支

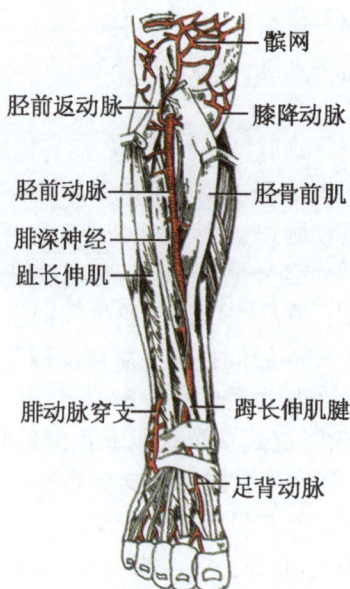

图 7-36　胫前动脉与足背动脉

2. 腘动脉　续股动脉,在腘窝深部下降至腘肌下缘处分为胫前动脉和胫后动脉。并分支分布于膝关节及附近肌。

3. 胫前动脉　由腘动脉发出后,穿小腿骨间膜,沿胫骨前肌的外侧下行,至足背移行为足背动脉(图 7-36)。胫前动脉分支分布于小腿前群肌。足背动脉在蹞长伸肌腱的外侧向前行,除分支分布于附骨及足趾等外,其终支穿至足底参与足底弓的形成。在活体蹞长伸肌腱的外侧能触及足背动脉的搏动。

4. 胫后动脉　沿小腿后群肌浅、深层之间下行,经内踝后方至足底分为足底内侧动脉和足底外侧动脉(图 7-37,7-38),足底外侧动脉与足背动脉的分支吻合成足底弓,从弓上发支营养足趾。胫后动脉的上部还发出腓动脉,沿腓骨的内侧下行。胫后动脉的分支分布于胫骨、腓骨、小腿后群肌及足底肌等。

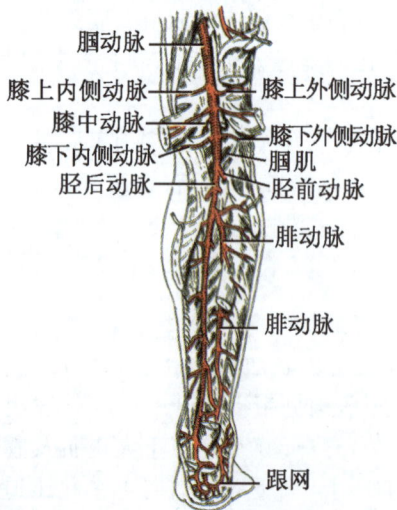

图 7-37　小腿后面的动脉

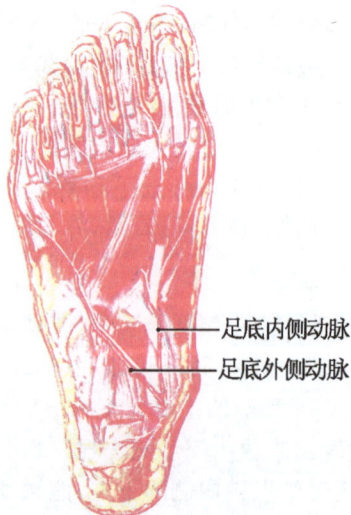

图 7-38　足底动脉

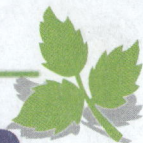

知识链接

动 脉 瘤

动脉瘤是一种常见的动脉扩张性疾病,是由于动脉壁病变或损伤形成局限性膨出。临床上以搏动性肿块为主要表现,瘤体一旦破裂常危及生命。主动脉瘤以腹主动脉瘤常见,周围动脉瘤以股动脉瘤和腘动脉瘤常见,大约占周围动脉瘤的90%。动脉瘤切除人工血管替换术是最有效的治疗方法。

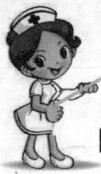

【附】 全身体循环动脉的分支

见表 7 - 1。

表 7 - 1 体循环动脉的分支

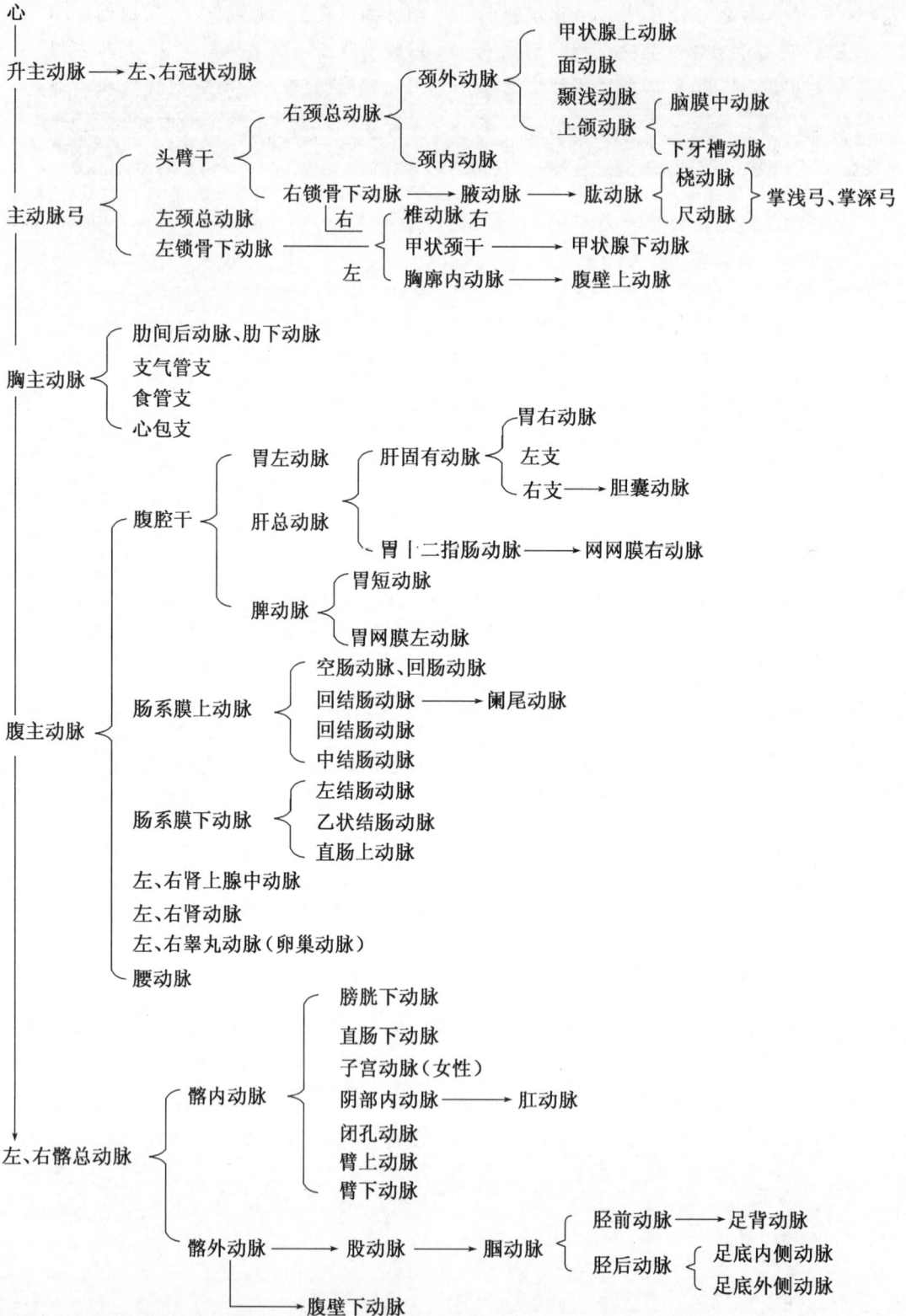

```
心
│
├─ 升主动脉 ──→ 左、右冠状动脉
│
│                              ┌─ 甲状腺上动脉
│                              │  面动脉
│              ┌─ 颈外动脉 ────┤  颞浅动脉
│  ┌─右颈总动脉─┤              │              ┌─ 脑膜中动脉
│  │           │              └─ 上颌动脉 ────┤
│  │           └─ 颈内动脉                     └─ 下牙槽动脉
│  │                                                           ┌─ 桡动脉 ┐
├─ 主动脉弓 ─┤ 头臂干                                           │         ├─ 掌浅弓、掌深弓
│  │         右锁骨下动脉 ──→ 腋动脉 ──→ 肱动脉 ────────┤ 尺动脉 ┘
│  │         左颈总动脉       ┌ 右    椎动脉 右
│  │         左锁骨下动脉 ────┤      甲状颈干 ──→ 甲状腺下动脉
│  │                         └ 左    胸廓内动脉 ──→ 腹壁上动脉
│  │
│  │         ┌─ 肋间后动脉、肋下动脉
│  ├─ 胸主动脉─┤ 支气管支
│  │         │  食管支
│  │         └─ 心包支
│  │
│  │                                              ┌─ 胃右动脉
│  │                          ┌─ 胃左动脉         │  左支
│  │                          │          肝固有动脉┤  右支 ──→ 胆囊动脉
│  │              ┌─ 腹腔干 ──┤ 肝总动脉 │
│  │              │           │          └─ 胃十二指肠动脉 ──→ 网网膜右动脉
│  │              │           │          ┌─ 胃短动脉
│  │              │           └─ 脾动脉 ─┤
│  │              │                      └─ 胃网膜左动脉
│  │              │                      ┌─ 空肠动脉、回肠动脉
│  │              │           ┌─ 肠系膜上动脉 ┤ 回结肠动脉 ──→ 阑尾动脉
│  │              │           │          │  回结肠动脉
│  │              │           │          └─ 中结肠动脉
│  └─ 腹主动脉 ──┤           │          ┌─ 左结肠动脉
│                │           └─ 肠系膜下动脉┤ 乙状结肠动脉
│                │                      └─ 直肠上动脉
│                │  左、右肾上腺中动脉
│                │  左、右肾动脉
│                │  左、右睾丸动脉（卵巢动脉）
│                └─ 腰动脉
│                                        ┌─ 膀胱下动脉
│                                        │  直肠下动脉
│                                        │  子宫动脉（女性）
│                           ┌─ 髂内动脉 ─┤ 阴部内动脉 ──→ 肛动脉
│                           │            │  闭孔动脉
└─ 左、右髂总动脉 ──────────┤            │  臀上动脉
                            │            └─ 臀下动脉
                            │                      ┌─ 胫前动脉 ──→ 足背动脉
                            └─ 髂外动脉 ──→ 股动脉 ──→ 腘动脉 ┤        ┌─ 足底内侧动脉
                                        │                    └─ 胫后动脉┤
                                        │                              └─ 足底外侧动脉
                                        └──→ 腹壁下动脉
```

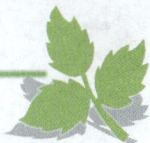

五、体循环的静脉

体循环的静脉起始于毛细血管的静脉端,终于右心房。在向心回流的过程中,不断接纳属支,管径也逐级增粗。与动脉相比,在结构和配布上有以下特点:

1. 体循环的静脉分浅静脉和深静脉。浅静脉位于浅筋膜内,又称为皮下静脉,不与动脉伴行,位置浅表,临床上,常通过浅静脉进行注射、输液、输血和采血;深静脉位于深筋膜的深面及体腔内,多与动脉伴行,其收集范围与伴行动脉的供血区基本一致,名称也相同。

2. 静脉吻合丰富。浅静脉吻合成静脉网(弓),深静脉在某些器官附近或壁内吻合成静脉丛,如食管静脉丛、子宫静脉丛等。

3. 静脉管腔内有很多向心开放的静脉瓣(图 7-39),可防止血液逆流。四肢的浅静脉,静脉瓣较多,尤其下肢静脉。但大静脉、肝门静脉和头颈部的静脉,一般无静脉瓣。

4. 静脉管壁薄而弹性小,管腔较大,血流缓慢。

体循环的静脉分为**上腔静脉系**、**下腔静脉系**和**心静脉系**(见心的血管)。

图 7-39　静脉瓣

(一)上腔静脉系

上腔静脉系的主干为上腔静脉,收集头颈、上肢、胸壁及大部分胸腔器官(心除外)的静脉血(图 7-40,7-41)。

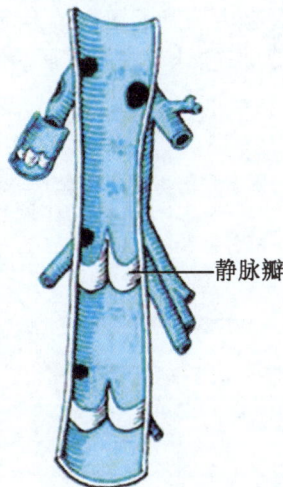

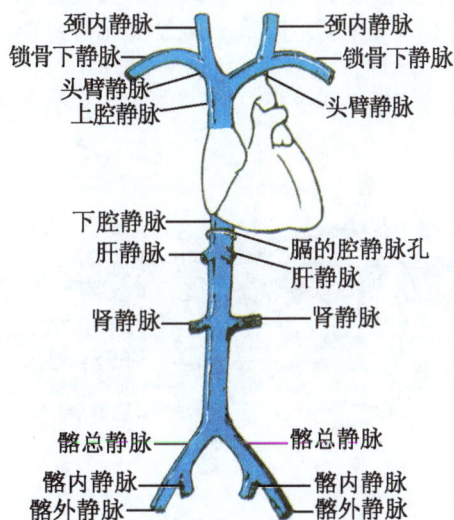

图 7-40　体循环的大静脉

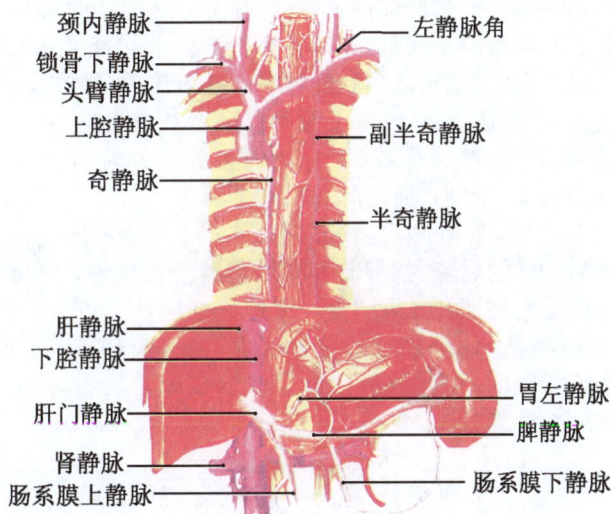

图 7-41　上腔静脉及其属支

上腔静脉由左、右头臂静脉在右侧第1胸肋结合处后方汇合而成,下行至升主动脉右侧,注入右心房,入心前有奇静脉注入。

头臂静脉由颈内静脉和锁骨下静脉在胸锁关节后方汇合成。颈内静脉和锁骨下静脉汇合处的夹角,称为**静脉角**,是淋巴导管注入的部位。

1. 头颈部的静脉

(1)颈内静脉:是颈部最大的静脉干,在颅底颈静脉孔处续乙状窦,沿颈内动脉和颈总动

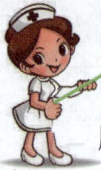

脉的外侧下行,达胸锁关节的后方与锁骨下静脉汇合成头臂静脉(图7-42)。

颈内静脉的属支较多,可分为颅内支和颅外支。颅内支包括硬脑膜静脉窦及注入窦内的静脉;颅外支主要有**面静脉**和**下颌后静脉**。

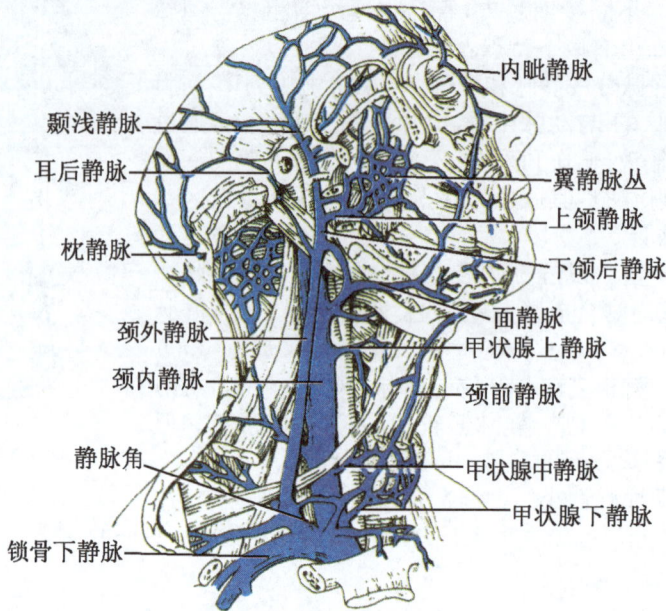

图7-42 头颈部的静脉

① 面静脉:起自**内眦静脉**,收集面部软组织的血液。伴面动脉下行至下颌角的高度注入颈内静脉。面静脉借内眦静脉、眼上静脉与颅内海绵窦相交通;且在口角平面以上无静脉瓣膜。当口角以上面部,尤其在鼻根和两侧口角之间的三角形区(危险三角)感染处理不当时(如挤压),病菌可经内眦静脉等向颅内传播,导致颅内感染(图7-43)。

② 下颌后静脉:由上颌静脉和颞浅静脉在腮腺实质内汇合而成,下行至腮腺下缘分为前支和后支,分别入面静脉和颈外静脉。

(2)颈外静脉:是颈部最大的浅静脉,由下颌后静脉的后支、枕静脉和耳后静脉汇合而成,沿胸锁乳突肌的表面下行,穿颈深筋膜注入锁骨下静脉。颈外静脉的位置浅表,当上腔静脉回流受阻时,可见颈外静脉怒张。临床儿科常在此作静脉穿刺。

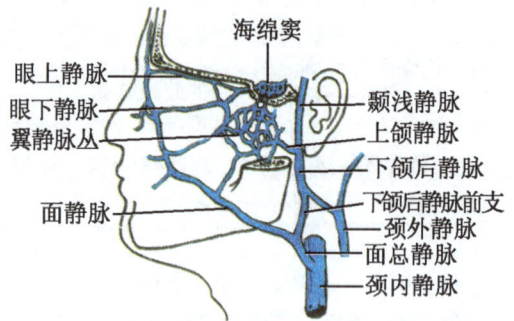

2. 锁骨下静脉和上肢的静脉

(1)锁骨下静脉:在第1肋外缘续腋静脉,经前斜角肌前方,至胸锁关节后方与颈内静脉汇合成头臂静脉。主要属支有腋静脉和颈外静脉等。

(2)上肢的静脉:上肢的静脉分为浅组和深组。

图7-43 面静脉及其属支

① 上肢的浅静脉:主要有**头静脉**、**贵要静脉**和**肘正中静脉**(图7-44)。a **头静脉**:起于手背静脉网桡侧,向上转至前臂掌侧面,沿肱二头肌外侧上行,经胸大肌三角肌之间,穿深筋膜注入腋静脉或锁骨下静脉;b **贵要静脉**:起于手背静脉网的尺侧,向上至前臂掌侧面,经肘部至臂中点附近,穿深筋膜注入肱静脉;c **肘正中静脉**:斜位于肘窝皮下,连接头静脉和贵要静脉,该静脉变异较多,临床上常在此处穿刺,进行输液或采血等。

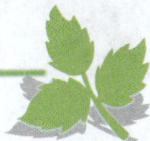

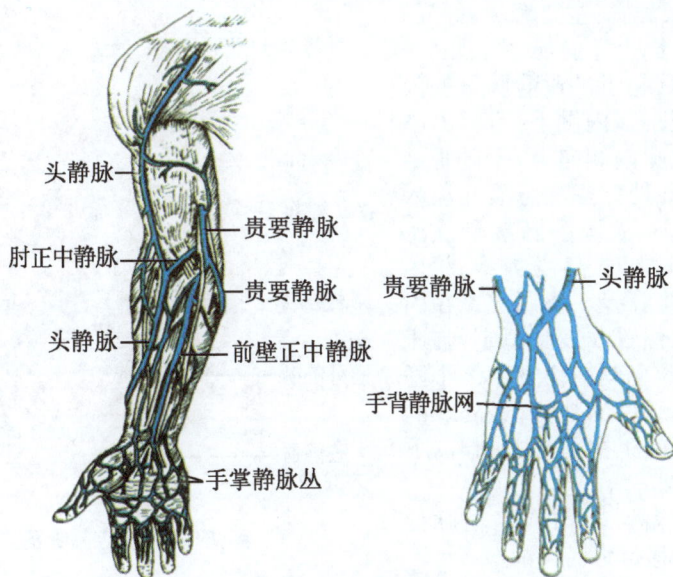

图 7 - 44 上肢浅静脉

② 上肢的深静脉：与同名动脉伴行，多为 2 条，最后经**腋静脉**移行为**锁骨下静脉**。

3. 胸部的静脉　胸部的浅静脉在胸前壁形成静脉网。较大的浅静脉有胸腹壁静脉，始于脐周围静脉网，经胸外侧静脉注入腋静脉。胸部的深静脉主要有**奇静脉**等。

（1）奇静脉：起于右腰升静脉，穿膈的主动脉裂孔上行至第 4 胸椎高度，绕右肺根的上方，注入上腔静脉。奇静脉沿途收集食管静脉、支气管静脉、右肋间后静脉和半奇静脉等血液，并与椎静脉丛有广泛吻合，是沟通上、下腔静脉系的通道之一（图 7 - 41）。

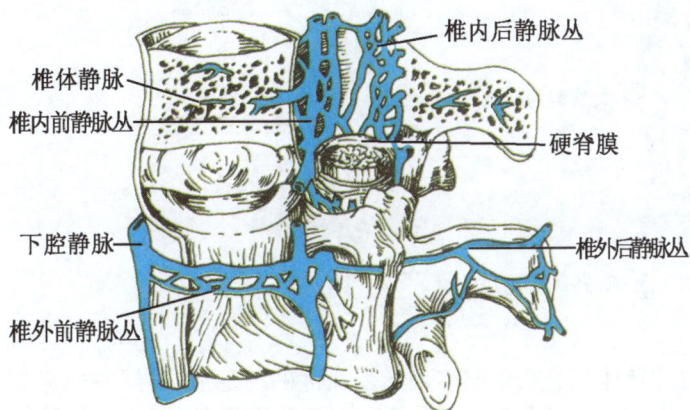

图 7 - 45　椎静脉丛

（2）半奇静脉和副半奇静脉：**半奇静脉**起于左腰升静脉，沿胸椎左侧上行，约在第 9 胸椎高度向右注入奇静脉。**副半奇静脉**位于半奇静脉的上方，向下注入半奇静脉或直接注入奇静脉。半奇静脉和副半奇静脉收集左肋间后静脉及食管静脉等血液。

（3）椎静脉丛：沿脊柱全长分布，**分椎内静脉丛**（椎管内）和**椎外静脉丛**（脊柱表面），两者有广泛交通（图 7 - 45），收集脊髓、脊柱及其附近肌肉静脉血。椎静脉丛无瓣膜，与颅内、颈部、胸部、腹部和盆部的静脉均有广泛吻合，因此，椎静脉丛是感染、肿瘤等疾病的扩散途径之一。

（二）下腔静脉系

下腔静脉系由下腔静脉及其属支组成。**下腔静脉**是人体最大的静脉干。由左、右髂总静脉在第 5 腰椎高度汇合而成，在腹主动脉的右侧上行，经肝的腔静脉沟，穿膈的腔静脉裂孔入胸腔，注入右心房，收集下肢、盆部及腹部的静脉血（图 7 - 46）。

1. 下肢的静脉　与上肢的静脉相似，也分为浅组和深组。

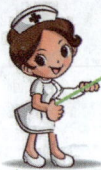

（1）下肢的浅静脉：主要有**大隐静脉**和**小隐静脉**，起于足背静脉弓（图7－47）。①大隐静脉：起于足背静脉弓的内侧，经内踝前方至小腿内侧上行，再沿膝关节的后内侧、大腿内侧向上，于耻骨结节外下方3～4 cm处穿隐静脉裂孔注入**股静脉**。在注入前，大隐静脉接受**腹壁浅静脉**、**阴部外静脉**、**旋髂浅静脉**、**股内侧静脉**和**股外侧静脉**等5条属支。在内踝前方，大隐静脉位置浅表又恒定，临床上常在此处作静脉穿刺或切开。②小隐静脉：起于足背静脉弓的外侧，经外踝的后方，沿小腿后面的正中上行，在腘窝下部穿深筋膜注入**腘静脉**。

（2）下肢的深静脉：与同名动脉伴行，最后经**股静脉**移行为**髂外静脉**。

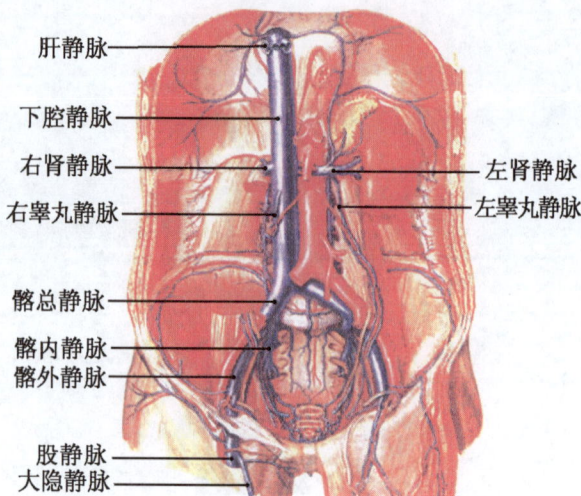

图7－46 下腔静脉及其属支

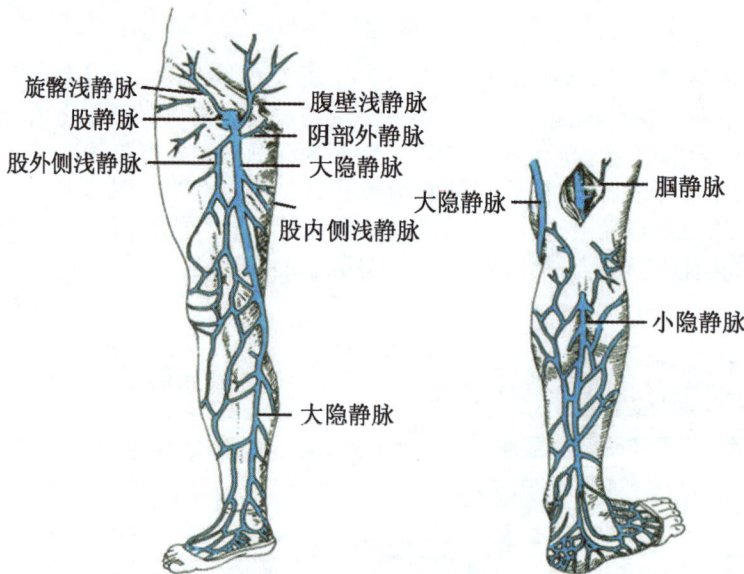

图7－47 下肢浅静脉

2. 盆部的静脉

（1）髂内静脉：短而粗，与髂内动脉伴行。收集同名动脉供血区的静脉血，其属支分脏支和壁支。脏支的分布特点是首先在脏器壁内或周围形成静脉丛，如膀胱静脉丛、直肠静脉丛和子宫静脉丛等。再由静脉丛汇合成相应静脉。盆内各静脉丛之间有广泛的吻合，并与椎静脉丛吻合，故盆腔内的恶性肿瘤，可经静脉径路转移到椎骨、肺及颅内等处（图7－48）。

（2）髂外静脉：续股静脉，主要属支有腹壁下静脉，收集同名动脉分布区的静脉血。

（3）髂总静脉：在骶髂关节的前方，由髂外静脉和髂内静脉汇合而成，收集下肢及盆部的静脉血。

3. 腹部的静脉　其主干为**下腔静脉**，其属支分壁支和脏支。成对的脏支和壁支直接或间接注入下腔静脉；不成对脏支（肝除外）先汇入肝血窦，再经肝静脉注入下腔静脉。

（1）壁支：主要有4对腰静脉和1对膈下静脉，分别与同名动脉伴行，直接注入下腔静脉。

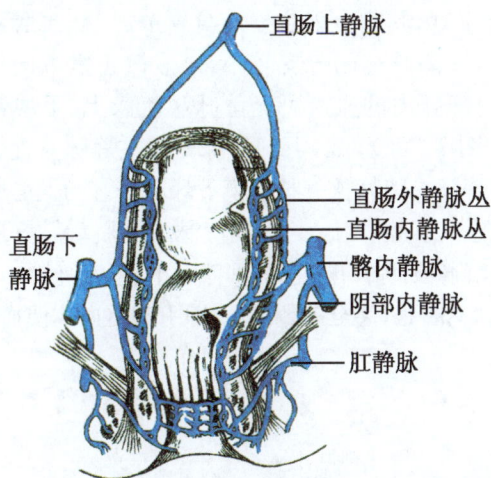

图 7 - 48　直肠静脉

女性的卵巢静脉注入部位与睾丸静脉相同。

④ 肝静脉：一般有肝右静脉、肝中静脉和肝左静脉，在腔静脉沟处注入下腔静脉。

⑤ 肝门静脉：**肝门静脉由脾静脉**和**肠系膜上静脉**在胰头后方汇合而成的一短干，长约 6～8 cm，斜向右进入肝十二指肠韧带内，于肝门附近分左、右支入肝，在肝内反复分支最后终于肝血窦。肝门静脉收集腹腔内不成对脏器（肝除外）的静脉血。如胃、肠（直肠下段除外）、胰、脾等处（图 7 - 49）。

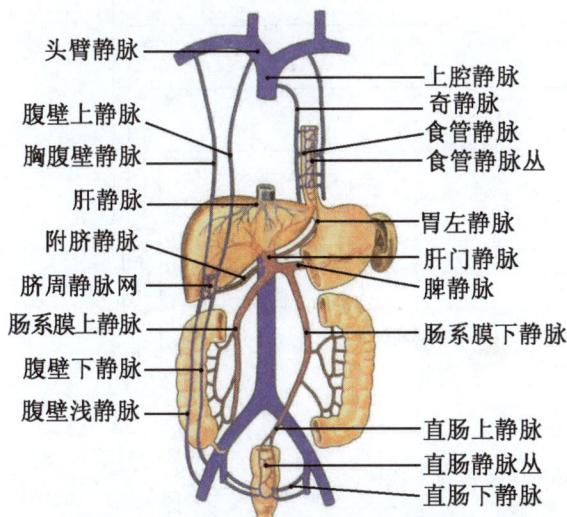

图 7 - 50　肝门静脉与上、下腔静脉间吻合示意图

（2）脏支：有肾静脉、肾上腺静脉、睾丸静脉、肝静脉及肝门静脉等。

① 肾静脉：左、右各一，伴同名动脉，约平第 1 腰椎高度注入下腔静脉。左侧肾静脉较长，接受左睾丸（卵巢）静脉和左肾上腺静脉。

② 肾上腺静脉：左、右各一，右侧注入下腔静脉，左侧注入左肾静脉。

③ 睾丸（卵巢）静脉：起自睾丸和附睾（或卵巢）的数条小静脉吻合称为蔓状静脉丛，于腹环处该丛汇合成睾丸（卵巢）静脉，沿腰大肌前面上行。右侧以锐角注入下腔静脉；左侧以直角注入左肾静脉，故睾丸精索静脉曲张以左侧多见。

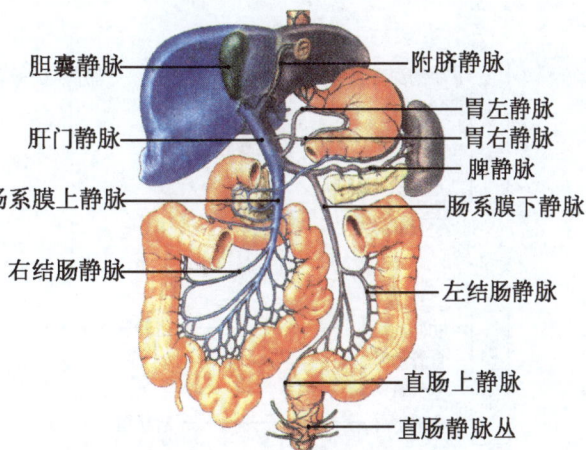

图 7 - 49　肝门静脉及其属支

肝门静脉的主要属支：a. **肠系膜上静脉**：伴同名动脉伴行，收集同名动脉及胃十二指肠动脉供血区的静脉血；b. **肠系膜下静脉**：与同名动脉伴行，收集同名动脉供血区的静脉血；c. **脾静脉**：在胰的后方伴脾动脉右行，收集同名动脉供血区的静脉血；d. **胃左静脉**：又称胃冠状静脉，与同名动脉伴行，注入肝门静脉；e. **胃右静脉**：与同名动脉伴行，并与胃左静脉吻合，注入肝门静脉；f. **胆囊静脉**：收集胆囊壁的静脉血，注入肝门静脉或其右支；g. **附脐静脉**：起于脐周围静脉网，沿肝圆韧带向下注入肝门静脉。

肝门静脉系与上、下腔静脉系的吻合

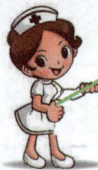

及侧支循环：肝门静脉系与上、下腔静脉系的吻合丰富，其吻合处主要有**食管静脉丛**、**直肠静脉丛**和**脐周围静脉网**（图7-50）。正常情况下，这些静脉丛的分支较小，血液按正常方向回流。当肝门静脉高压时，肝门静脉回流受阻，肝门静脉内的血液可经静脉丛流入上、下腔静脉系，形成侧支循环。侧支循环主要有3条途径（图7-50）。a. 肝门静脉→胃左静脉→食管静脉丛→食管静脉→奇静脉→上腔静脉；b. 肝门静脉→脾静脉→肠系膜下静脉→直肠上静脉→直肠静脉丛→直肠下静脉→髂内静脉→髂总静脉→下腔静脉；c. 肝门静脉→附脐静脉→脐周围静脉网，再经胸腹壁静脉、腹壁上静脉、腹壁浅静脉及腹壁下静脉等回流至上、下腔静脉。

当肝门静脉高压时，引起食管静脉丛、直肠静脉丛曲张，甚至破裂出血，即引起呕血或便血。

【附】 全身体循环的主要静脉回流

见图7-51。

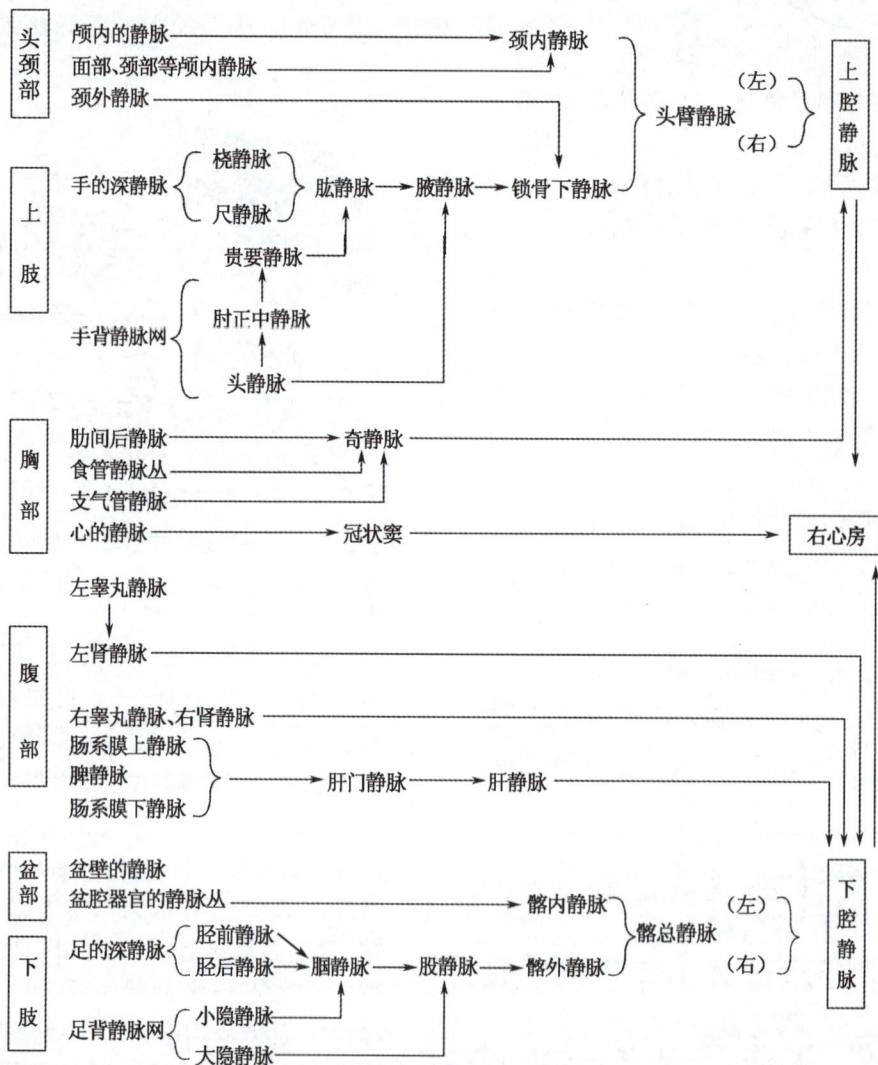

图7-51 体循环的主要静脉回流图

（张磊　余云学）

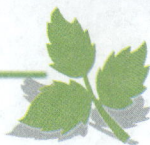

第二节 淋巴系统

一、概述

淋巴系统为脉管系统的一个组成部分,由淋巴管道、淋巴器官和淋巴组织组成。在淋巴系统内流动着的液体为淋巴液,简称为淋巴。血液流经毛细血管动脉端时,部分血浆成分经毛细血管壁进入组织间隙,形成组织液。组织液与细胞进行物质交换后,大部分又经毛细血管静脉端吸收入血液,小部分含有水及大分子物质则进入毛细淋巴管形成淋巴。淋巴沿各级淋巴管向心流动,最后流入静脉。淋巴系统不仅是心血管系统的辅助系统,协助静脉引流组织液,而且淋巴器官和淋巴组织还具有产生淋巴细胞、过滤淋巴液和参与免疫应答的功能(图7-52)。

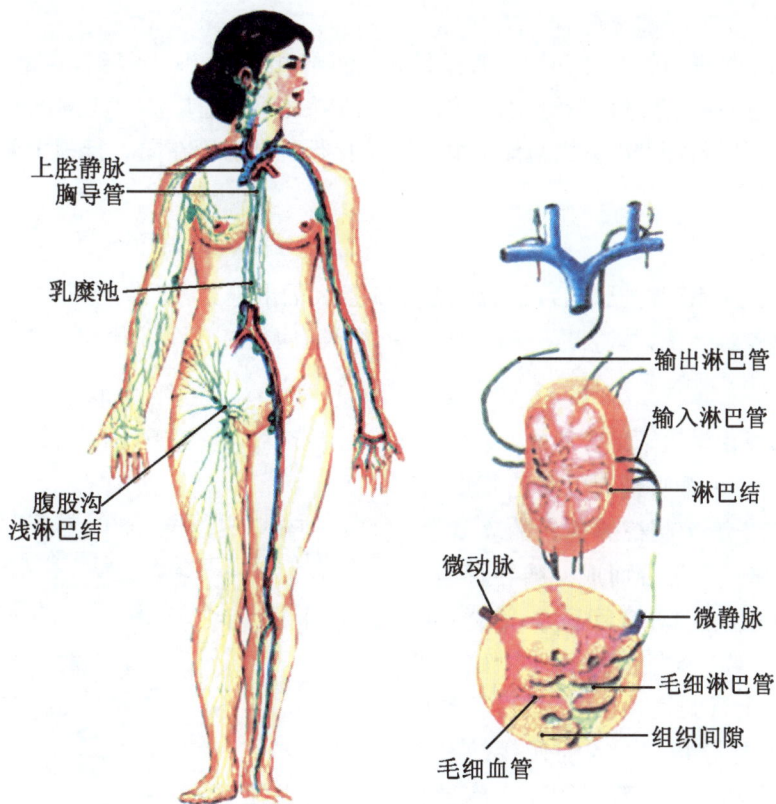

图 7-52 淋巴系模式图

淋巴为无色透明液体,但从小肠绒毛内的中央乳糜管至胸导管的淋巴因含乳糜微粒呈乳白色,故称为乳糜。

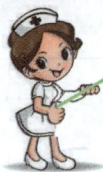

二、淋巴管道

淋巴管道包括毛细淋巴管、淋巴管、淋巴干和淋巴导管。

(一)毛细淋巴管

毛细淋巴管是淋巴管道的起始部,以膨大的盲端起始于组织间隙中,并相互吻合成毛细淋巴管网,除上皮、软骨、牙釉质、角膜、晶状体、脊髓和脑等处无毛细淋巴管分布外,遍布全身。毛细淋巴管的管壁由单层扁平内皮细胞构成,细胞间隙较大,无基膜,它的通透性大于毛细血管,组织液中的一些大分子物质,如癌细胞、细菌、异物和蛋白质等较易进入毛细淋巴管,因此,癌细胞或炎症常经淋巴管道转移(图7-53)。

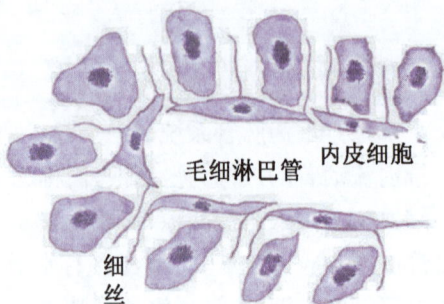

图7-53 毛细淋巴管

(二)淋巴管

淋巴管由毛细淋巴管汇合而成。管壁结构与静脉相似,但其管径细,管壁薄,并且瓣膜多,故其外形呈串珠状。淋巴管分为浅、深两类,两者之间交通广泛。浅淋巴管位于浅筋膜内,多与浅静脉伴行;深淋巴管则与深部血管神经伴行。淋巴管在向心行程中要经过1个或多个淋巴结(图7-51)。

(三)淋巴干

淋巴管经过一系列淋巴结后,最后汇合成9条大的淋巴干,即左、右颈干,左、右锁骨下干,左、右支气管纵隔干,左、右腰干和1条肠干(图7-54)。

(四)淋巴导管

淋巴导管是由淋巴干汇合而成,共2条,即胸导管和右淋巴导管(图7-54)。

1. 胸导管 为全身最大的淋巴管道,长30～40 cm,起于第1腰椎体前方的乳糜池,由左、右腰干和肠干汇合而成。胸导管经膈的主动脉裂孔入胸腔,在食管后方,沿脊柱的右前方上行,至第5胸椎体高度向左偏斜,并沿脊柱左前方上行到达颈根部,呈弓状弯向前下方注入左静脉角。注入前还接纳左颈干、左锁骨下干和左支气管纵隔干。胸导管收集下肢、盆部、腹部、左胸部、左上肢和左头颈部的淋巴,即收集上半身左侧和下半身的淋巴(图7-53)。

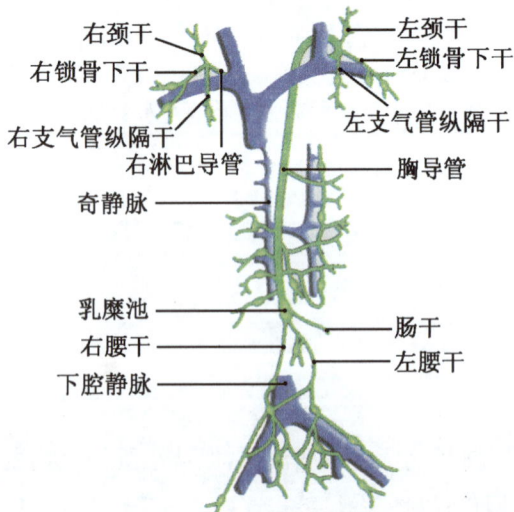

2. 右淋巴导管 为一短干,长约1.5 cm,由右颈干、右锁骨下干和右支气管纵隔干汇合而成,注入右静脉角。收集右头颈部、右

图7-54 淋巴干与胸导管

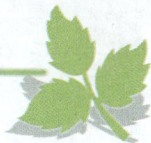

上肢和右胸部的淋巴,即上半身右侧的淋巴(图 7-53)。

三、淋巴器官

淋巴器官包括淋巴结、脾、胸腺和扁桃体等。

(一)淋巴结

淋巴结大多呈圆形或椭圆形,灰红色,质较软。淋巴结的一侧凹陷,称为淋巴结门,有

1～2 条输出淋巴管、血管和神经出入;淋巴结的凸侧缘,有数条输入淋巴管进入(图 7-55)。淋巴结常聚集成群,有浅、深群之分。四肢的淋巴结多位于关节的屈侧;内脏的淋巴结多位于血管的周围或器官的门附近。淋巴结的主要功能是滤过淋巴液、产生淋巴细胞和参与机体的免疫应答。

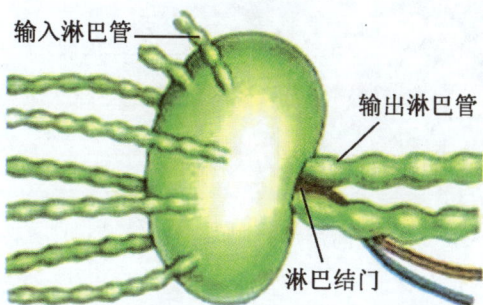

身体一定部位和器官所引流的淋巴结,称为该器官或部位的局部淋巴结。当某器官或局部发生病变时,如细菌、毒素或肿瘤细胞等可沿

图 7-55 淋巴结

淋巴管进入相应的局部淋巴结,从而引起该淋巴结肿大。因此,了解局部淋巴结的位置、收集范围和淋巴引流途径,对诊断和治疗某些疾病具有重要意义。

(二)脾

脾是人体最大的淋巴器官,主要具有滤血、造血、储血及参与机体免疫应答的功能。脾可分为内、外两面,上、下两缘,前、后两端。外面(膈面)隆凸光滑,与膈相贴。内面(脏面)凹陷,中央处为脾门,是血管、神经和淋巴管出入的部位。脾的上缘较锐利,有 2～3 个脾切迹,是脾肿大时触诊脾的标志(图 7-56)。

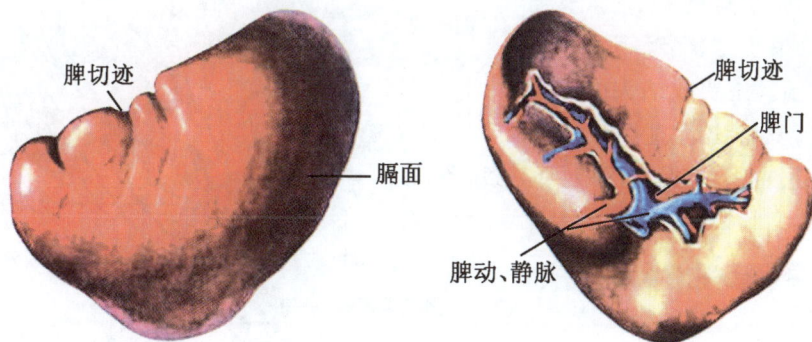

图 7-56 脾的形态

脾位于左季肋区,第 9～11 肋的深面,其长轴与第 10 肋一致,正常时在左肋弓下不能触及。脾为暗红色,呈扁椭圆形,质软且脆,遭受暴力打击时,易导致脾破裂而出血(图 7-57)。

第9肋

脾切迹

脾动脉

脾静脉

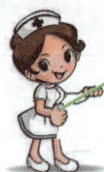

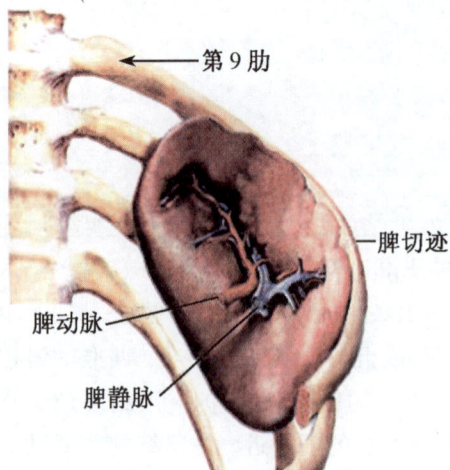

图 7-57　脾的位置

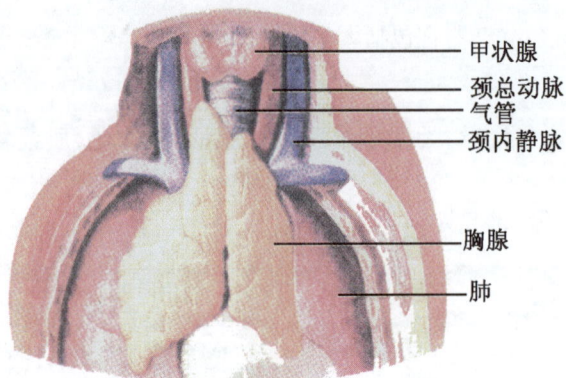

甲状腺

颈总动脉

气管

颈内静脉

胸腺

肺

图 7-58　胸腺

（三）胸腺

胸腺是中枢淋巴器官,具有分泌胸腺激素和培育 T 淋巴细胞并输送至周围淋巴器官(淋巴结、脾和扁桃体)和淋巴组织的作用。

胸腺位于胸骨柄后方,上纵隔的前部,分为左、右不对称的 2 叶。新生儿和幼儿胸腺相对较大,性成熟后最大,达 25~40 g。以后逐渐萎缩退化,到成人时腺组织常被结缔组织所代替(图 7-58)。

四、全身主要主要部位的淋巴结

（一）头部淋巴结

头部淋巴结多位于头、颈交界处,由后向前依次有枕淋巴结、乳突淋巴结、腮腺淋巴结、下颌下淋巴结和颏下淋巴结。主要收纳头面部浅层的淋巴管,其输出管直接或间接注入颈外侧深淋巴结(图 7-59)。

（二）颈部的淋巴结

颈部的淋巴结分颈前淋巴结和颈外侧淋巴结。

1. 颈前淋巴结　浅群有沿颈前静脉排列的颈前淋巴结;深群有沿喉、气管和甲状腺排列的喉前淋巴结、甲状腺淋巴结、气管前淋巴结和气管后淋巴结。

2. 颈外侧淋巴结　分为颈外侧浅淋巴结和颈外侧深淋巴结。

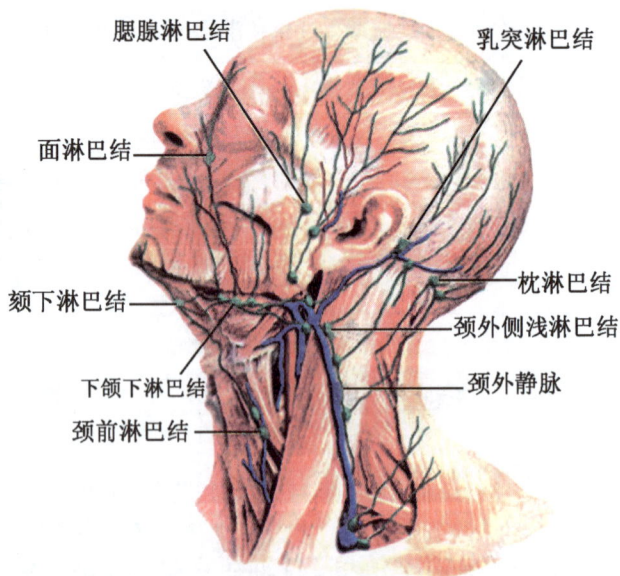

腮腺淋巴结

乳突淋巴结

面淋巴结

颏下淋巴结

下颌下淋巴结

颈前淋巴结

枕淋巴结

颈外侧浅淋巴结

颈外静脉

图 7-59　头颈部浅淋巴结

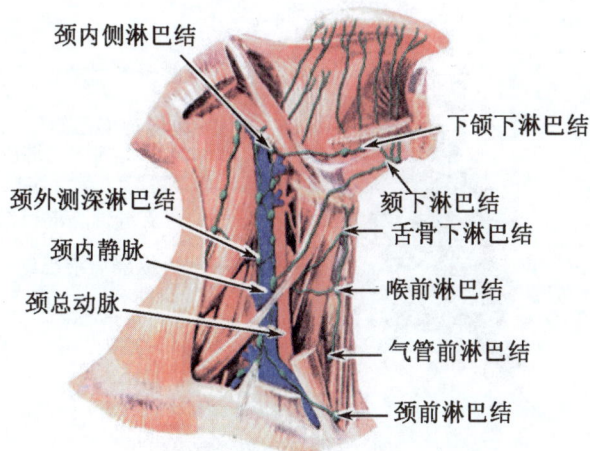

图 7-60 头颈部深淋巴结

（1）颈外侧浅淋巴结：位于胸锁乳突肌的浅面和后缘，沿颈外静脉排列，收纳枕部、耳后部和颈外侧浅部处的淋巴管（图 7-59），其输出管注入颈外侧深淋巴结。

（2）颈外侧深淋巴结：数目较多，沿颈内静脉排列。其上部位于鼻咽部后方的称为咽后淋巴结，鼻咽癌常先转移到该淋巴结；其下部位于锁骨上方的称为锁骨上淋巴结（图 7-60）。胃癌或食管下段癌晚期的患者，癌细胞可沿胸导管或颈干逆流转移至左锁骨上淋巴结，引起该淋巴结肿大。颈外侧深淋巴结直接或间接收纳头颈部的淋巴管，其输出管汇合成颈干。

（三）上肢淋巴结

上肢的淋巴结主要是腋淋巴结群，位于腋窝内，沿腋血管排列，按位置分为 5 群（图 7-61）。

1. 外侧淋巴结 沿腋静脉远侧段排列，收纳上肢大部分淋巴管。

2. 胸肌淋巴结 位于胸小肌下缘，沿胸外侧血管排列，收纳胸前外侧壁、脐平面以上腹前外侧壁和乳腺外侧上部的淋巴管，乳腺癌可首先转移至此淋巴结。

3. 肩胛下淋巴结 沿肩胛下血管排列，收纳项背部的淋巴管。

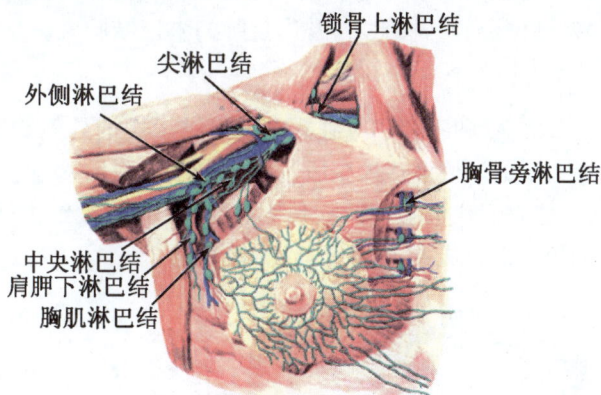

图 7-61 腋淋巴结

4. 中央淋巴结 位于腋窝的中央，收纳上述 3 群淋巴结的输出管。

5. 尖淋巴结 位于腋窝尖，沿腋静脉近侧段排列，收纳上述 4 群和乳腺上部的淋巴管，其输出管形成锁骨下干。

（四）胸部淋巴结

胸部的淋巴结有胸壁淋巴结和胸腔器官淋巴结。

1. 胸壁淋巴结 主要有胸骨旁淋巴结和肋间淋巴结等，胸骨旁淋巴结沿胸廓内血管排列，收纳胸前壁、腹前壁上部和乳房内侧部等处的淋巴管，其输出管注入支气管纵隔干（图 7-62）。

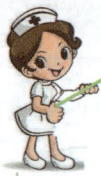

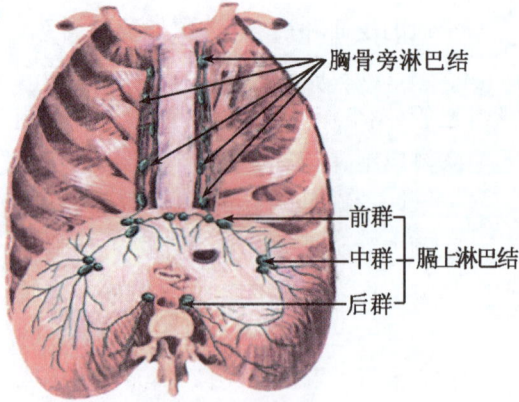

图 7-62　胸骨旁淋巴结

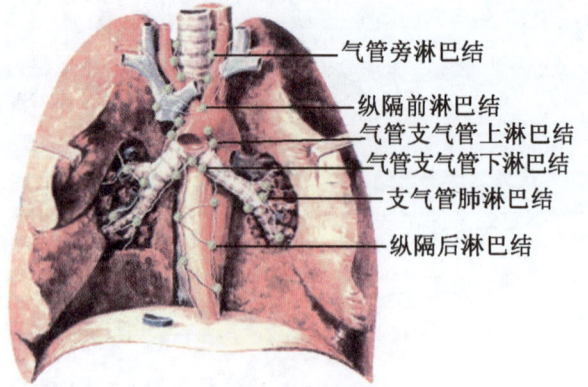

图 7-63　胸腔器官淋巴结

2. 胸腔器官淋巴结　主要有**支气管肺淋巴结**,位于肺门处,又称**肺门淋巴结**,收纳肺淋巴管,其输出管注入气管叉周围的**气管支气管淋巴结**,其输出管注入气管周围的**气管旁淋巴结**。气管旁淋巴结的输出管与纵隔前淋巴结的输出管汇合成左、右支气管纵隔干(图 7-63)。肺癌和肺结核患者,常出现肺门淋巴结肿大。

(五)腹部淋巴结

1. 腹壁和腹腔成对脏器的淋巴结　腹前外侧壁脐平面以上的淋巴液注入腋淋巴结,脐平面以下的淋巴液注入腹股沟浅淋巴结。腹后壁、腹腔成对脏器的淋巴注入腰淋巴结(图 7-64)。**腰淋巴结**沿腹主动脉和下腔静脉排列,收纳上述部位和器官及髂总淋巴结的淋巴管,其输出管汇合成左、右腰干,注入乳糜池。

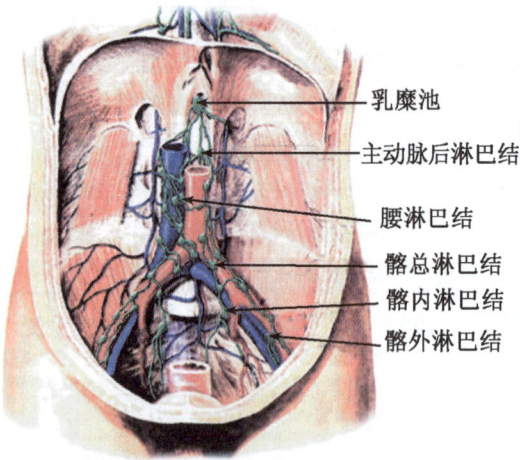

图 7-64　腰淋巴结

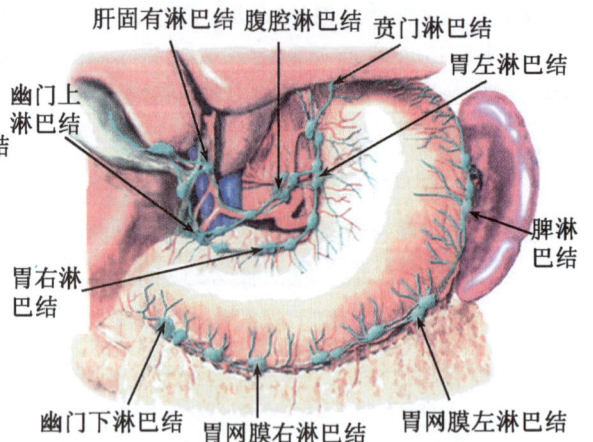

图 7-65　胃淋巴结

2. 腹腔不成对脏器的淋巴结　沿腹主动脉分出的不成对脏支及其分支周围排列,包括腹腔淋巴结、肠系膜上淋巴结和肠系膜下淋巴结(图 7-65,7-66,7-67)。其输出管共同汇合成肠干,向上行并注入乳糜池,收纳腹腔内不成对脏器的淋巴管。

(1)腹腔淋巴结:位于腹腔干周围,收纳腹腔干各级分支分布区域的淋巴管。

(2)肠系膜上淋巴结:位于肠系膜上动脉根部周围,收纳肠系膜上动脉分布区域的淋

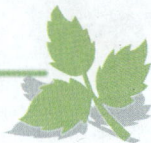

巴管。

（3）肠系膜下淋巴结：位于肠系膜下动脉根部周围，收纳肠系膜下动脉分布区域的淋巴管。

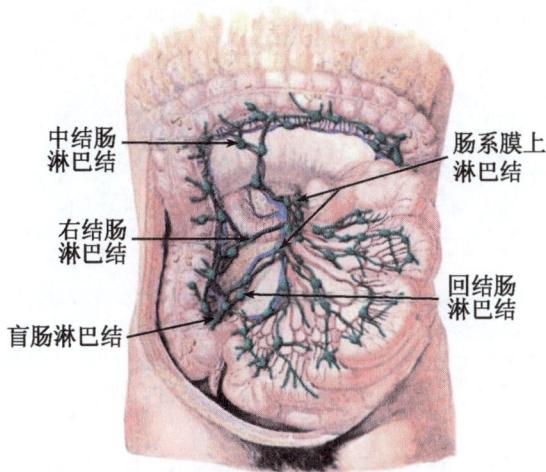

图 7‑66 肠系膜上淋巴结

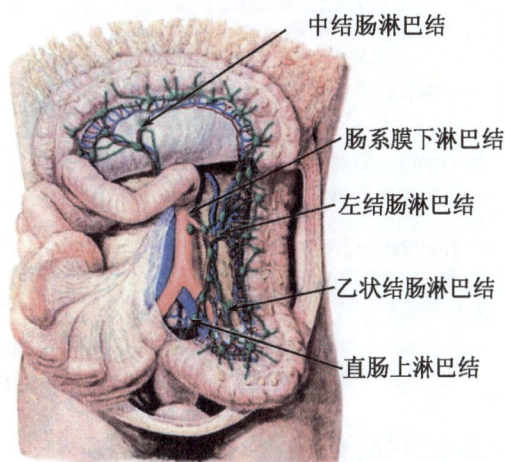

图 7‑67 肠系膜上淋巴结

（六）盆部淋巴结

盆部的淋巴结沿髂内、外血管和髂总血管排列，分别为髂外淋巴结、髂内淋巴结和髂总淋巴结（图 7‑68）。收纳同名动脉分布区域的淋巴管，最后经髂总淋巴结的输出管注入腰淋巴结。

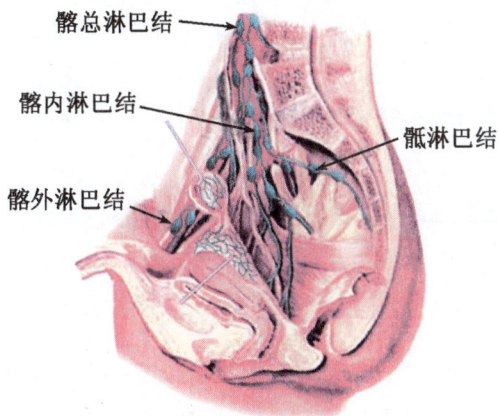

图 7‑68 盆部的淋巴结

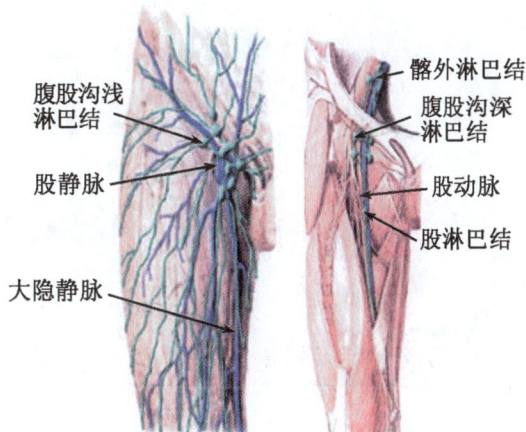

图 7‑69 腹股沟淋巴结

（七）下肢淋巴结

下肢的淋巴结主要有腹股沟浅淋巴结和腹股沟深淋巴结（图 7‑69）。

1. 腹股沟浅淋巴结 位于腹股沟韧带下方的浅筋膜内，可分为上、下两群。上群与腹股沟韧带平行排列，收纳脐平面以下腹前外侧壁、臀部、会阴部和子宫底的淋巴管；下群沿大隐静脉末端排列，收纳除足外侧缘和小腿后外侧部之外的下肢浅淋巴管。腹股沟浅淋巴结的输出管注入腹股沟深淋巴结或髂外淋巴结。

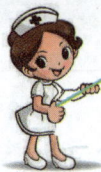

2. 腹股沟深淋巴结　位于股静脉根部周围,收纳下肢深淋巴管、会阴的淋巴管以及足外侧缘和小腿后外侧浅部的淋巴管,并接受腹股沟浅淋巴结的淋巴管,其输出管注入髂外淋巴结。

【附】　全身淋巴回流

见图 7-70。

头颈右侧半淋巴管 ——→ 右颈外侧深淋巴结 ——→ 右颈干 ———————→

右上肢、右胸壁浅层 ——→ 右肢淋巴结 ——→ 右锁骨下干 ————→ 右淋巴导管 ——→ 右静脉角
乳房大部分淋巴管

右胸壁深层、支气管、肺、右半心、食管、膈的淋巴管 ——→ 气管旁淋巴结　纵隔前、后淋巴结 ——→ 右支气管纵隔干 ——→

头颈左侧半淋巴管 ——→ 左颈外侧深淋巴结 ——→ 左颈干 ———————→

左上肢、左胸壁浅层、乳房大部分淋巴管 ——→ 左腋淋巴结 ——→ 左锁骨下干 ————→ 胸导管 ——→ 左静脉角

左胸壁深层、支气管、肺、左半心、食管、膈的淋巴管 ——→ 气管旁淋巴结　纵隔前、后淋巴结 ——→ 左支气管纵隔干 ——→

腹腔不成对器官淋巴管 ——→ 肠系膜上、下淋巴结　腹腔淋巴结 ——→ 肠干 ———→ 乳糜池

腹后壁、腹腔成对器官淋巴管 ————————————————→

盆壁、盆腔脏器淋巴管 ——→ 髂内淋巴结 ——→ 髂总淋巴结 ——→ 腰淋巴结 ——→ 左右腰干

下腹壁、臀部、外阴部、下肢淋巴管 ——→ 腹股沟浅淋巴结　腘淋巴结 ——→ 腹股沟深淋巴结 ——→ 髂外淋巴结

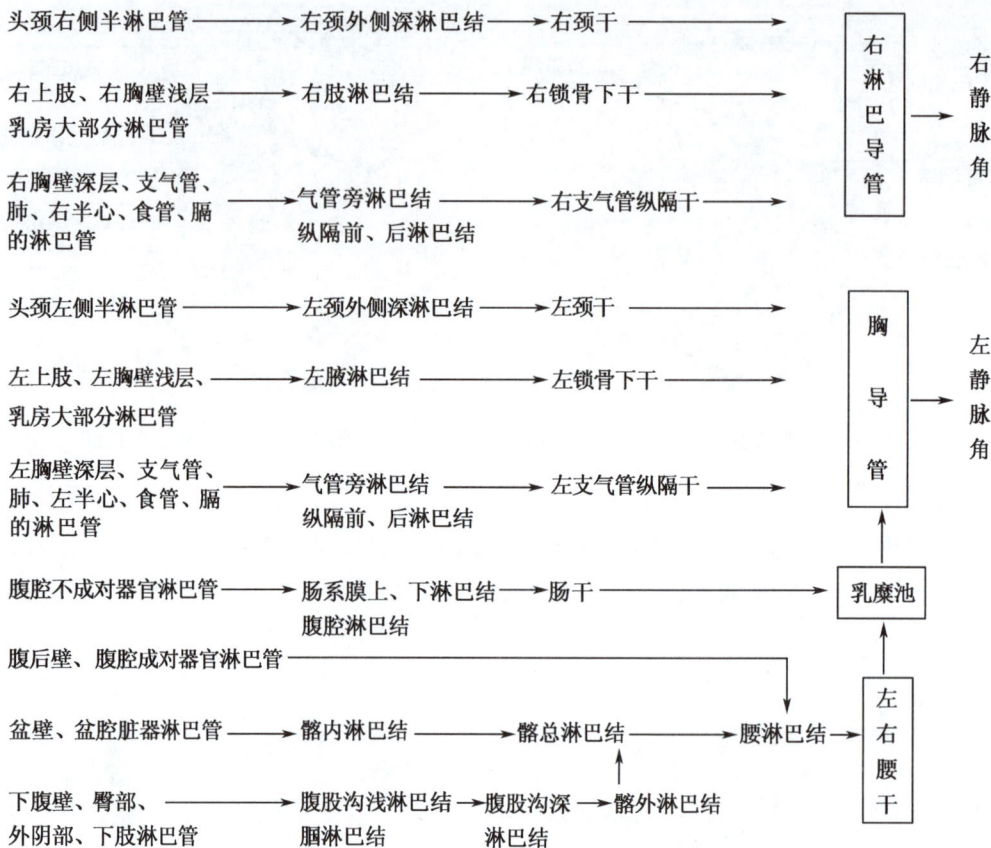

图 7-70　全身淋巴回流图

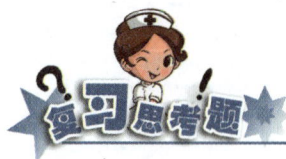

复习思考题

一、名词解释

　　1. 血液循环　2. 体循环　3. 肺循环　4. 动脉　5. 静脉　6. 卵圆窝　7. 动脉韧带　8. 静脉角　9. 乳糜池　10. 危险三角

二、填空题

　　1. 心血管系由_____、_____、_____和_____组成。

　　2. 心位于_____内,约_____在前正中线的左侧,约_____在前正中线的右侧。

　　3. 心尖朝向_____方,在左侧第_____肋间隙左锁骨中线_____侧1~2 cm处。

　　4. 体循环又称_____,起于_____,止于_____;肺循环又称_____,起于_____,止于_____。

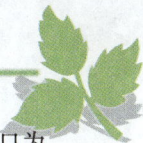

5. 根据血流方向,右心房的入口有_____、_____和_____,出口有_____;右心室的入口为_____,出口为_____;左心房的入口为_____,出口为_____;左心室的入口为_____,出口为_____。

6. 室间隔缺损的常见部位为_____,房间隔缺损的常见部位为_____。

7. 心的传导系包括_____、_____、_____和_____。

8. 营养心的动脉有_____和_____,它们分别起于_____和_____。

9. 主动脉发自_____,全长按行程依次分_____、_____和_____。

10. 主动脉弓凸侧自右向左依次发出_____、_____和_____。

11. 颈外动脉的主要分支有_____、_____、_____、_____和_____。

12. 腹腔干分为_____、_____和_____;肠系膜上动脉的分支有_____、_____、_____和_____;阑尾动脉是_____动脉的分支。

13. 上肢的浅静脉主要有_____、_____和_____。

14. 下肢的浅静脉主要有_____和_____。

15. 肝门静脉由_____和_____合成;主要属支有_____、_____、_____、_____、_____和_____。

16. 淋巴系统由_____、_____和_____组成。

17. 淋巴管道包括_____、_____、_____和_____。

18. 淋巴干有9条,它们是_____、_____、_____、_____和_____。

19. 淋巴器官包括_____、_____、_____和_____等。

20. 胸导管起于_____,由_____、_____和_____组成,注入_____。

三、选择题

A₁ 型选择题

1. 心 ( )
A. 左右半心互相连通   B. 左半心含静脉血
C. 右半心含动脉血   D. 体循环起于左心室
E. 心房心室同时收缩

2. 不属于颈外动脉的分支 ( )
A. 甲状腺上动脉   B. 甲状腺下动脉
C. 面动脉   D. 颞浅动脉
E. 上颌动脉

3. 阑尾动脉起于 ( )
A. 肠系膜上动脉   B. 肠系膜下动脉
C. 回结肠动脉   D. 中结肠动脉
E. 右结肠动脉

4. 不属于门静脉属支的静脉 ( )
A. 肠系膜上静脉   B. 肝静脉   C. 脾静脉   D. 胃左静脉   E. 附脐静脉

5. 构成心外膜的是 ( )
A. 纤维性心包   B. 浆膜性心包的壁层
C. 浆膜性心包的脏层   D. 胸膜壁层
E. 胸膜脏层

6. 大隐静脉 ( )
A. 在足背外侧缘起自足背静脉弓   B. 行经内踝前方
C. 沿小腿的后面上升   D. 注入腘静脉
E. 行经外踝后方

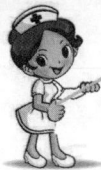

7. 心室舒张时,防止血液逆流的装置有 （　）
A. 二尖瓣、三尖瓣
B. 主动脉瓣、二尖瓣
C. 主动脉瓣、三尖瓣
D. 主动脉瓣、肺动脉瓣
E. 肺动脉瓣、三尖瓣

8. 心室收缩时,防止血液逆流的装置 （　）
A. 二尖瓣
B. 三尖瓣和二尖瓣
C. 主动脉瓣和二尖瓣
D. 肺动脉瓣和三尖瓣
E. 主动脉瓣和肺动脉瓣

9. 左心房有 （　）
A. 肺动脉口　　B. 4个肺静脉口　　C. 2个肺静脉口　　D. 冠状窦口　　E. 上腔静脉口

10. 左房室口周缘附有 （　）
A. 三尖瓣　　B. 二尖瓣　　C. 主动脉瓣　　D. 肺动脉瓣　　E. 半月瓣

11. 若行头部临时止血,可将下列哪条动脉压在第六颈椎横突上 （　）
A. 面动脉　　B. 上颌动脉　　C. 颞浅动脉　　D. 颈总动脉　　E. 颈外动脉

12. 上腔静脉由左、右 （　）
A. 头臂静脉合成
B. 锁骨下静脉合成
C. 颈内静脉合成
D. 头臂干合成
E. 锁骨下静脉和颈内静脉合成

13. 睾丸静脉 （　）
A. 均注入下腔静脉
B. 右侧的注入下腔静脉
C. 左侧的注入下腔静脉
D. 均注入肾静脉
E. 注入肾上腺静脉

14. 关于静脉的说法正确的是 （　）
A. 浅静脉与浅动脉伴行
B. 管壁相对较动脉厚
C. 所有的静脉都有静脉瓣
D. 体循环静脉分深浅两种
E. 管腔比相应动脉小

15. 肝静脉注入 （　）
A. 右心房　　B. 右心室　　C. 上腔静脉　　D. 下腔静脉　　E. 肝门静脉

16. 下列有关奇静脉的描述,错误的是 （　）
A. 起自右腰升静脉
B. 经右肺根的上方
C. 纵行连接右侧腰升静脉
D. 注入下腔静脉
E. 注入处相当胸骨角平面

17. 胸导管 （　）
A. 向上经食管裂孔入胸腔
B. 沿胸主动脉左侧上行
C. 注入右静脉角
D. 收集全身3/4区域的淋巴
E. 接纳右支气管纵隔干、右锁骨下干和右颈干

18. 脾 （　）
A. 为扁圆形中空性器官
B. 位于右季肋区
C. 被9～11肋掩盖
D. 其长轴与肋弓一致
E. 脾后缘有2～3个脾切迹

19. 乳腺癌常累及 （　）
A. 外侧淋巴结
B. 肩胛下淋巴结
C. 胸肌淋巴结
D. 中央淋巴结
E. 尖淋巴结

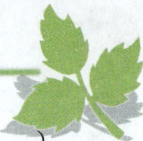

20. 滤过血液的主要免疫器官是 （　　）

A. 脾　　　　　B. 胸腺　　　　　C. 淋巴结　　　　　D. 扁桃体　　　　　E. 胰

B 型选择题

A. 肠系膜上动脉　　　　　　　　B. 腹腔干

C. 肝总动脉　　　　　　　　　　D. 胃十二指肠动脉

E. 脾动脉

1. 胃短动脉起自 （　　）

2. 胃网膜右动脉起自 （　　）

3. 肝固有动脉起自 （　　）

4. 胃左动脉起自 （　　）

5. 回结肠动脉起自 （　　）

A. 上腔静脉　　B. 下腔静脉　　C. 门静脉　　D. 腋静脉　　E. 股静脉

6. 奇静脉注入 （　　）

7. 肝静脉注入 （　　）

8. 大隐静脉注入 （　　）

A. 胸导管　　B. 右淋巴导管　　C. 乳糜池　　D. 左静脉角　　E. 右静脉角

9. 肠干注入 （　　）

10. 左颈干注入 （　　）

11. 腰干注入 （　　）

12. 胸导管注入 （　　）

13. 左锁骨下干注入 （　　）

四、简答题

1. 简述大循环的主要途径。

2. 简述心腔的结构。保证血液在心腔内正常运行的结构有哪些？

3. 简述颈外动脉主要分支与分布。

4. 简述腹腔干的分支与分布。

5. 简述营养胃的动脉及其来源。

6. 在活体上可触及哪些动脉搏动？

7. 为什么唇、鼻周围感染切忌挤压？

8. 简述肝门静脉的组成和收集范围。肝门静脉与腔静脉吻合处有哪些？其临床意义如何？

9. 口服维生素 B_2 后，发现小便呈黄色，简述药物排出途径。

10. 为什么胃癌、食管癌晚期会引起左锁骨上淋巴结肿大？

（褚世居）

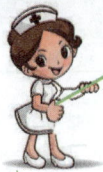

第八章

感　觉　器

感觉器由感受器和附属结构组成。感受器能接受机体内、外环境的特定刺激,并将刺激转化为神经冲动,由感觉神经传到大脑皮质的感觉中枢,产生相应的感觉。感觉器包括视器、前庭蜗器、味器和嗅器等。

第一节　视　器

视器又称为眼,由眼球和眼副器组成(图8-1)。眼球将可见光波的刺激转变为神经冲动,再由视觉传导路传到大脑皮质视觉中枢,产生视觉。眼副器位于眼球的周围或附近,对眼球具有保护、支持和运动的作用(图8-1)。

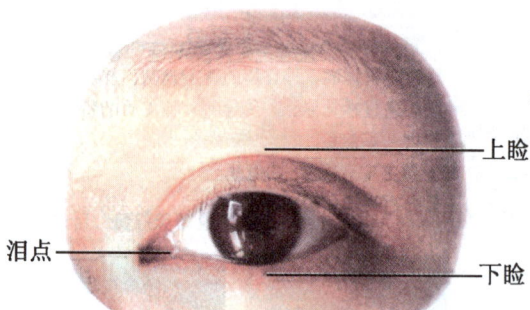

视神经　上睑　泪点　下睑

图8-1　眼

眼球　眼外肌　眼球前极

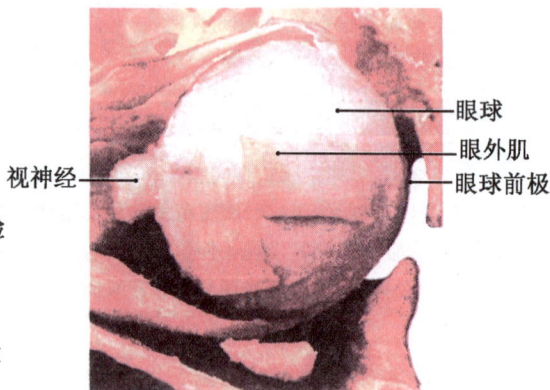

图8-2　眼球外侧面

一、眼球

眼球位于眶的前部,近似球形,其后部借视神经连于脑。眼球由眼球壁和眼球内容物组成(图8-2)。

(一)眼球壁

眼球壁由外向内依次分为纤维膜、血管膜和视网膜。

1. 纤维膜　由致密结缔组织构成,厚而坚韧,具有维持眼球形态和保护眼球内容物的作用,可分为角膜和巩膜(图8-3)。

(1)角膜:位于眼球正前方,占眼球外膜的前1/6,无色透明,呈圆盘状,略向前凸,具有屈光作用。角膜内无血管,但有丰富的感觉神经末梢,故感觉灵敏。

知识链接

角膜移植

角膜是眼睛和世界之间的窗户。如果一个人因事故或疾病导致角膜形成瘢痕,就会失明。此类失明的唯一治疗方法是角膜移植。角膜移植是用捐献的角膜代替患者病变角膜的一种眼科复明手术。但是,由于眼角膜的捐献者太少,全国各大医院每年可以完成的角膜移植手术只有2000～3000例,绝大多数失明者目前只能在黑暗中苦苦地等待。

(2)巩膜:位于角膜的后方,占外膜的后5/6。巩膜呈乳白色,不透明,厚而坚韧。在巩膜与角膜交界处深面有一环形的小管,称为巩膜静脉窦,是房水回流入静脉的通路(图8-3)。

2.血管膜 呈棕黑色,由疏松结缔组织构成,内含丰富的血管及色素细胞,有营养眼球和遮光的作用,血管膜由前向后可分为虹膜、睫状体和脉络膜(图8-3,8-4)。

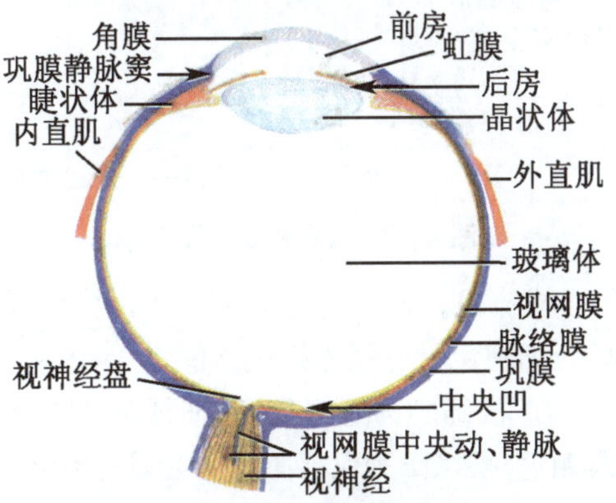

图8-3 眼球的构造

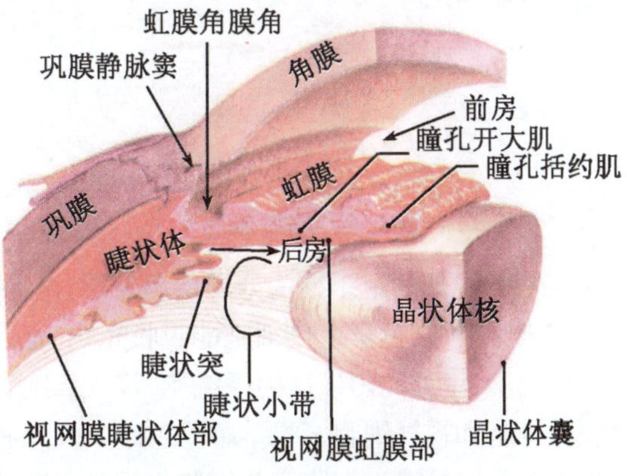

图8-4 眼球水平切面局部放大

(1)虹膜:为血管膜的最前部,位于角膜的后方,呈圆盘状,中央有一圆形的孔,称为瞳孔,光线穿过角膜后,经瞳孔进入眼内。虹膜内有两种排列方向不同的平滑肌:一种环绕瞳孔周围的为瞳孔括约肌,司瞳孔缩小;另一种呈放射状排列的为瞳孔开大肌,司瞳孔开大。瞳孔在强光下或看近物时缩小;在弱光下或看远物时开大,以调节进入眼球内的光线。

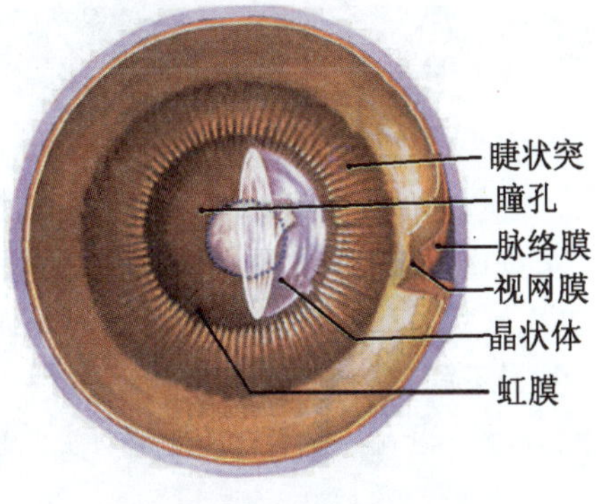

(2)睫状体:位于虹膜的外后方,是血管膜增厚的部分。睫状体的前部有许多向内突出呈放射状排列的皱襞,称为睫状突,由睫状突发出许多睫

图8-5 睫状体和晶状体

145

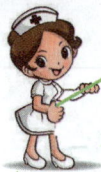

状小带与晶状体的(图8-5)。睫状体内的平滑肌,称为**睫状肌**。此肌舒缩牵动睫状小带,可调节晶状体的曲度,使视物焦点能准确投射到视网膜上。睫状体还有产生房水的作用。

(3)脉络膜:位于巩膜内面,为血管膜后2/3,含有丰富的血管和色素细胞,具有营养眼球壁和吸收眼内分散光线的作用。

3. 视网膜 贴附于血管膜内面,可分为盲部和视部(图8-6,8-7)。在虹膜和睫状体内面的部分,称为**盲部**,无感光功能;在脉络膜内面的部分,称为**视部**,有感光作用。

用眼底镜观察视网膜,在其后部中央偏鼻侧处,有一白色圆形隆起,称为**视神经盘**或**视神经乳头**,此处无感光细胞,称为**生理性盲点**。在视神经盘颞侧约3.5 mm处的稍下方,有一黄色小区,称为**黄斑**,其中央有一小凹陷,称为**中央凹**,此处视锥细胞密集,是感光和辨色最敏锐的部位(图8-6)。

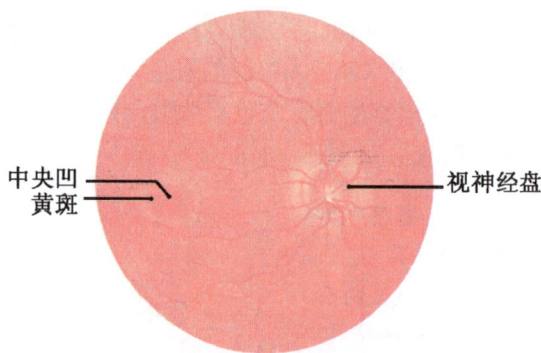

图8-6 右眼眼底

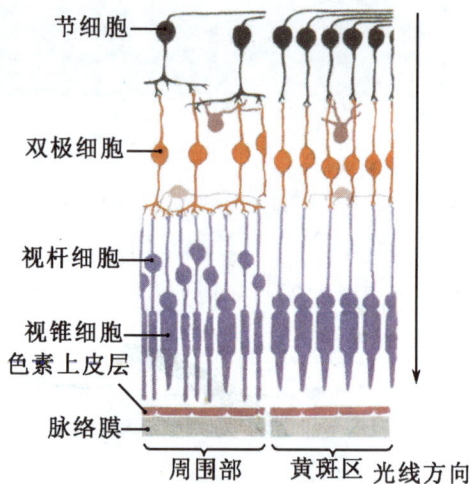

图8-7 视网膜结构示意图

视网膜视部的组织结构分内层和外层,两层之间连接疏松。外层为**色素上皮层**,由单层色素上皮细胞构成,色素上皮细胞能吸收光线,有保护感光细胞免受过强光线刺激的作用;内层为**神经细胞层**,由外向内依次为**视细胞**、**双极细胞**和**节细胞**。视细胞为感光细胞,即视觉感受器,分视锥细胞和视杆细胞。**视锥细胞**可感受强光和分辨颜色;**视杆细胞**仅能感受弱光,不能辨色。双极细胞是连接感光细胞和节细胞之间的双极神经元。节细胞为多极神经元,其树突与双极细胞形成突触,轴突沿视网膜内面向视神经盘集中,出眼球壁后组成视神经(图8-7)。

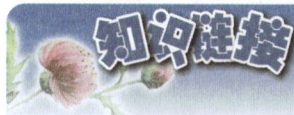

知识链接

视网膜脱离

视网膜脱离是指视网膜神经细胞层与色素上皮层的分离,是一种较严重、较常见的致盲性眼病。视网膜脱离后得不到脉络膜的血液供应,色素上皮易游离、萎缩,如不及时重新复原,视力将不易恢复。视网膜脱离多见于40~70岁的人。近几年,年轻人患视网膜脱离有上升趋势。

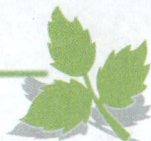

（二）眼球内容物

眼球内容物包括房水、晶状体和玻璃体。它们均无色透明，无血管分布，具有屈光作用，与角膜共同组成眼的屈光系统，能使所视物体在视网膜上形成清晰的物像。

1. 房水　为无色透明的液体，充满于眼房内。眼房是角膜与晶状体之间的腔隙，以虹膜为界，分为前房和后房，两者借瞳孔相通。在前房的周边，虹膜与角膜交界处的环形区域，称为虹膜角膜角（前房角），与巩膜静脉窦相邻。房水除有屈光作用外，还具有营养角膜和晶状体及维持眼内压的作用。

房水的产生和循环途径：

睫状体产生房水→后房→瞳孔→前房→虹膜角膜角$\xrightarrow{\text{渗入}}$巩膜静脉窦→眼静脉。

知识链接

青 光 眼

青光眼是指眼内房水循环障碍使眼压升高，因而视功能障碍，并伴有视网膜形态学变化的疾病。青光眼的早期表现有：眼压升高、视野变窄，视力减弱、头痛眼胀、恶心呕吐等症状。青光眼常见于中壮年，特别是妇女较多，多数发病与精神有关，有些青光眼患者与遗传有关。

2. 晶状体　位于虹膜和玻璃体之间，呈双凸透镜状的透明体，富有弹性，无血管和神经，表面包有晶状体囊，其周缘借睫状小带与睫状体相连（图 8-3,8-5）。晶状体曲度可随睫状肌舒缩发生变化。视近物时，睫状肌收缩，睫状体向前内移动，睫状小带松弛，晶状体因本身的弹性回缩而变厚，屈光能力增强；视远物时，睫状肌舒张，睫状体向后外移动，睫状小带拉紧，晶状体变薄，屈光能力减弱。通过睫状肌对晶状体的调节，使不同距离的物体，都能在视网膜上形成清晰的物像。

老年人晶状体弹性减退，睫状肌对晶状体的调节能力减弱，看近物时，晶状体屈度不能相应增大，导致视物不清，称为老视，俗称老花眼。晶状体可因发育异常、病变、创伤、老化或代谢障碍等原因而混浊，称为白内障。

3. 玻璃体　为晶状体与视网膜之间的无色透明胶状物，具有屈光、维持眼球形状和支撑视网膜的作用。

二、眼副器

眼副器包括眼睑、结膜、泪器和眼球外肌等（图 8-8），对眼球具有保护、支持和运动的作用。

（一）眼睑

眼睑俗称为眼皮，位于眼球前方，可分上睑和下睑，两者之间的裂隙为睑裂，

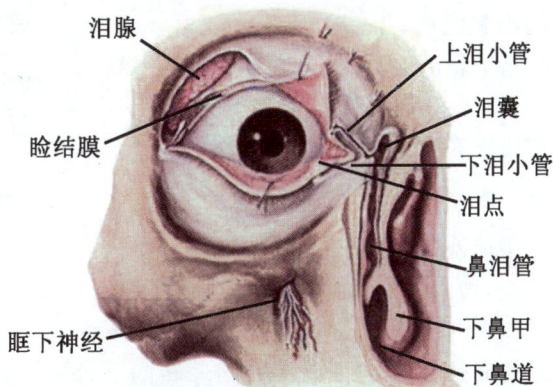

图 8-8　眼睑、结膜和泪器

（泪腺、上泪小管、泪囊、下泪小管、泪点、鼻泪管、下鼻甲、下鼻道、眶下神经、睑结膜）

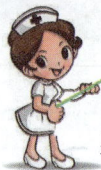

其内、外侧角分别称为内眦和外眦。眼睑的游离缘,称为睑缘。眼睑的前缘生有睫毛,睫毛根部的皮脂腺,称为睑缘腺。当睑缘腺发炎时,可局部红肿,称为麦粒肿。上、下睑缘在靠近内眦处,各有一小孔,称为泪点,是上、下泪小管的入口(图8-8)。

眼睑由浅入深依次分为5层:① 皮肤:薄而柔软;② 皮下组织:较疏松,易发生水肿;③ 肌层:主要为眼轮匝肌,收缩时使睑裂闭合;④ 睑板:由致密结缔组织构成,呈半月形,质硬,有支撑眼睑的作用,其内有睑板腺,其腺管开口于睑缘,可分泌油脂性液体,有润滑眼睑和阻止泪液外溢的作用。当睑板腺导管阻塞时,可形成睑板腺囊肿,又称为霰粒肿;⑤睑结膜:紧贴于睑板内面(图8-9)。

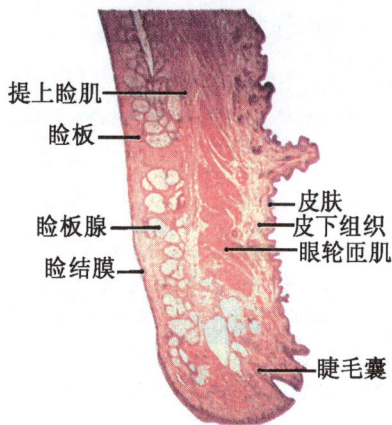

图8-9　眼睑的结构

2. 泪道　由泪点、泪小管、泪囊和鼻泪管组成。

(1) 泪点:是泪小管的入口,有上泪点和下泪点,分别位于上、下睑缘的内侧端。

(2) 泪小管:为连接泪点和泪囊之间的小管,分为上泪小管和下泪小管,共同开口于泪囊。

(3) 泪囊:位于眶内侧壁前方的泪囊窝内,上端为盲端,下端移行为鼻泪管。

(4) 鼻泪管:为膜性管道,末端开口于下鼻道前部(图8-8)。

(四)眼球外肌

眼球外肌配布在眼球周围,

(二)结膜

结膜为1层富含血管和神经末梢的透明黏膜。衬贴在眼睑内面的部分,称为睑结膜;覆盖在巩膜前面的部分,称为球结膜。上、下睑睑结膜与球结膜返折移行处分别形成结膜上穹和结膜下穹。当眼睑闭合时,结膜围成的囊状腔隙,称为结膜囊。结膜炎和沙眼是结膜常见疾病。

(三)泪器

泪器包括泪腺和泪道。

1. 泪腺　位于眼眶上壁前外侧的泪腺窝内,其排泄管开口于结膜上穹外侧部。泪腺分泌的泪液,有湿润角膜和结膜、冲洗异物与灭菌作用。

图8-10　眼球外肌(外侧面观)

共7块,均为骨骼肌。除1块上睑提肌提上睑外,其余6块均作用于眼球。上直肌收缩使眼球转向上内方;下直肌收缩使眼球转向下内方;内直肌收缩使眼球转向内侧;外直肌收缩使眼球转向外侧;上斜肌收缩使眼球转向下外方;下斜肌收缩使眼球转向上外方(图8-10)。眼球的正常转动是上述6条肌协同作用的结果。

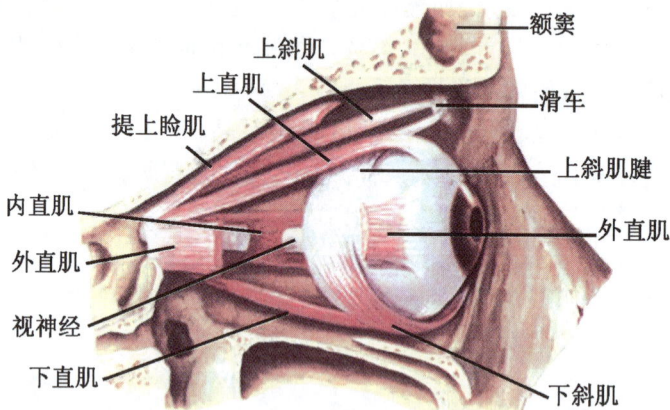

斜视与复视

眼球的运动并非单一肌肉的作用，而是两眼数条肌协同作用的结果。当某一肌麻痹时，在拮抗肌的作用下，眼球则向相反方向偏斜，称为斜视。斜视患者注视一物体时，不能将这同一物像准确投射到两眼视网膜对应点上，大脑视区则不能将两眼传入的信息整合为单一物像，使得同一物体被看成分离的两个物体，这种现象称为复视。

三、眼的血管

分布到眼球和眼副器的动脉主要是**眼动脉**。眼动脉发自颈内动脉，其中最重要的分支为**视网膜中央动脉**。该动脉自眼球后方入视神经，经视神经盘处穿出，分为视网膜鼻侧上、下小动脉和颞侧上、下小动脉4支，营养视网膜各部。眼静脉收集眼球和眶内其他结构的静脉血，向后注入颅内海绵窦，向前与内眦静脉相交通（图8-6）。

第二节　前庭蜗器

前庭蜗器又称为**位听器**或**耳**，按部位分为**外耳**、**中耳**和**内耳**。外耳和中耳是收集和传导声波的结构，内耳是位觉和听觉感受器所在部位（图8-11）。

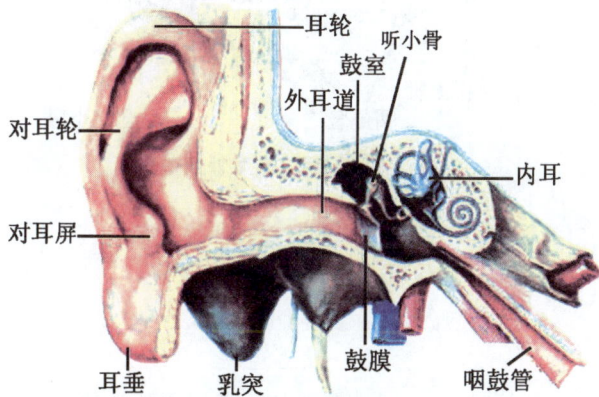

图8-11　前庭蜗器示意图

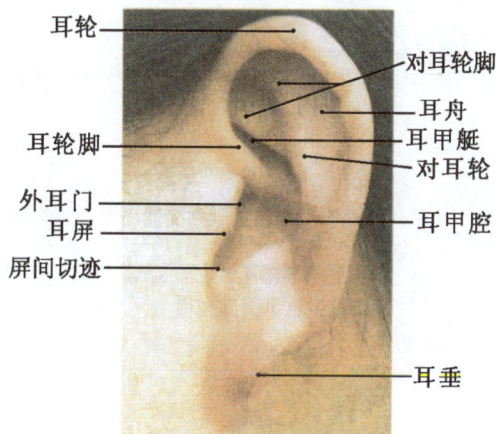

图8-12　耳郭

一、外耳

外耳包括**耳郭**、**外耳道**和**鼓膜**。

（一）耳郭

耳郭位于头部两侧，主要由弹性软骨为支架，外覆皮肤和薄层皮下组织构成。耳郭外侧面中部凹陷，有外耳门，外耳门前方的突起，称为耳屏。耳郭向下垂的部分，称为耳垂，内无

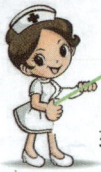

软骨,仅有皮肤和皮下组织构成,是临床采血常选部位(图8-12)。

(二)外耳道

外耳道为外耳门至鼓膜之间的弯曲管道,长 2.0~2.5 cm。外侧 1/3 为软骨部,与耳郭软骨相续;内侧 2/3 为骨部。外耳道由外向内,先斜向后上,后斜向前下。检查外耳道和鼓膜时,向后上方牵拉耳郭,可使外耳道变直。因婴儿的外耳道较短直,鼓膜近于水平位,检查时,则需将耳郭向后下方牵拉。

外耳道皮下组织少,表面覆以皮肤,富含感觉神经末梢、毛囊、皮脂腺和耵聍腺。皮肤与软骨膜或骨膜紧贴,不易移动。故发生疖肿时,因张力较大而疼痛剧烈。耵聍腺可分泌耵聍,为黄褐色黏稠物,对外耳道有保护作用,但干燥凝结积存过多时,会影响声波的传导。

(三)鼓膜

鼓膜位于外耳道与鼓室之间,为椭圆形半透明的薄膜。外侧面向前外下倾斜,与外耳道底呈 45°角。婴幼儿鼓膜倾斜较大,几乎呈水平位。鼓膜中心向内凹陷,称为**鼓膜脐**。鼓膜上 1/4 为**松弛部**,活体呈红色;下 3/4 为**紧张部**,活体呈灰白色,该部前下方有一三角形的反光区,称为**光锥**(图8-13),中耳的一些疾患可引起光锥改变或消失。

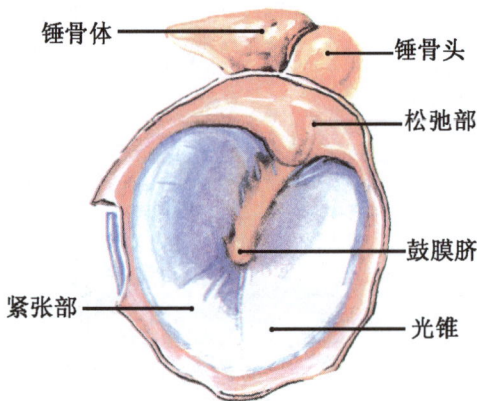

图 8-13　鼓膜

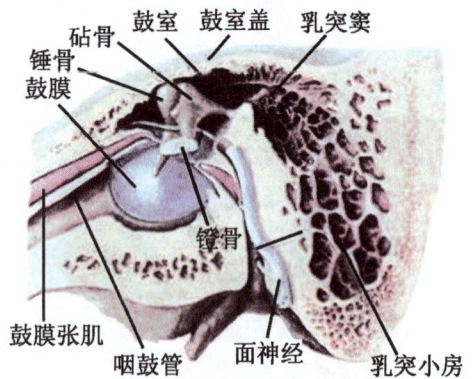

图 8-14　鼓室外侧壁

二、中耳

中耳包括**鼓室**、**咽鼓管**、**乳突窦**和**乳突小房**。

(一)鼓室

鼓室(图8-11,8-14)是颞骨岩部内的 1 个不规则含气小腔,位于鼓膜与内耳外侧壁之间,内有 3 块听小骨等。鼓室内衬有黏膜,并与咽鼓管和乳突小房等处的黏膜相延续。

1. 鼓室壁　鼓室有不规则的 6 个壁:

(1)上壁:又称为**鼓室盖**,为分隔鼓室与颅中窝的一薄层骨板。

(2)下壁:又称为**颈静脉壁**,为分隔鼓室与颈内静脉起始部的一薄层骨板。

(3)前壁:又称为**颈动脉壁**,与颈动脉管相邻,上部有咽鼓管鼓室口。

(4)后壁:又称为**乳突壁**,上部有乳突窦的开口,经此通乳突小房。

(5)外侧壁:又称为**鼓膜壁**,借鼓膜与外耳道分隔。

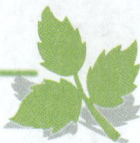

（6）内侧壁：又称为**迷路壁**，即内耳的外侧壁。此壁的后部有2个孔，位于后上方的呈卵圆形，称为**前庭窗**，有镫骨底附着。位于后下方的呈圆形，称为**蜗窗**，被第二鼓膜封闭。在前庭窗的后上方有一弓形的隆起，称为**面神经管凸**，其深部有面神经管，管内有面神经通过。由于此处的面神经管较薄，中耳的炎症或手术易伤及面神经。

2. 听小骨　由外侧向内侧依次排列为**锤骨、砧骨和镫骨**（图8-15）。

图8-15 听小骨

锤骨形似小锤，锤骨柄贴于鼓膜内面。镫骨形如马镫，镫骨底通过韧带连于前庭窗边缘，将前庭窗封闭。砧骨位于锤骨与镫骨之间，形如砧。

锤骨、砧骨和镫骨之间以关节和韧带相连，共同构成听骨链。当声波振动鼓膜时，通过听骨链的传导，可使镫骨底在前庭窗处振动，从而将声波的振动从鼓膜传递到内耳。

（二）咽鼓管

咽鼓管为连通鼻咽部与鼓室之间的管道，其内面衬以黏膜并与鼻咽部黏膜及鼓室黏膜相延续。**咽鼓管鼓室口**开口于鼓室前壁；**咽鼓管咽口**开口于鼻咽侧壁，一般处于闭合状态，当吞咽或张口时开放，空气经咽鼓管进入鼓室，以保持鼓膜内、外面的压力平衡。由于小儿咽鼓管较短宽而平直，故咽部感染易经此管侵入鼓室，引起中耳炎（图8-11）。

（三）乳突小房和乳突窦

乳突小房是颞骨乳突内的许多相互连通的含气小腔。**乳突窦**是乳突小房与鼓室之间的腔隙，向前开口于鼓室后壁的上部，向后下与乳突小房相通。乳突小房和乳突窦的壁均衬以黏膜，并与鼓室的黏膜相续，故中耳炎时，可并发乳突炎（图8-14）。

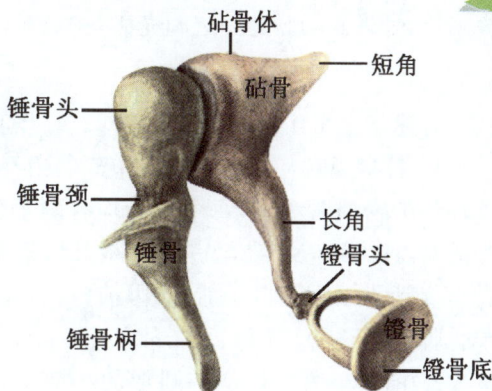

知识链接

急性中耳炎

急性中耳炎是中耳黏膜的急性化脓性炎症，由咽鼓管途径感染最多见。如感冒后咽部和鼻部的致病菌乘虚经咽鼓管咽口、咽鼓管蔓延至中耳，引起中耳炎。因此预防感冒就能减少中耳炎发病的机会。如果婴幼儿仰卧位吸乳时，由于幼儿的咽鼓管比较平直，且管腔较短，内径较宽，乳汁可经咽鼓管呛入中耳引发中耳炎。因此母亲给孩子哺乳时应取坐位，把婴儿抱起呈斜位，头部竖直吸吮乳汁。

三、内耳

内耳又称为**迷路**，位于颞骨岩部内，介于鼓室与内耳道底之间，是一系列结构复杂的弯曲管道，内有位觉感受器和听觉感受器。依其构造，可分为**骨迷路**和**膜迷路**。膜迷路内充满

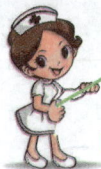

内淋巴,骨迷路与膜迷路之间充满外淋巴,内、外淋巴互不相通。

(一)骨迷路

骨迷路由相互连通的骨半规管、前庭和耳蜗组成(图8-16)。

1. 骨半规管　为前、外和后3个相互垂直呈半环形的密质骨小管,每个小管均有两个脚,较膨大的脚,称为骨壶腹脚,另一脚,称为单骨脚。3个骨半规管均以脚开口于前庭,因前、后骨半规管的单骨脚合并形成1个总骨脚,故共有5个开口。

2. 前庭　为一近似椭圆形的小腔,位于骨迷路中部。前通耳蜗,后与3个骨半规管相通,外侧壁上有前庭窗和蜗窗。

3. 耳蜗　形似蜗牛壳,位于前庭的前方。蜗顶朝

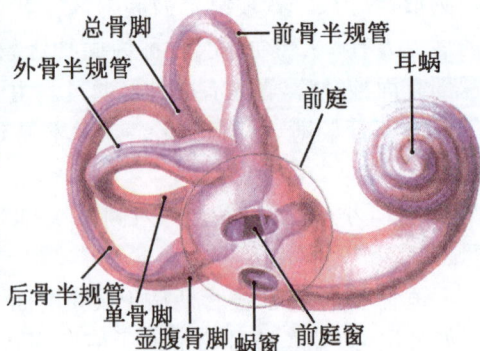

图8-16　骨迷路

向前外侧,蜗底向后内侧正对内耳道底。耳蜗由1条蜗螺旋管环绕着蜗轴旋转两圈半而成,蜗顶为盲端,朝向前外侧,蜗底朝向后内侧。蜗轴向蜗螺旋管内伸出的骨板,称为骨螺旋板,至管腔中部,借膜迷路的蜗管与外侧壁相连,故蜗螺旋管管腔分为近蜗顶侧的前庭阶,中间是膜性的蜗管和近蜗底侧的鼓阶3个部分。前庭阶起自前庭窗,鼓阶起于蜗窗,两者在蜗顶借蜗孔

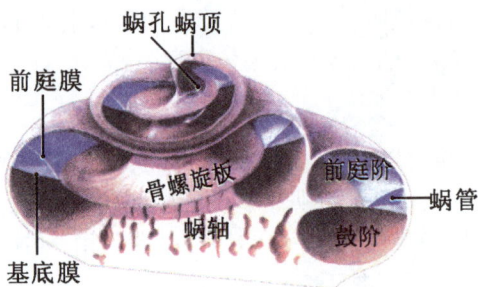

图8-17　耳蜗纵切面

相通(图8-17)。

(二)膜迷路

膜迷路由膜半规管、椭圆囊、球囊和蜗管组成,为套在骨迷路内封闭且相互连通的膜性管或囊,其内充满内淋巴(图8-18)。

1. 膜半规管　膜半规管是套在骨半规管内的3个呈半环形膜性小管,与骨半规管同名。膜半规管管径较小,在骨壶腹脚内相应膨大的部分,称为膜壶腹,其壁内面有嵴状黏膜突起,称为壶腹嵴,是位置觉感受器,感受旋转变速运动的刺激。

2. 椭圆囊和球囊　位于前庭内,后上为椭圆囊,前下为球囊,分别位于各自隐窝内,两者之间连有椭圆球囊管。球囊下端有连合管与蜗管相连,椭圆囊后壁有膜半规管的5个开口。两囊的壁内分别有椭圆囊斑和球囊斑,均为位置觉感受器,感受直线变速运动的刺激。

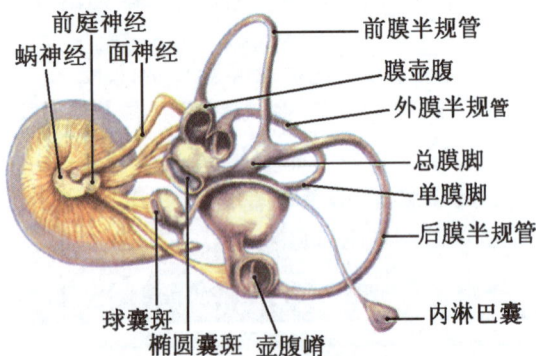

图8-18　膜迷路

3. 蜗管　为套在蜗螺旋管内的1条三棱形膜性管道,随蜗螺旋管也旋转两圈半。蜗管

的横断面呈三角形,有上、下和外侧 3 个壁。蜗管的外侧壁与蜗螺旋管紧密结合,上壁为前庭膜,下壁为基底膜,在基底膜上有突向蜗管内腔的隆起,随蜗管延伸呈螺旋形,称为螺旋器,又称为 Corti 器,为听觉感受器,感受声波刺激(图 8‑19)。

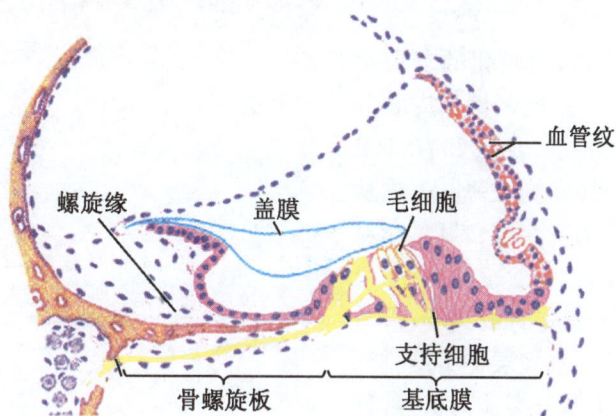

图 8‑19　蜗管与螺旋器

声波经耳郭和外耳道传至鼓膜,使鼓膜振动,再经听骨链传至前庭窗,使得前庭阶和鼓阶的外淋巴振动,继而引起蜗管内的内淋巴振动,刺激基底膜上的螺旋器,产生神经冲动,由蜗神经传到大脑听觉区,产生听觉(图 8‑20)。

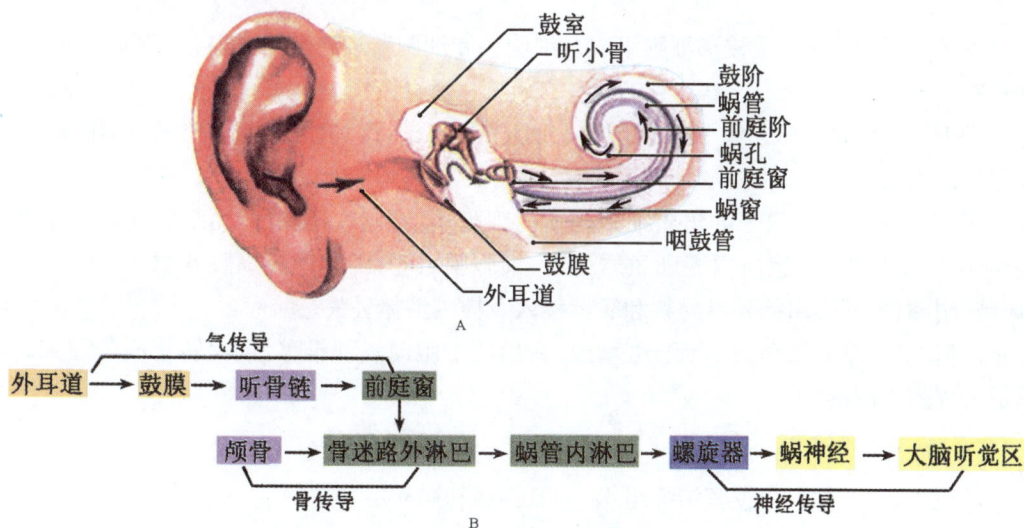

图 8‑20　听觉传导

第三节　皮　肤

皮肤被覆于体表,柔软而富有弹性,总面积 1.5～2 m²,为人体面积最大的器官。皮肤具有保护、吸收、排泄、感觉、调节体温及参与物质代谢等功能。

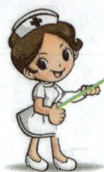

一、皮肤的结构

皮肤分为**表皮**和**真皮**(图8-21)。

(一)表皮

表皮是皮肤的浅层,为角化的复层扁平上皮,有丰富的感觉神经末梢。皮肤的厚薄因部位而不同,手掌、足底和背部最厚,而腹部、头部和肢体屈侧较薄。表皮从基底到表面一般可分为**基底层**、**棘层**、**颗粒层**、**透明层**和**角质层**。

1. 基底层 位于表皮的最深层,借基膜与深层的真皮相连。基底层是1层排列整齐的矮柱状细胞,细胞分裂能力很强,新生的细胞不断移向浅层,补充表皮各层细胞,维持表皮的厚度,故又称为**生发层**。该层细胞质内常含有黑色素。

2. 棘层 由4~10层较大的多边形细胞组成。电镜下观察,细胞表面有许多棘状突起。

图8-21 手掌皮肤的结构

(图中标注:汗腺导管、角质层、透明层、颗粒层、基底层、乳头层、网状层、小动脉、汗腺导管、汗腺分泌部、环层小体、皮下脂肪)

3. 颗粒层 由3~5层梭形细胞组成。细胞核和细胞器渐趋解体或退化,胞质内充满嗜碱性颗粒。

4. 透明层 由2~3层扁平细胞组成。细胞界限不清,呈均质透明状,嗜酸性,细胞核和细胞器均已消失。

5. 角质层 由多层扁平的角质细胞构成。细胞呈均质状,嗜酸性,无细胞核和细胞器,为完全角化的死细胞。胞质内充满**角质蛋白**,细胞膜增厚,细胞间充满膜状物等,使表皮耐酸、耐碱、耐摩擦,并能阻挡外界异物和病菌侵入及体内液体丢失。

正常情况下,基底层细胞不断分裂增殖,新生的细胞向浅部推移,依次转化成各层细胞,最后成为皮屑而脱落。

(二)真皮

真皮位于表皮深面,为致密结缔组织,分**乳头层**和**网状层**。

1. 乳头层 紧邻表皮基底层,细胞和纤维较多,有许多乳头状突起伸入基底层,可扩大表皮与真皮的接触面积。乳头层内含有丰富游离神经末梢、触觉小体和毛细血管。

2. 网状层 位于乳头层的深面,较厚,与乳头层之间无明显界限。粗大的胶原纤维束交织成网,弹性纤维夹杂其间,交织网状,使皮肤既有弹性又有韧性。该层有较大的血管、淋巴管、神经以及汗腺、皮脂腺、毛囊及环层小体等。

皮下组织又称为**浅筋膜**,其纤维与真皮直接相连。皮下组织由疏松结缔组织和脂肪组织构成,具有缓冲、保温和储存能量等功能。临床上皮下注射是将药物注入皮下组织,而皮内注射是将药物注入真皮内。

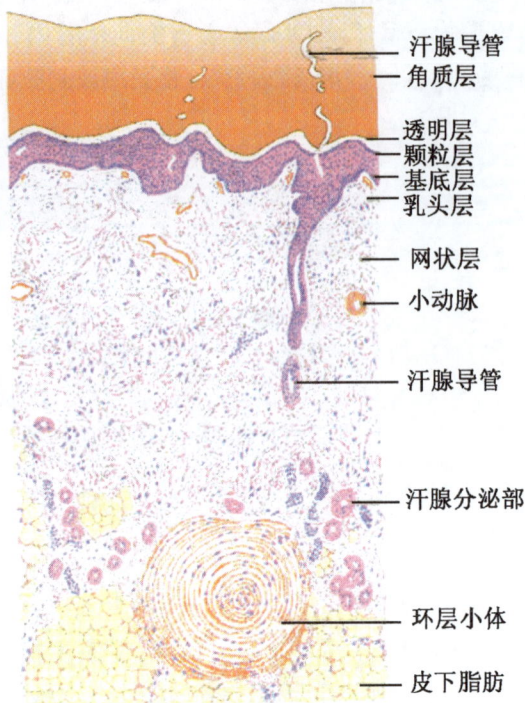

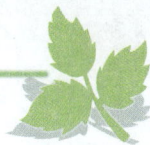

二、皮肤的附属器

皮肤的附属器包括**毛发**、**皮脂腺**、**汗腺**和**指（趾）甲**等（图 8‑22）。

（一）毛发

毛发分毛干和毛根。**毛干**是露于体表的部分；**毛根**在皮肤内，周围有毛囊包裹。毛根和毛囊末端膨大为**毛球**，是毛发的生长点。毛球下方凹陷，结缔组织深入其内为**毛乳头**。毛乳头对体毛的生长有重要作用。毛囊一侧有斜行的平滑肌束，称为**竖毛肌**。竖毛肌一端连于毛囊，另一端连在真皮浅层，收缩时，可使毛发竖立，皮肤出现"鸡皮疙瘩"。

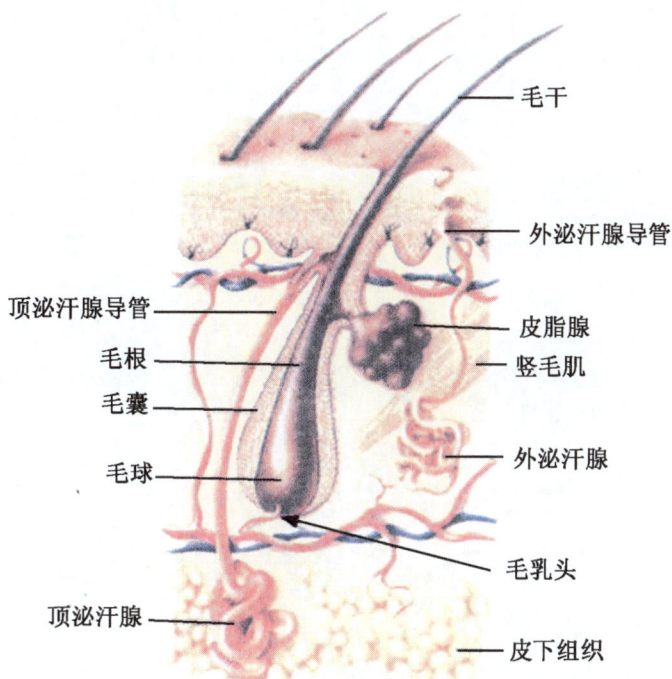

（二）皮脂腺

皮脂腺位于毛囊和竖毛肌之间，其导管开口于毛囊上部。皮脂腺可分泌皮脂，有滋润皮肤和保护毛发的作用。

图 8‑22　皮肤及附属器模式图

标注：毛干、外泌汗腺导管、皮脂腺、竖毛肌、外泌汗腺、毛乳头、皮下组织、顶泌汗腺导管、毛根、毛囊、毛球、顶泌汗腺

知识链接

青 春 痘

青春痘又叫痤疮或粉刺，是由毛囊或皮脂腺导管阻塞、发炎所引发的一种皮肤病。青春期时，皮脂腺分泌更多油脂，毛发和皮脂腺因此堆积许多物质，使油脂和细菌附着，引发皮肤红肿的反应。由于这种症状常见于青年男女，所以才称为"青春痘"。

（三）汗腺

汗腺除乳头、阴茎头等处外，遍布于全身皮肤，以手掌、足底为最多。汗腺为弯曲的单管状腺，分为分泌部和导管部。分泌部位于真皮深部或皮下组织内，盘曲成团，管壁由单层立方细胞组成。**汗腺（外泌汗腺）**分泌汗液，经导管部排到皮肤的表面，有湿润表皮、调节体温、排除部分代谢产物等作用，并参与水和电解质平衡的调节。

位于腋窝、会阴等处皮肤内的汗腺，称为**大汗腺（顶泌汗腺）**。其分泌物浓稠呈乳状。有

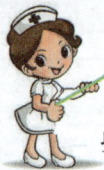

些人其分泌物经细菌分解后,常有特殊的气味,称为狐臭。

(四)指(趾)甲

指(趾)甲位于手指、足趾远端的背面,由排列紧密的角化上皮细胞构成。其外露部分为**甲体**;埋于皮内的为**甲根**;甲体的深面为**甲床**;甲体周缘的皮肤皱襞,称为**甲襞**;襞、体之间的沟,称为**甲沟**。甲根的深部,上皮基底层细胞分裂活跃,称为**甲母基**(质),是甲的生长点,拔甲时注意保护。

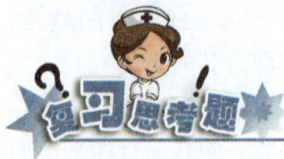

复习思考题

一、名词解释

1. 视神经盘　2. 黄斑中央凹　3. 眼房　4. 咽鼓管

二、填空题

1. 眼球壁自外向内分别为_____、_____和_____。

2. 眼球的血管膜从前向后依次为_____、_____和_____。

3. 视网膜的外层为_____,内层由外向内分别为_____、_____和_____。

4. 眼球的屈光系统包括_____、_____、_____和_____。

5. 泪道包括_____、_____、_____和_____。

6. 前庭蜗器包括_____、_____和_____。

7. 中耳包括_____、_____和_____。

8. 听小骨包括_____、_____和_____,它们共同构成_____。

9. 内耳又称为_____,分_____和_____。

10. 膜迷路分为_____、_____、_____和_____。

11. 位觉感受器有_____、_____和_____,听觉感受器是_____。

12. 皮肤的附属器包括_____、_____、_____和_____。

三、选择题

A₁型选择题

1. 对眼球壁结构描述错误的是　　　　　　　　　　　　　　　　　　　　　　　　　(　　)

A. 分纤维膜、血管膜、视网膜3层　　　　B. 纤维膜包括角膜和巩膜

C. 血管膜包括虹膜、睫状体和脉络膜　　　D. 视网膜分视部和盲部

E. 纤维膜内富含色素细胞

2. 能感受弱光的细胞是　　　　　　　　　　　　　　　　　　　　　　　　　　　　(　　)

A. 色素上皮细胞　　B. 视杆细胞　　　C. 视锥细胞　　　D. 双极细胞　　　E. 节细胞

3. 白内障是由于　　　　　　　　　　　　　　　　　　　　　　　　　　　　　　　(　　)

A. 房水产生过多　　　　　　　　　　　B. 房水流出受阻

C. 角膜混浊　　　　　　　　　　　　　D. 晶状体混浊

E. 玻璃体混浊

4. 看近物时,使晶状体变厚的主要原因是　　　　　　　　　　　　　　　　　　　　(　　)

A. 睫状小带紧张　　　　　　　　　　　B. 睫状肌收缩

C. 晶状体具有弹性　　　　　　　　　　D. 瞳孔括约肌收缩

E. 以上都不正确

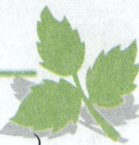

5. 关于房水的描述,错误的是 （　　）

A. 由睫状体产生　　　　　　　　　B. 由眼前房经瞳孔到眼后房

C. 经虹膜角膜角渗入巩膜静脉窦　　D. 可营养角膜和晶状体并维持眼压

E. 具有屈光作用

6. 关于外耳道的描述,何者错误 （　　）

A. 检查成人鼓膜时应将耳郭拉向后上方

B. 外耳道皮下组织少,炎性疖肿时疼痛剧烈

C. 外 2/3 为软骨部,内 1/3 为骨部

D. 是自外耳门至鼓膜的弯曲管道

E. 传导声波

7. 与表皮再生有关的是 （　　）

A. 基底层　　　　B. 棘层　　　　C. 颗粒层　　　　D. 透明层　　　　E. 角质层

B 型选择题

A. 脉络膜　　　B. 中央凹　　　C. 巩膜　　　D. 视神经盘　　　E. 神经节细胞

1. 视网膜上的生理盲点是 （　　）

2. 视网膜上感光最敏锐的部分是 （　　）

3. 属于眼球纤维膜的是 （　　）

A. 鼓膜　　　B. 球囊斑　　　C. 前庭　　　D. 迷路壁　　　E. 蜗窗

4. 属于骨迷路的是 （　　）

5. 属于位觉感受器的是 （　　）

6. 鼓室的内侧壁是 （　　）

A. 蜗管　　　B. 咽鼓管　　　C. 蜗窗　　　D. 内淋巴　　　E. 壶腹嵴

7. 保持鼓膜内、外气压平衡的是 （　　）

8. 被第二鼓膜封闭的是 （　　）

四、思考题

1. 试述房水的产生、循环途径及生理和临床意义。

2. 光线穿过角膜后,依次经过哪些结构投射至视网膜的感光细胞?

3. 说出小儿咽鼓管的特点。

4. 运动眼球的肌肉有哪几条? 其作用如何?

5. 耳郭收集的声波经过哪些结构至内耳听觉感受器?

（张磊　李蔚如）

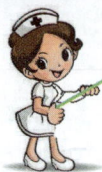

第九章

神经系统

第一节 概　述

神经系统由脑和脊髓及周围神经组成,是人体内起主导作用的调节系统,通过调节人体各系统的活动,维持人体内、外环境的平衡,保证生命活动的正常进行。

一、神经系统的区分

神经系统可分为中枢神经系统和周围神经系统。中枢神经系统包括脑和脊髓,分别位于颅腔和椎管内;周围神经系统包括脑神经、脊神经和内脏神经。脑神经与脑相连,脊神经与脊髓相连,内脏神经通过脑神经和脊神经附于脑和脊髓(图9-1,表9-1)。

根据周围神经在各器官、系统中所分布的对象不同,又可将周围神经系统分为躯体神经和内脏神经。躯体神经分布于体表、骨、关节和骨骼肌;内脏神经分布于内脏、心血管、平滑肌和腺体。躯体神经和内脏神经均含有感觉神经和运动神经。内脏运动神经又分为交感神经和副交感神经。

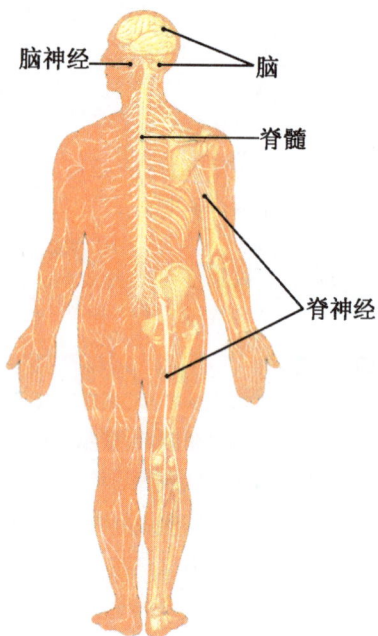

图9-1　神经系统区分

表9-1　神经系统分分类

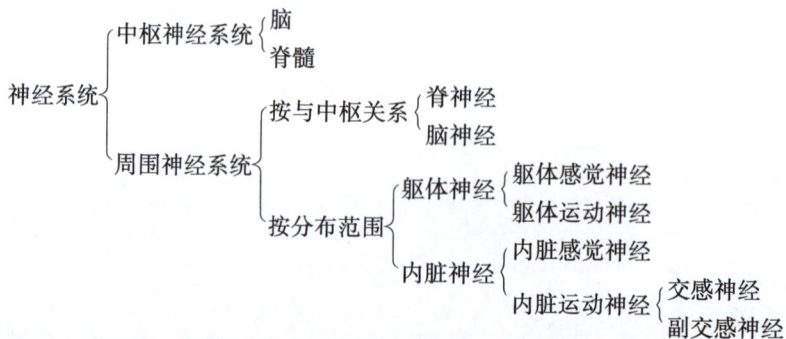

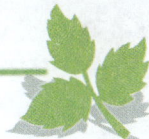

二、神经系统的活动方式

神经系统的基本活动方式是反射。神经系统在调节人体活动时,对体内、外环境的刺激做出适宜的反应,称为**反射**。执行反射活动的形态结构基础是**反射弧**。反射弧包括感受器→传入(感觉)神经→中枢→传出(运动)神经→效应器(图9-2)。反射弧的任何部位损伤,反射活动即出现障碍。因此,临床上常用检查反射的方法来诊断神经系统的疾病。

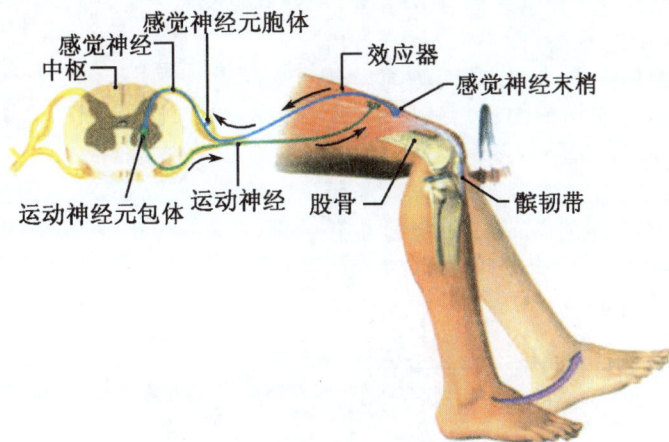

图 9-2 反射弧示意图

三、神经系统的常用术语

(一) 灰质和白质

在中枢神经系统内,神经元胞体和树突聚集之处,在新鲜标本上呈灰色,称为**灰质**。位于大脑和小脑表面的灰质,称为**皮质**。在中枢神经系统内,神经纤维聚集之处,在新鲜标本上色泽白亮,称为**白质**。位于大脑和小脑内的白质,称为**髓质**。

(二) 神经核和神经节

形态与功能相似的神经元胞体聚集成团,在中枢神经系统内,称为神经核;在周围神经系统内,称为神经节。

(三) 纤维束和神经

在中枢神经系统内,起止、行程与功能相同的神经纤维聚集成束,称为**纤维束**。在周围神经系统内,神经纤维聚集成粗细不等的纤维束,称为**神经**。

(四) 网状结构

在中枢神经系统内,神经纤维交织成网状,神经元或较小的核团散在其中,这种结构称为**网状结构**。

第二节 中枢神经系统

一、脊髓

(一) 脊髓的位置和外形

脊髓位于椎管内,上端在枕骨大孔处与延髓相接,成人脊髓下端约平第1腰椎体下缘,

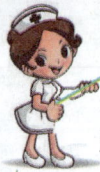

新生儿脊髓下端约平第3腰椎体下缘。

脊髓呈前后略扁的圆柱状,成人长 42～45 cm。全长有 2 处膨大,即**颈膨大**和**腰骶膨大**,分别连有分布于上肢和下肢的神经。脊髓下端呈圆锥状,称为**脊髓圆锥**。自脊髓圆锥向下延伸出 1 条无神经组织的细丝,称为**终丝**,向下附着于尾骨背面(图9-3)。脊髓表面有 6 条纵行的沟或裂。前面正中的深沟,称为**前正中裂**;后面正中的浅沟,称为**后正中沟**;脊髓两侧前后各有 1 条浅沟,分别称为**前外侧沟**和**后外侧沟**,沟内分别连有脊神经前根和后根(图9-4)。

脊髓两侧连有 31 对脊神经,每对脊神经所连的 1 段脊髓,称为 1 个**脊髓节段**。脊髓共有 31 个节段,其中**颈髓** 8 节、**胸髓** 12 节、**腰髓** 5 节、**骶髓** 5 节和**尾髓** 1 节。

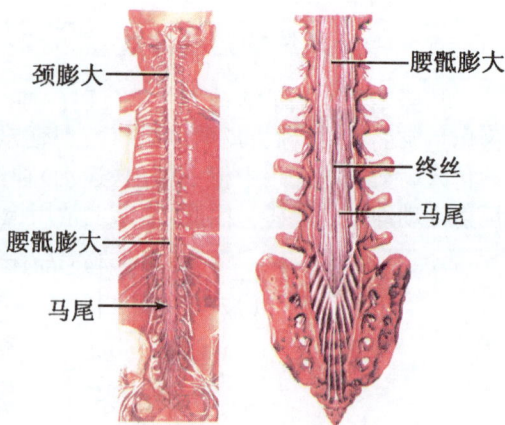

图 9-3　脊髓的位置和外形

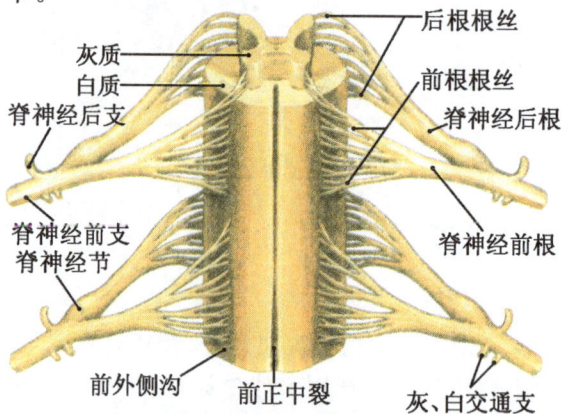

图 9-4　脊髓与脊神经示意图

(二)脊髓节段与椎骨的对应关系

胚胎早期,脊髓的长度与脊柱相等。从胚胎第 4 个月开始,脊柱的生长速度比脊髓快,因此,成人脊髓与脊柱的长度不相等,脊髓节段逐渐高于相应的椎骨,故成人椎骨与脊髓节段不完全对应。(图9-5,表9-2)了解脊髓节段与椎骨的对应关系,有重要的临床意义,如可根据受伤的椎骨位置来推算可能受损的脊髓节段。

因椎管长于脊髓,使脊神经根与相应椎间孔的距离愈来愈远,脊神经根在椎管内自上而下逐渐倾斜,至腰骶部时神经根近乎垂直下行。在脊髓圆锥下方,腰、骶、尾神经根围绕终丝形成**马尾**(图9-3)。成人由于第 1 腰椎体以下已无脊髓而只有马尾,故临床上常选择第 3、4 或 4、5 腰椎之间进行穿刺,不致损伤脊髓。

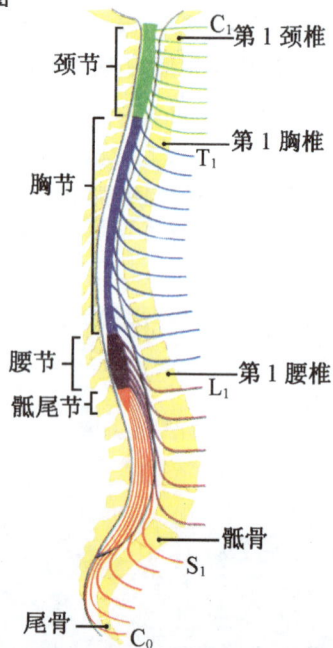

图 9-5　脊髓节段与椎骨的对应关系示意图

表 9-2　成人脊髓节段与椎骨的对应关系

脊髓节段	对应椎骨	具体举例
颈段 $C_1 \sim C_4$	与同序数椎骨同高	如颈段第 2 节对应第 2 颈椎
颈段 $C_5 \sim C_8$	比同序数椎骨高 1 个椎骨	如颈段第 6 节对应第 5 颈椎
胸段 $T_1 \sim T_4$	比同序数椎骨高 1 个椎骨	如胸段第 3 节对应第 2 胸椎
胸段 $T_5 \sim T_8$	比同序数椎骨高 2 个椎骨	如胸段第 6 节对应第 4 胸椎
胸段 $T_9 \sim T_{12}$	比同序数椎骨高 3 个椎骨	如胸段第 11 节对应第 8 胸椎
腰段 $L_1 \sim L_5$	平对第 10～12 胸椎	
骶、尾段 $S_{1 \sim 5}$、Co	平对第 12 胸椎和第 1 腰椎	

（三）脊髓的内部结构

脊髓主要由白质和灰质构成。灰质中央的纵行小管,称为中央管(图 9-6,9-7)。

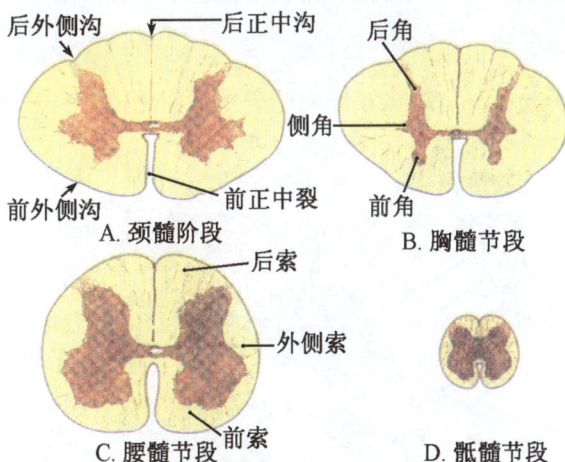

图 9-6　各部脊髓横切面

1. 灰质　在脊髓横断面上,灰质围绕在中央管的周围,略呈"H"形(图 9-7)。每侧灰质前部扩大部分,称为前角(柱),主要由躯体运动神经元组成,其轴突参与组成脊神经前根,支配骨骼肌的运动。灰质后部狭长,称为后角(柱),主要有联络神经元组成,接受来自脊神经后根的纤维。后角的神经元主要组成缘层、胶状层、后角固有核和胸核等核团,其中后角固有核发出的纤维上行到背侧丘脑。脊髓胸 1 到腰 3 节段,灰质前、后角之间向外侧突出的部分,称为侧角(柱),主要由交感神经元组成,是交感神经的低级中枢。侧角发出的轴突参与脊神经前根的组成,支配心肌、平滑肌和腺体等。此外,在骶髓第 2~4 节内,相当于侧角的部位有骶副交感核,内含副交感神经元,是副交感神经元的低级中枢。

2. 白质　位于脊髓灰质周围,由纵行

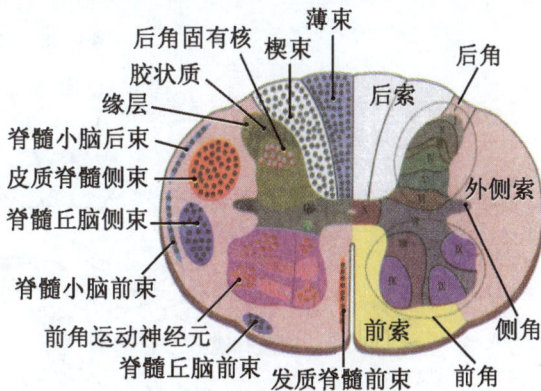

图 9-7　脊髓横切面模式图

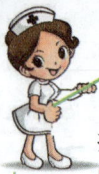

排列的纤维组成。脊髓的白质分为3个索:前正中裂与前外侧沟之间为前索,前、后外侧沟之间为外侧索,后外侧沟与后正中沟之间为后索。各索主要由密集的纤维束组成,分为上行(感觉)纤维束和下行(运动)纤维束(图9-7)。

(1)上行(感觉)纤维束:① 薄束和楔束:位于后索内,楔束在薄束的外侧。薄束由第5胸节以下的纤维组成,楔束由第4胸节以上的纤维组成,向上分别止于延髓内的薄束核和楔束核。传导躯干和四肢的本体感觉(来自肌、腱和关节等处的位置觉、运动觉和振动觉)和精细触觉(如辨别两点间的距离和物体纹理的粗细等)的冲动;② 脊髓丘脑束:位于外侧索和前索内,传导躯干和四肢的痛觉、温度觉、粗触觉和压觉的冲动。

(2)下行(运动)纤维束:① 皮质脊髓束:位于脊髓的外侧索和前索内,分别称为皮质脊髓侧束和皮质脊髓前束,将大脑皮质的神经冲动传至脊髓前角运动细胞,管理躯干和四肢骨骼肌的随意运动;② 红核脊髓束:位于皮质脊髓侧束的腹侧,参与协调肌群间的运动。

(四)脊髓的功能

1. 传导功能 脊髓通过上行纤维束将感觉信息传至脑,同时又通过下行纤维束接受高级中枢的调控。因此脊髓成为脑与脊髓低级中枢和周围神经联系的重要通路。

2. 反射功能 脊髓是某些反射的低级中枢,能完成许多反射活动,如膝反射、肱二头肌反射等。此外也有内脏反射中枢,如排便和排尿中枢位于脊髓的骶部。

二、脑

脑位于颅腔内,可分为端脑、间脑、小脑和脑干4部分(图9-8,9-9)。

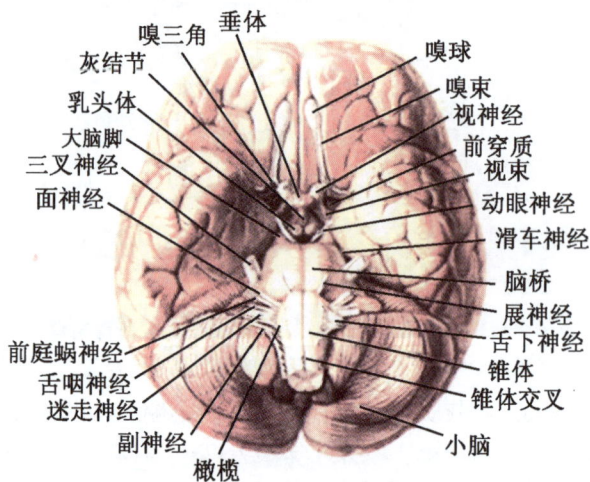

图9-8 脑的底部

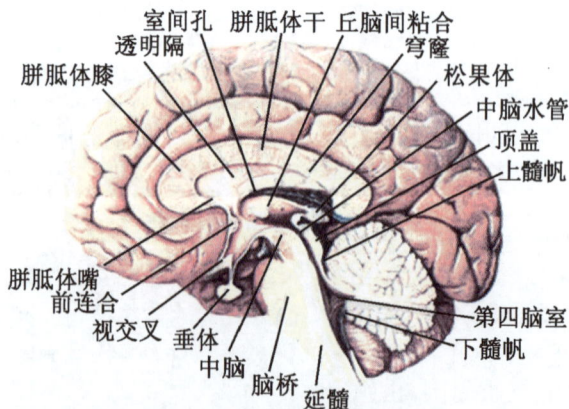

图9-9 脑的正中矢状切面

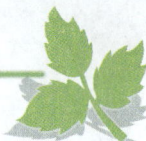

（一）脑干

脑干自上而下分为中脑、脑桥和延髓3部分。中脑上接间脑,延髓向下与脊髓相连,延髓和脑桥的背面与小脑相连(图9-10,9-11)。

1. 脑干的外形

（1）腹侧面:① 中脑:位于脑干的上部,两侧粗大的柱状结构,称为大脑脚。大脑脚之间的凹陷,称为脚间窝,窝内有动眼神经穿出;② 脑桥:位于脑干的中部,其腹侧面膨隆,称为脑桥基底部。基底部正中的纵行沟,称为基底沟,容纳基底动脉。基底部向两侧延伸的部分,称为小脑中脚,与小脑相连。在脑桥基底部与小脑中脚移行处,连有三叉神经根。延髓与脑桥之间横行的沟,称为延髓脑桥沟,沟内中线两侧由内向外依次连有展神经根、面神经根和前庭蜗神经根;③ 延髓:位于脑干最下方,上宽下窄,前面正中有与脊髓相续的前正中裂,两侧的纵行隆起,称为锥体,内有皮质脊髓束通过。皮质脊髓束的大部分纤维在延髓下部左、右相互交叉,形成锥体交叉。锥体外侧有一椭圆形隆起,称为橄榄。锥体和橄榄之间有舌下神经根穿出。橄榄外侧,自上而下依次连有舌咽神经根、迷走神经根和副神经根。

（2）背侧面:① 中脑背侧有2对圆形隆起,上方的1对,称为上丘,是视觉反射中枢;下方的1对,称为下丘,是听觉反射中枢。下丘的下方连有滑车神经根,它是唯一自脑干背面与脑相连的脑神经。中脑内有一狭窄的管道,称为中脑水管;② 脑桥背侧大部分构成第四脑室底(菱形窝)的上部;③ 延髓背侧的下部形似脊髓,后正中沟两侧各有2个隆起,内侧为薄束结节,外侧为楔束结节,其深面分别有薄束核和楔束核。延髓上部的中央管向后敞开,形成第四脑室底(菱形窝)的下部。

菱形窝由延髓与脑桥背面共同构成,为第四脑室底。

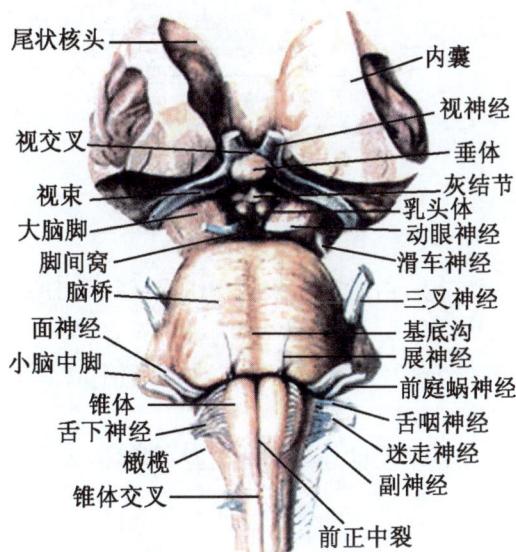

尾状核头　　　　　　　　　　　　　内囊
　　　　　　　　　　　　　　　　　视神经
视交叉　　　　　　　　　　　　　　垂体
　　　　　　　　　　　　　　　　　灰结节
视束　　　　　　　　　　　　　　　乳头体
大脑脚　　　　　　　　　　　　　　动眼神经
脚间窝　　　　　　　　　　　　　　滑车神经
脑桥　　　　　　　　　　　　　　　三叉神经
面神经　　　　　　　　　　　　　　基底沟
小脑中脚　　　　　　　　　　　　　展神经
锥体　　　　　　　　　　　　　　　前庭蜗神经
舌下神经　　　　　　　　　　　　　舌咽神经
橄榄　　　　　　　　　　　　　　　迷走神经
锥体交叉　　　　　　　　　　　　　副神经
　　　　　　　　　　　　　　　　　前正中裂

图9-10　脑干的腹侧面

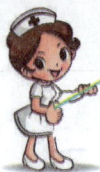

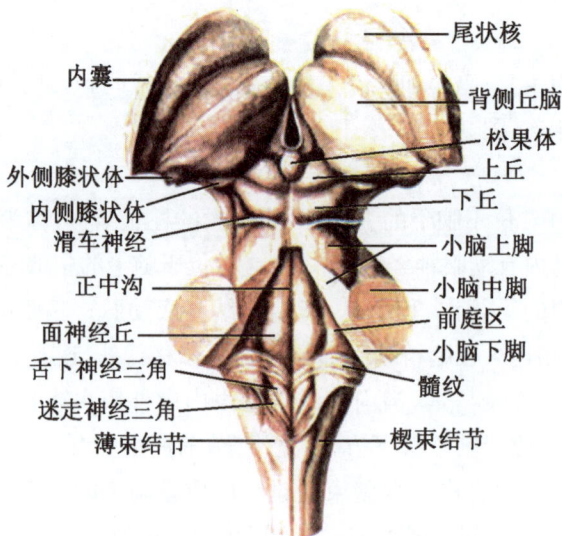

图 9 - 11　脑干的背侧面

（3）第四脑室：是位于延髓、脑桥与小脑之间的腔隙，底为菱形窝，顶朝向小脑。第四脑室向上经中脑水管通第三脑室，向下通脊髓中央管，还可经第四脑室正中孔和 1 对外侧孔与蛛网膜下隙相通（图 9 - 12）。

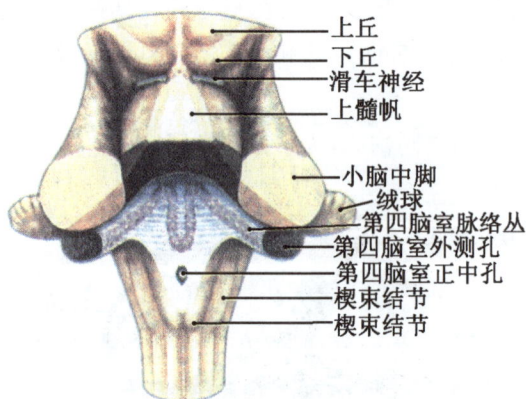

图 9 - 12　第四脑室

2. 脑干的内部结构　由灰质、白质和网状结构组成（图 9 - 13）。

（1）灰质：脑干内的灰质形成了一些团块，称为神经核，分为脑神经核和非脑神经核。脑神经核与脑神经相连；非脑神经核不与脑神经相连，如延髓中的薄束核、楔束核，中脑内的黑质和红核等。

① 脑神经核：脑神经核按其功能可分为 4 种类型，即躯体运动核、内脏运动核、内脏感觉核和躯体感觉核（图 9 - 13）。

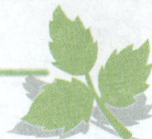

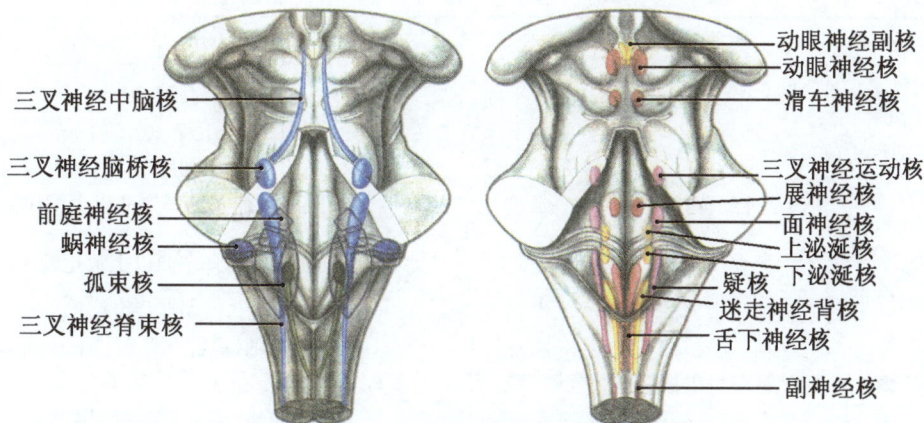

图 9-13 脑神经核在脑干背侧面的投影

躯体运动核:共有 8 对。

中脑内有 2 对,分别为:① 动眼神经核:发出纤维加入动眼神经,支配除外直肌和上斜肌以外的眼球外肌;② 滑车神经核:发出的纤维组成滑车神经,支配上斜肌。

脑桥内有 3 对,分别为:① 三叉神经运动核:发出纤维组成三叉神经运动根,支配咀嚼肌;② 展神经核:发出纤维组成展神经,支配外直肌;③ 面神经核:发出纤维加入面神经,支配表情肌。

延髓内有 3 对,分别为:① 疑核:发出纤维分别加入舌咽神经、迷走神经和副神经,支配咽喉肌;② 副神经核:发出纤维组成副神经,支配胸锁乳突肌和斜方肌;③ 舌下神经核:发出纤维组成舌下神经,支配舌肌。

内脏运动核:共有 4 对。

中脑内有 1 对动眼神经副核:发出的纤维加入动眼神经,支配睫状肌和瞳孔括约肌。

脑桥内有 1 对上泌涎核:发出的纤维加入面神经,支配舌下腺、下颌下腺和泪腺的分泌。

延髓内有 2 对:① 迷走神经背核:发出纤维加入迷走神经,支配颈、胸和腹腔大部分器官的平滑肌、心肌的活动和腺体的分泌;② 下泌涎核:发出的纤维加入舌咽神经,支配腮腺的分泌。

内脏感觉核:只有 1 对孤束核,位于延髓内,接受一般内脏感觉及味觉。

躯体感觉核:共有 3 对。① 三叉神经感觉核:纵贯脑干全长,又可分为 3 部分,即三叉神经中脑核、三叉神经脑桥核和三叉神经脊束核。三叉神经中脑核与头面部骨骼肌的本体感觉传导有关,三叉神经脑桥核接受头面部的触觉,三叉神经脊束核接受头面部的痛、温觉。② 前庭神经核:传导平衡觉。③ 蜗神经核:传导听觉(表 9-3)。

表 9-3 脑神经核的性质、名称、位置及分布

性 质	名 称	位 置	分 布
躯体运动核	动眼神经核	上丘平面	上直肌、上睑提肌、内直肌、下直肌和下斜肌
	滑车神经核	下丘平面	上斜肌
	三叉神经运动核	脑桥中部	咀嚼肌
	展神经核	脑桥中部	外直肌
	面神经核	脑桥下部	面肌、茎突舌骨肌和喉肌
	疑核	延髓	腭肌、咽肌和喉肌
	副神经核	延髓	胸锁乳突肌和斜方肌
	舌下神经核	延髓	舌内肌和舌外肌

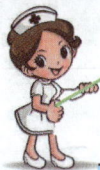

续表 9-3

性　质	名　称	位　置	分　布
内脏运动核	动眼神经副核	上丘平面	瞳孔括约肌和睫状肌
	上泌涎核	脑桥下部	泪腺、舌下腺和下颌下腺
	下泌涎核	延髓上部	腮腺
	迷走神经背核	延髓	胸、腹腔脏器及结肠左曲以上消化管
内脏感觉核	孤束核	延髓	胸、腹腔脏器及结肠左曲以上消化管、舌味蕾
躯体感觉核	三叉神经中脑核	中脑	面肌和咀嚼肌（深感觉）
	三叉神经脑桥核	脑桥	头面部、鼻腔和口腔（触觉）
	三叉神经脊束核	延髓	头面部（痛、温觉）
	前庭神经核	脑桥、延髓	壶腹嵴、椭圆囊斑和球囊斑
	蜗神经核	脑桥、延髓	螺旋器

② 非脑神经核：包括中继核和网状核。中继核是脑干内上行或下行的纤维束在此交换神经元。如延髓内的薄束核和楔束核，是传导躯干、四肢本体觉和精细触觉的中继核团。网状核位于脑干网状结构之中。

（2）白质：主要由上行和下行的纤维束组成。

① 上行纤维束：主要有内侧丘系、脊髓丘系和三叉丘系。

内侧丘系：由薄束核和楔束核发出的纤维，左、右交叉后上行形成内侧丘系，终于背侧丘脑的腹后外侧核。传导对侧本体感觉和精细触觉。

脊髓丘系：为脊髓内上行的脊髓丘脑束的延续，在脑干内继续上行，终于背侧丘脑的腹后外侧核。传导对侧躯干及四肢的痛觉、温觉、粗触觉和压觉。

三叉丘系：由三叉神经脊束核和三叉神经脑桥核发出的纤维，左、右交叉后上行形成三叉丘系，终于背侧丘脑的腹后内侧核。传导对侧头面部的触觉、痛觉和温度觉。

② 下行纤维束：主要有锥体束。锥体束：是大脑皮质发出的控制骨骼肌随意运动的下行纤维束。其中一部分纤维在下行过程中陆续止于各脑神经躯体运动核，称为皮质核束，管理头面部骨骼肌、对侧睑裂以下的表情肌和对侧舌肌的运动；另一部分纤维下行止于脊髓前角细胞，称为皮质脊髓束，管理躯干及对侧肢体骨骼肌的随意运动。皮质脊髓束在延髓形成锥体，其中大部分纤维在锥体下端左右交叉，形成锥体交叉。纤维交叉后在脊髓外侧索内下行，称为皮质脊髓侧束；小部分纤维不交叉，在脊髓前索内下行，称为皮质脊髓前束。

（3）脑干的功能：

① 传导功能：脑干是脑和脊髓之间上行和下行纤维必经的通路，这些上行和下行的纤维束经过脑干，或在脑干内换神经元，然后向上或向下传导。

② 反射功能：脑干内有许多反射中枢，如中脑内有瞳孔对光反射中枢，脑桥内有角膜反射中枢，延髓内有调节心血管活动和呼吸运动的"生命中枢"等。

③ 网状结构：脑干网状结构功能复杂，有维持大脑皮质觉醒、警觉、调节骨骼肌张力和调节内脏活动等功能。

（二）小脑

1. 小脑的位置与外形　小脑位于颅后窝内，在脑桥与延髓的背面，以小脑下脚、中脚和上脚与脑干相连。小脑与脑桥、延髓之间的腔隙为第四脑室。小脑上面平坦，下面中央部凹

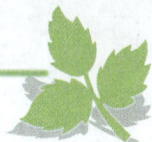

陷,中间狭细的部分,称为**小脑蚓**,两侧部膨隆,称为小脑半球。小脑半球下面近枕骨大孔处的膨出部分,称为**小脑扁桃体**(图9-14)。当颅内压升高时,小脑扁桃体可被挤压而嵌入枕骨大孔,从而压迫延髓,称为枕骨大孔疝或小脑扁桃体疝,导致呼吸和循环障碍,危及生命。

2. 小脑分叶 根据小脑的发生、功能和纤维联系,可分为**绒球小结叶**、**前叶**和**后叶**。

(1)绒球小结叶:位于小脑下面的最前部,包括绒球、绒球脚和小脑蚓前端的小结。在种系发生上,此叶出现最早,又称为**原(古)小脑**。

(2)前叶:位于小脑上部原裂以前的部分,还包括小脑下面的蚓垂和蚓锥体,因在发生上晚于绒球小结叶,又称为**旧小脑**。

(3)后叶:为位于原裂以后的部分,占小脑的大部分。在进化中属于新发生的结构,故称为**新小脑**。

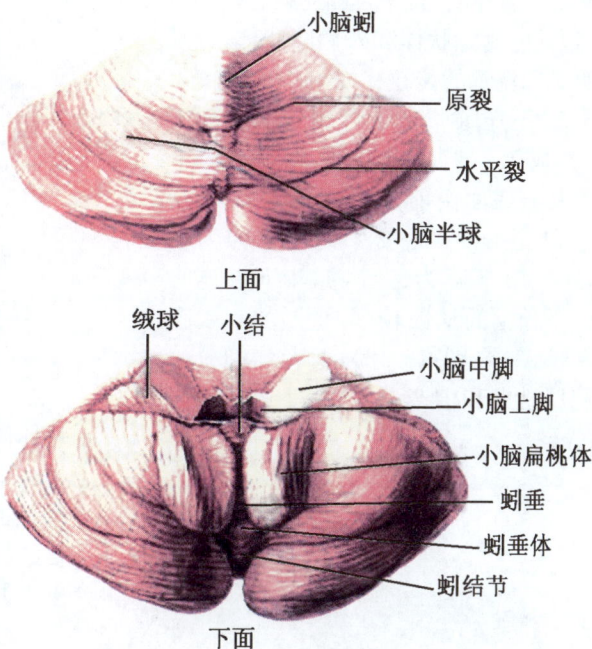

图9-14 小脑外形

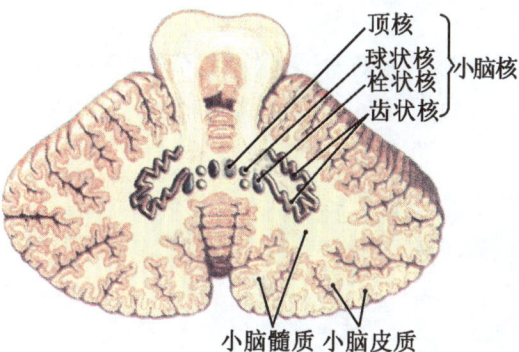

图9-15 小脑核

3. 小脑的内部结构 小脑表面的灰质,称为**小脑皮质**;皮质的深面为白质,称为**小脑髓质**;髓质中有4对灰质团块,称为**小脑核**,即齿状核、栓状核、球状核和顶状核,其中最大的为**齿状核**(图9-15)。

4. 小脑是一个重要的运动调节中枢。

(1)原小脑功能:与维持身体平衡有关。损伤时主要表现为平衡失调、站立不稳、步态蹒跚等。

(2)旧小脑功能:与调节肌张力有关。

(3)新小脑功能:协调骨骼肌随意的运动。损伤时表现为肌张力降低、腱反射减弱和共济运动失调等,如指鼻试验阳性、手轮替运动困难和运动性震颤等。

(三)间脑

间脑位于中脑和端脑之间,大部分被两侧大脑半球所遮盖。间脑正中的矢状裂隙为第三脑室。间脑有5部分组成,主要有**背侧丘脑**、**后丘脑**和**下丘脑**(图9-16)。

1. **背侧丘脑**(**丘脑**)为1对卵圆形的灰质团块。丘脑内部被一"Y"形的内髓板分为前核群、内侧核群和外侧核群,其中外侧核群中的**腹后外侧核**和**腹后内侧核**是躯体感觉传导的中继核。腹后内侧核接受味觉及三叉丘系的纤维,传导头面部感觉及味觉;腹后外侧核接受内侧丘系和脊髓丘系的纤维,传导躯干和四肢的深、浅感觉(图9-17)。

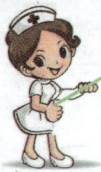

2. 后丘脑　位于背侧丘脑后端外下方,包括内侧膝状体和外侧膝状体,分别与听觉和视觉的传导有关(图 9-17)。

3. 下丘脑　位于背侧丘脑的前下方,构成第三脑室的下壁和侧壁的下部。从脑底面由前向后可见视交叉、灰结节和乳头体。视交叉向后延伸为视束,灰结节下延为漏斗,漏斗下端连垂体。下丘脑的核团较多,重要的有视上核和室旁核(图 9-18),两者均能分泌抗利尿激素和催产素,经漏斗运至神经

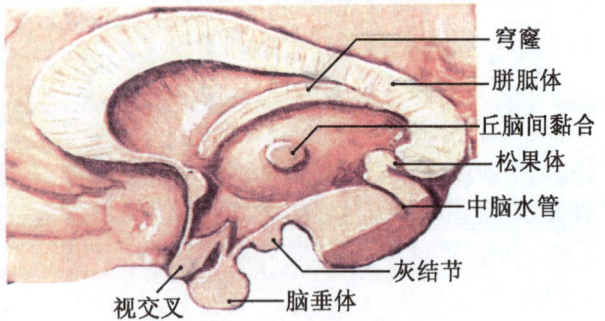

图 9-16　间脑内侧面

垂体储存。

　　下丘脑是调节内脏活动的较高级中枢,也是神经内分泌中心(是脑控制内分泌的重要结构)。另外,下丘脑还有体温调节、食物摄入调节、昼夜节律调节等功能。

4. 第三脑室　为背侧丘脑和下丘脑之间的矢状裂隙,其前部借左、右室间孔与侧脑室相通,后方借中脑水管与第四脑室相通。

（四）端脑

　　端脑由两侧大脑半球借胼胝体连接而成,是脑的最发达部分。两侧大脑半球之间

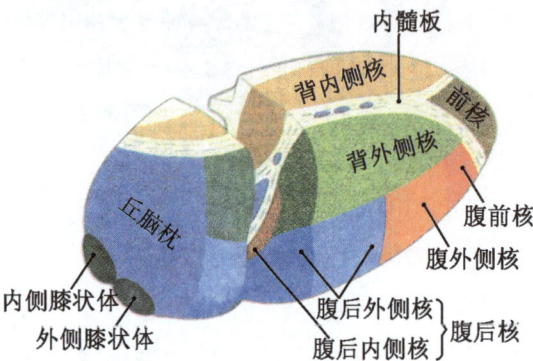

图 9-17　右侧背侧丘脑核团的立体示意图

有大脑纵裂,大脑半球与小脑之间有大脑横裂。

　　1. 大脑半球的外形和分叶　每侧大脑半球可分为上外侧面、内侧面和下面(图 9-18, 9-19,9-20)。大脑半球表面布满深浅不同的沟,沟与沟之间隆起的部分,称为大脑回。每侧大脑半球以 3 条大脑沟分为 5 个叶。

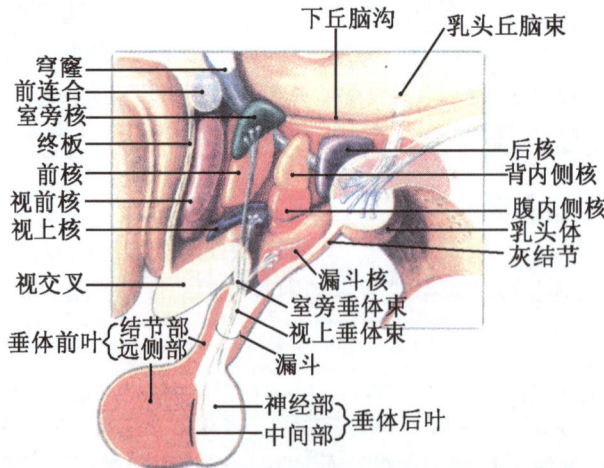

图 9-18　下丘脑的主要核团

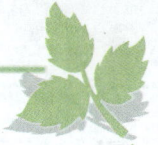

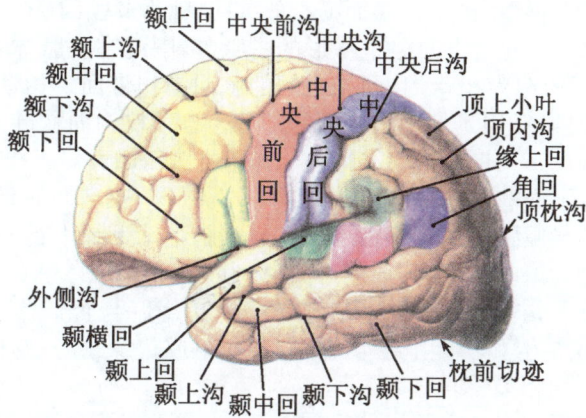

图 9-19 大脑半球上外侧面

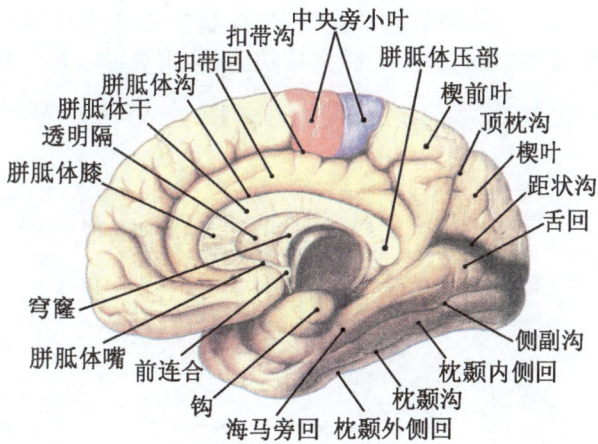

图 9-20 大脑半球内侧面

（1）大脑半球的叶间沟：① 中央沟：起自半球上缘中点稍后方，向前下斜行终于上外侧面；② 外侧沟：是一较深的沟，起自大脑半球下面，转向上外侧面，由前下方斜向后上方；③ 顶枕沟：位于大脑半球内侧面的后部，自前下向后上斜行。

（2）大脑半球的分叶：① 额叶：为外侧沟上方、中央沟前方的部分；② 颞叶：为外侧沟以下的部分；③ 枕叶：为顶枕沟以后的部分；④ 顶叶：为中央沟后方，外侧沟上方，枕叶以前的部分；⑤ 岛叶：在外侧沟的底部，略呈三角形，被额叶、顶叶、颞叶所掩盖（图 9-21）。

2. 大脑半球重要的沟和回

（1）上外侧面：① 额叶：额叶有与中央沟平行的中央前沟，两沟之间的脑回为中央前回。中央前沟前方有2条向前水平行走的额上沟和额下沟，将中央前沟前方分为额上回、额中回和额下回；② 顶叶：顶叶有与中央沟平行的中央后沟，两沟之间的脑回为中央后回。围绕外侧沟末端的脑回为缘上回，围绕颞上沟末端的脑回为角回；③ 颞叶：在外侧沟下方有与之平行的颞上沟和颞下沟，将颞叶分为颞上回、颞中回和

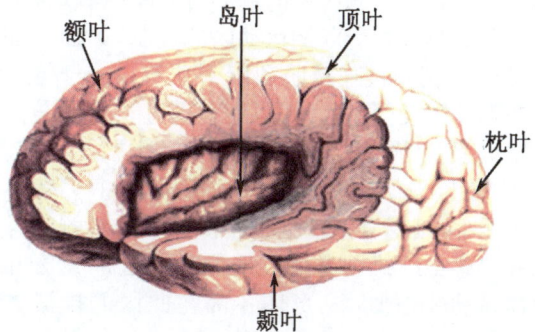

图 9-21 岛叶

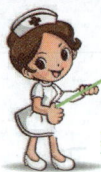

颞下回。颞上回伸入到外侧沟的2个短而横行的脑回,称为**颞横回**(图9-19)。

(2)内侧面:在中部有前后方向略呈弓形的**胼胝体**,围绕在胼胝体背面的环形沟为**胼胝体沟**,其上方与之平行的沟为**扣带沟**,两沟之间的脑回为扣带回。扣带回中份的上方,称为**中央旁小叶**,它是中央前、后回延伸至内侧面的部分。自顶枕沟向枕叶延伸的弓形沟为**距状沟**,顶枕沟与距状沟间的三角区,称为**楔叶**,距状沟下方为**舌回**。

(3)下面:在额叶下面前端有一椭圆形结构,称为**嗅球**,嗅球向后延续为**嗅束**,嗅束向后扩大为**嗅三角**,均与传导嗅觉有关。颞叶下面有与大脑半球下缘平行的**枕颞沟**,此沟内侧有**侧副沟**,侧副沟内侧的为**海马旁回**,其前端弯曲,称为**钩**。

扣带回、海马旁回及钩等大脑回合称为**边缘叶**。边缘叶与杏仁体、下丘脑、背侧丘脑前核群等皮质下结构,在结构和功能上密切联系,共同组成**边缘系统**,与内脏活动、情绪反应、性活动、学习与记忆密切相关(图9-20)。

3. **大脑半球的内部结构**　大脑半球表层的灰质,称为**大脑皮质**,深面的白质,称为**大脑髓质**,髓质中包含有若干灰质团块,称为**基底核**。大脑半球内的室腔为**侧脑室**。

(1)大脑皮质的功能定位:大脑皮质是人体的最高级中枢。人类在长期的进化过程中,通过感受器不断接受体内、外各种不同的刺激,使大脑皮质某些区域逐渐形成接受特定刺激、完成某些反射的相对集中区,称为**大脑皮质功能区**,重要的功能区定位如图9-22。

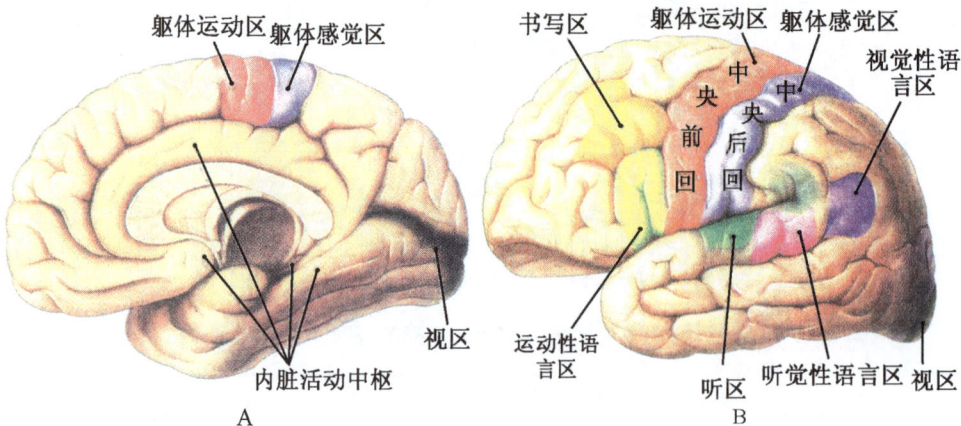

图9-22　大脑皮质的主要功能区

① 躯体运动区:位于中央前回和中央旁小叶的前部,管理全身骨骼肌的随意运动。其特点:a. 身体各部在运动区的投影如倒立的人形,但头面部不倒立;b. 左右交叉管理,即一侧半球的运动区管理对侧肢体的运动,但一些与联合运动有关的肌肉则受双侧运动区的控制,如面上部的肌肉、咀嚼肌、呼吸肌和躯干肌等;c. 身体各部在运动区投影的大小取决于其功能的复杂性和精细程度(图9-23)。

② 躯体感觉区:位于中央后回和中央旁小叶的后部,接受背侧丘脑腹后核传来的对侧浅感觉和深感觉纤维。身体各部位在此区的投影和躯体运动区相似:a. 身体各部在此区的投影如倒立的人形,但头面部不倒立;b. 左右交叉管理,即身体一侧的浅、深感觉冲动投射到对侧的

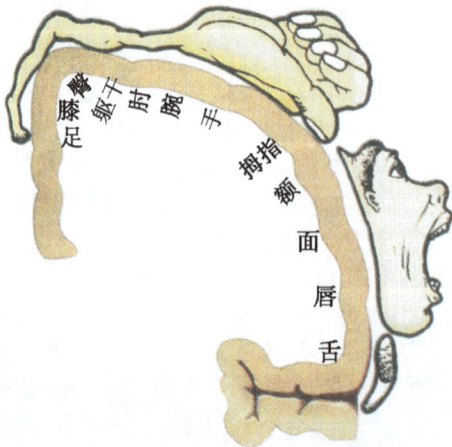

图9-23　人体各部在躯体运动区的定位

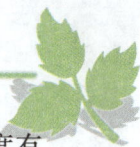

中央后回和中央旁小叶的后部；c. 身体各部在感觉区投影的大小与该部感觉的灵敏程度有关（图 9-24）。

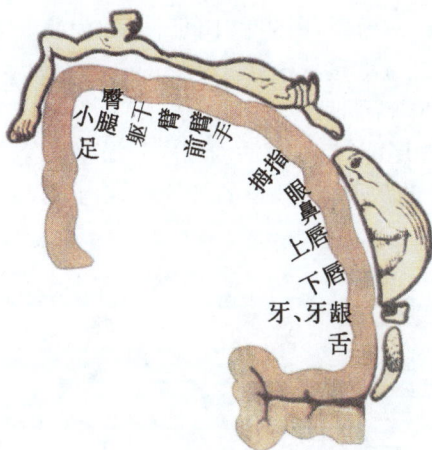

图 9-24　人体各部在躯体感觉区的定位

③ 视区：位于枕叶内侧面距状沟两侧的皮质。一侧视区接受同侧视网膜颞侧半和对侧视网膜鼻侧半传来的视觉信息，故一侧的视区损伤后可引起对侧半视野的同向性偏盲。

④ 听区：位于颞横回。一侧听觉区接受两耳传来的听觉冲动，故一侧听区损伤，不会导致全聋。

⑤ 内脏活动中枢：位于边缘叶。

⑥ 语言区：人类大脑皮质与动物的本质区别是能进行思维和意识等高级活动，并能进行语言表达。故人类大脑皮质上具有相应的语言区，如书写、听话、说话和阅读等区（表 9-4）。

表 9-4　大脑皮质的语言代表区及功能障碍

语言代表区	中枢部位	损伤后语言障碍
运动性语言区（说话中枢）	额下回后部	运动性失语症（不会说话）
书写区	额中回后部	失写症（丧失写字能力）
听觉性语言区（听话中枢）	颞上回后部	感觉性失语症（听不懂讲话）
视觉语言性区（阅读中枢）	角回	失读症（不懂文字含义）

在长期的进化和发育过程中，大脑皮质的结构和功能得到了高度分化。两侧大脑半球在结构和功能上都有不对称性。左侧大脑半球与语言、意识、数学分析等密切相关，因此语言中枢主要在左侧大脑半球；右侧大脑半球则主要接受非语言信息、音乐、图形和时空概念。左右大脑半球各有优势，它们互相协调配合以完成各种高级神经活动。

（2）基底核：是埋于大脑髓质内的灰质团块，包括尾状核、豆状核和杏仁体等（图 9-25）。

① 尾状核：呈"C"形，围绕豆状核和背侧丘脑，全长与侧脑室相邻。分头、体、尾 3 部分，尾部

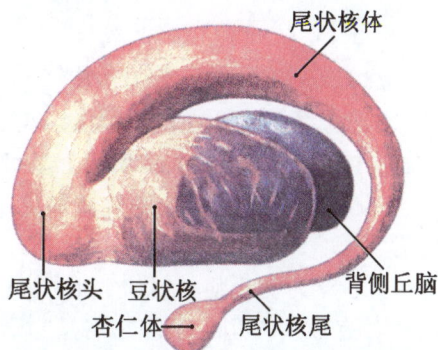

图 9-25　纹状体和背侧丘脑示意图

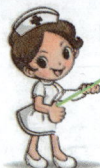

与杏仁体相连。

② 豆状核:位于背侧丘脑的外侧,岛叶的深部,在水平切面上豆状核呈三角形,被 2 个白质板分为 3 部分,外侧部较大,称为壳,内侧和中间部合称为**苍白球**。

尾状核和豆状核合称为**纹状体**,尾状核和豆状核的壳合称为**新纹状体**,苍白球称为**旧纹状体**。纹状体具有调节肌张力和协调肌群运动等作用。

③ 杏仁体:连于尾状核的尾部,与内脏活动和内分泌有关。

(3) 大脑髓质:位于皮质的深面,由大量的神经纤维构成,可分为**联络纤维**、**连合纤维**和**投射纤维**(图 9-26)。

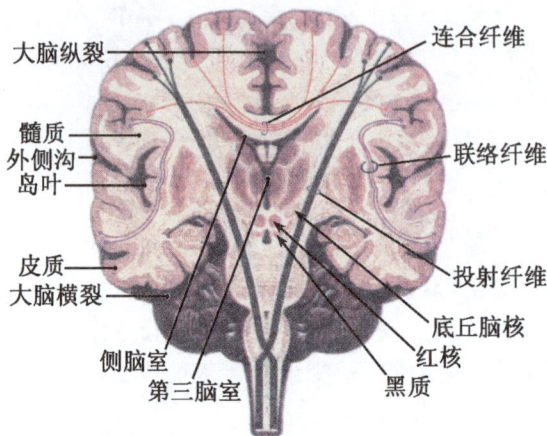

大脑纵裂　连合纤维
髓质
外侧沟　联络纤维
岛叶
皮质　投射纤维
大脑横裂　底丘脑核
侧脑室　红核
第三脑室　黑质

图 9-26　大脑半球的髓质

① 联络纤维:是连接同侧大脑半球叶与叶或回与回之间的纤维(图 9-27)。

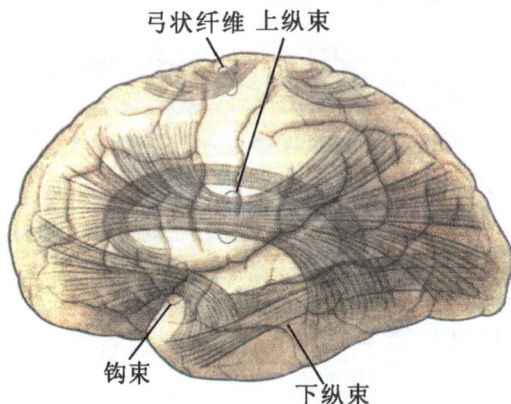

弓状纤维　上纵束
钩束　下纵束

图 9-27　大脑半球的联络纤维

② 连合纤维:是连接两侧大脑半球皮质之间的纤维。最大的连合纤维为位于大脑纵裂底的**胼胝体**,在脑的正中矢状切面上呈弓形,由前向后分为嘴、膝、干和压 4 部(图 9-26)。

③ 投射纤维:由连接大脑皮质和皮质下结构的上、下行纤维构成,这些纤维绝大部分经过内囊(图 9-26)。

内囊位于背侧丘脑、尾状核和豆状核之间,是由上行感觉纤维束和下行运动纤维束组成。在大脑的水平切面上,左右略呈"＞＜"形,可分为 3 部。前部位于豆状核与尾状核之间,称为**内囊前肢**;后部位于豆状核与背侧丘脑之间,称为**内囊后肢**,主要有皮质脊髓束、丘脑中央辐射、视辐射和听辐射通过；前、后肢汇合处，称为内囊膝，主要有皮质核束通过（图 9-28，9-29）。由于内囊集中通过了感觉和运动传导束，因此，当一侧内囊大范围损伤时，患者可出现对侧肢体的运动障碍、对侧半身深、浅感觉障碍和双眼对侧半视野同向偏盲，即"三偏综合征"。

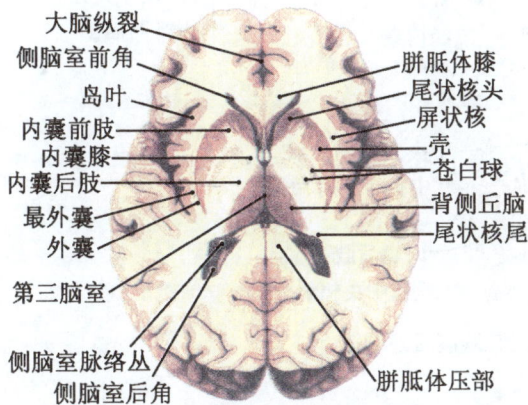

图 9-28 脑的水平切面

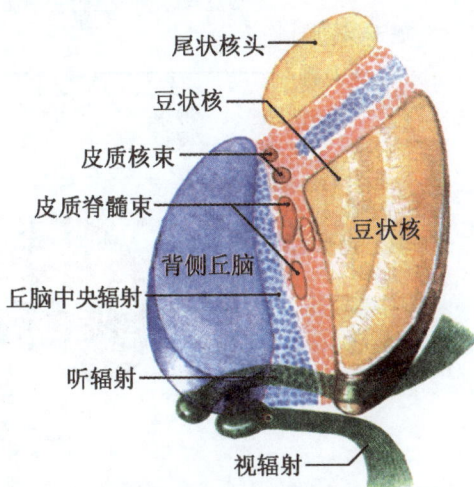

图 9-29 内囊示意图

（4）侧脑室：是位于大脑半球内、左右对称的腔隙，内含脑脊液，可分为前角、中央部、后角和下角。左、右侧脑室各借左、右室间孔与第三脑室相通。侧脑室内有脉络丛，是产生脑脊液的主要部位（图 9-30）。

三、神经系统的传导通路

感受器接受体内、外环境的各种刺激，转变为神经冲动，通过传入神经元传至大脑皮质，产生感觉，该上行传导路，称为**感觉（上行）传导通路**；感觉信息经过大脑皮质分析和整合，发出神经冲动通过传出神经元传至效应器，做出相应的反应，该下行传导路，称为**运动（下行）传导通路**。

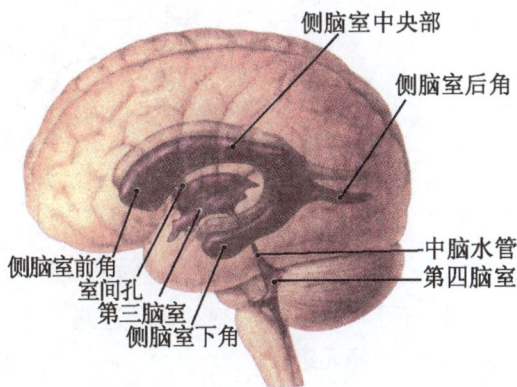

图 9-30 脑室投影

（一）感觉传导通路

1. 躯干与四肢的本体感觉和精细触觉传导通路 **本体**感觉又称为**深感觉**，是指肌、腱和关节等处的位置觉、运动觉和振动觉。该传导通路还传导皮肤的精细触觉，如辨别两点间距离和感受物体的纹理粗细等。二者传导通路相同，均由 3 级神经元组成。

（1）**第 1 级神经元**：为脊神经节细胞，其周围突随脊神经分布于躯干与四肢的肌、腱、关节以及皮肤等处；中枢突随脊神经后根进入脊髓，在脊髓的后索内组成薄束和楔束上行至延髓，分别止于延髓的薄束核和楔束核。

（2）**第 2 级神经元**：胞体在延髓的薄束核和楔束核内。此两核发出纤维向前绕过中央管腹侧左右交叉，构成**内侧丘系交叉**。交叉后的纤维在延髓中线两侧上行形成内侧丘系，止于背侧丘脑的腹后外侧核。

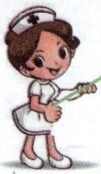

（3）**第3级神经元**：胞体在丘脑腹后外侧核内。由此核发出丘脑皮质束（丘脑中央辐射）经内囊后肢上行至大脑皮质的中央后回上 2/3 及中央旁小叶后部（图 9－31）。

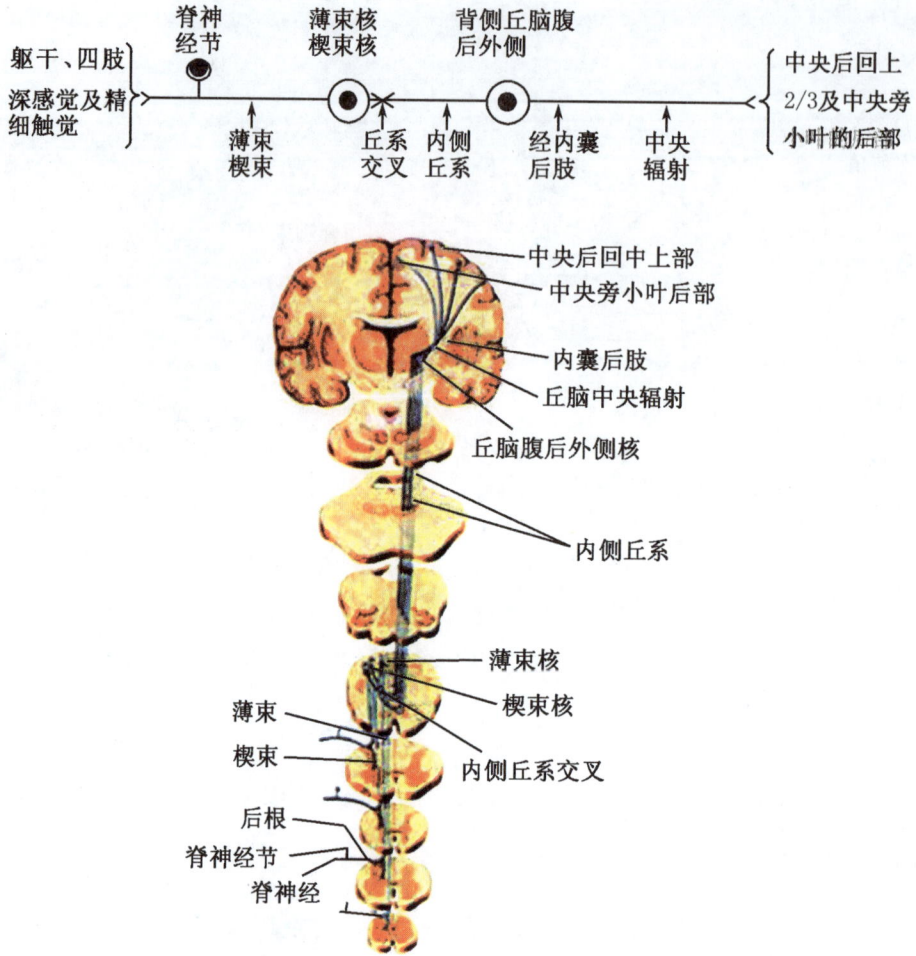

图 9－31 躯干与四肢的本体感觉和精细触觉传导通路

2. **躯干和四肢的浅感觉传导通路** 浅感觉是指皮肤、黏膜的痛觉温觉、粗略触觉和压觉，由 3 级神经元组成。

（1）**第 1 级神经元**：为脊神经节细胞，其周围突分布于躯干与四肢皮肤内的感受器，中枢突随脊神经后根进入脊髓的后角固有核。

（2）**第 2 级神经元**：胞体位于脊髓后角固有核内，发出纤维交叉至对侧外侧索和前索中，组成脊髓丘脑侧束（传导痛温觉）和脊髓丘脑前束（传导粗略触觉和压觉）。二者合称脊髓丘脑束，向上止于背侧丘脑的腹后外侧核。

（3）**第 3 级神经元**：胞体位于丘脑腹后外侧核内，发出纤维参与组成丘脑中央辐射，经内囊后肢，投射至大脑皮质中央后回上 2/3 和中央旁小叶的后部（图 9－32）。

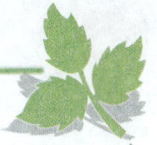

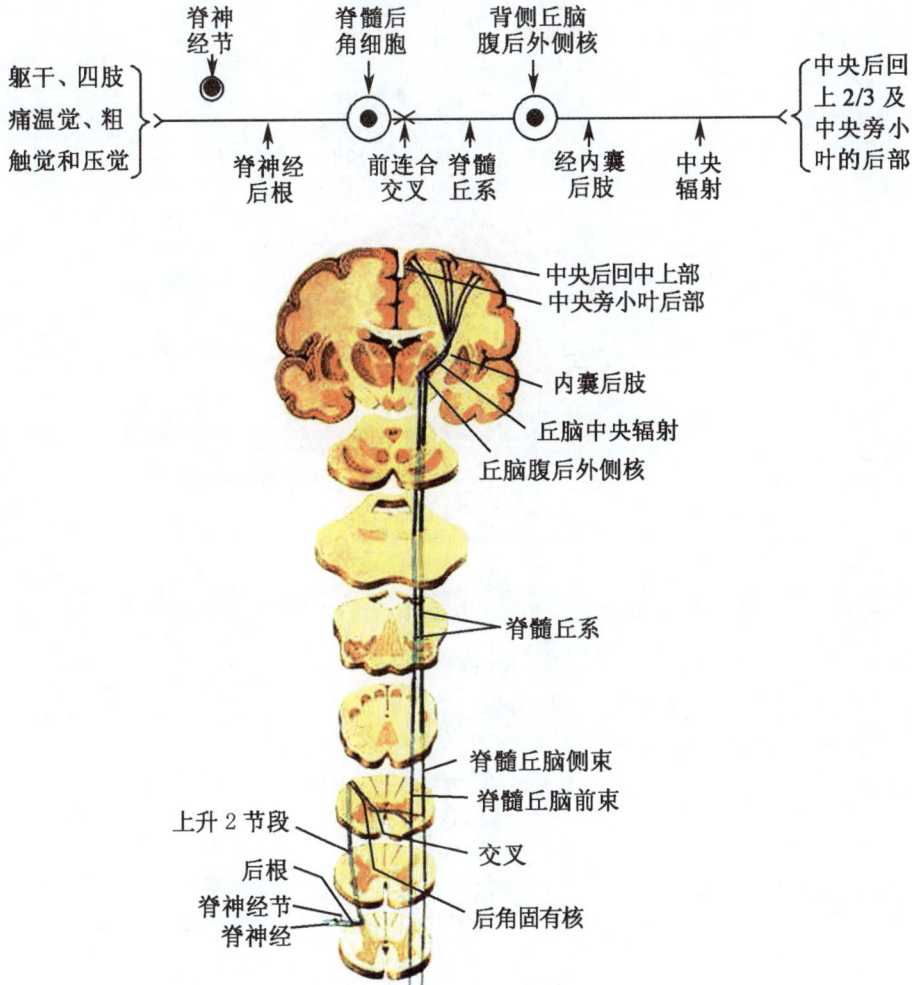

图 9 - 32 躯干和四肢的浅感觉传导通路

3. 头面部浅感觉传导通路 由 3 级神经元组成。

(1) 第 1 级神经元:胞体位于三叉神经节内,其周围突组成三叉神经的感觉支,分布于头面部皮肤和黏膜的痛觉、温觉、粗触觉和压觉感受器,中枢突经三叉神经感觉根进入脑桥,止于三叉神经感觉核。

(2) 第 2 级神经元:胞体位于三叉神经感觉核内,发出的纤维交叉至对侧形成三叉丘系交叉,交叉后的纤维上行组成三叉丘系,止于背侧丘脑的腹后内侧核。

(3) 第 3 级神经元:胞体位于背侧丘脑的腹后内侧核,发出的纤维经内囊后肢,投射到大脑皮质中央后回下 1/3 部(图 9 - 33)。

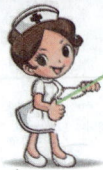

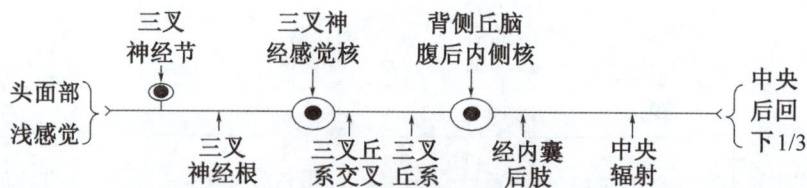

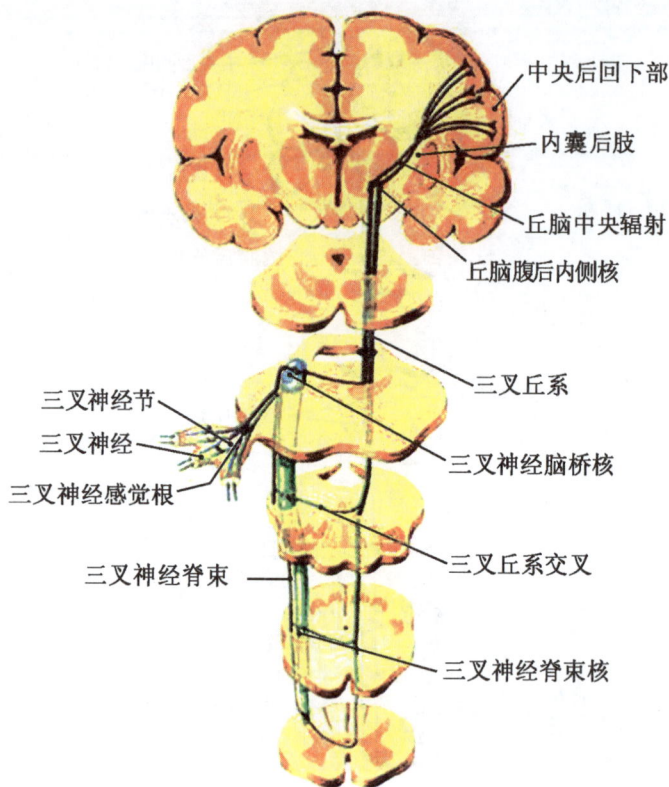

图 9‑33 头面部的浅感觉传导通路

4. 视觉传导通路 由 3 级神经元组成。

（1）**第 1 级神经元**：为视网膜的双极细胞，其树突与视锥和视杆细胞形成突触，轴突与节细胞形成突触。

（2）**第 2 级神经元**：为视网膜的节细胞，其轴突在视神经盘处集合成视神经，经视神经管入颅腔，再形成视交叉后延为视束（来自两眼视网膜鼻侧半的纤维交叉，交叉后加入对侧视束；而来自视网膜颞侧半纤维不交叉，进入同侧视束），视束绕过大脑脚向后，主要止于外侧膝状体。

（3）**第 3 级神经元**：胞体在外侧膝状体内，发出纤维组成视辐射，经内囊后肢，投射到大脑枕叶距状沟两侧的视区（图 9‑34）。

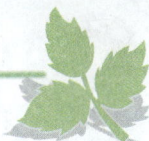

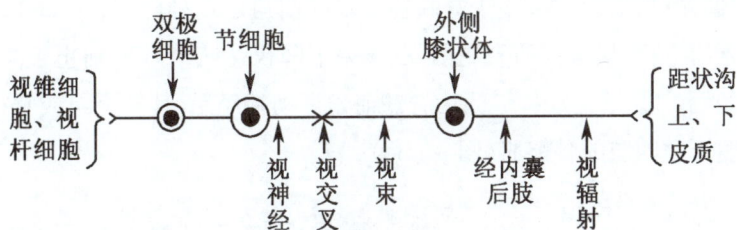

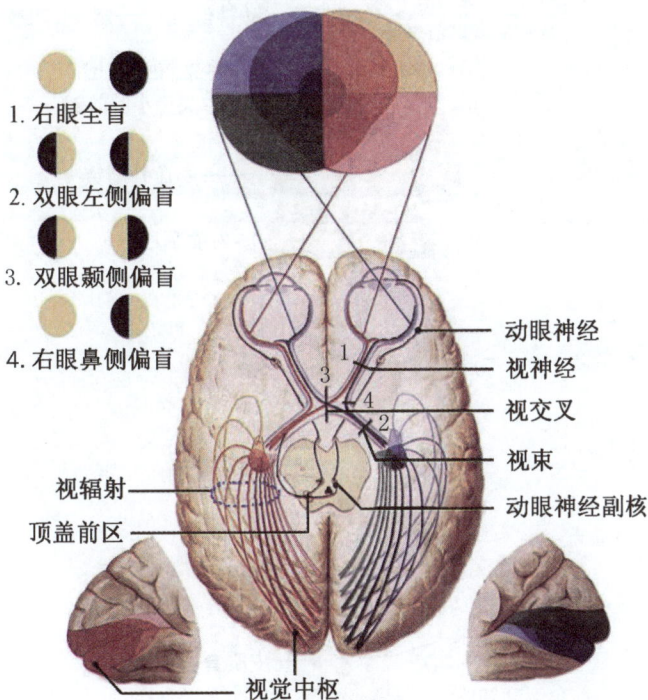

图 9-34 视觉传导通路

视觉传导通路不同部位的损伤,可引起不同的视野缺损:① 一侧视神经损伤可致患侧眼视野全盲;② 视交叉中部损伤可致双眼视野颞侧半偏盲;③ 一侧视交叉外侧部的不交叉纤维损伤可致患侧视野鼻侧半偏盲;④ 一侧视束完全损伤可致患侧视野鼻侧半偏盲、健侧视野颞侧半偏盲。

(二) 运动传导通路

躯体运动传导通路包括锥体系和锥体外系,主要管理骨骼肌的运动。

1. 锥体系 主要管理骨骼肌的随意运动,由 2 级神经元组成。上运动神经元是中央前回和中央旁小叶前部的锥体细胞,其轴突组成锥体束,向下止于脊髓前角运动神经元的纤维,称为皮质脊髓束;止于脑干躯体运动核的纤维,称为皮质核束。

(1) 皮质脊髓束:由 2 级神经元组成:① 上运动神经元的胞体主要在中央前回上 2/3 和中央旁小叶前部皮质的锥体细胞,其轴突组成皮质脊髓束下行,经内囊后肢、中脑、脑桥至延髓锥体,在锥体的下端,大部分纤维左、右交叉形成锥体交叉,交叉后的纤维沿脊髓外侧索下

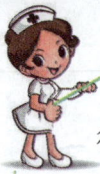

行,形成皮质脊髓侧束,沿途逐节止于脊髓各节段的前角运动神经元;小部分未交叉的纤维,在同侧脊髓前索内下行,形成皮质脊髓前束(该束下降仅达胸节),分别止于同侧和对侧的脊髓前角运动神经元。② **下运动神经元**为脊髓前角运动神经元,其轴突组成脊神经的前根,随脊神经分布于躯干和四肢的骨骼肌(图9-35)。

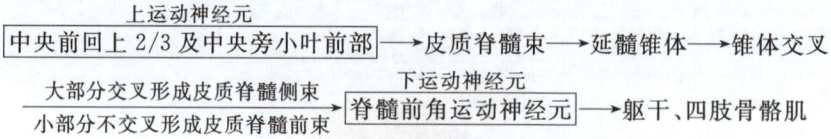

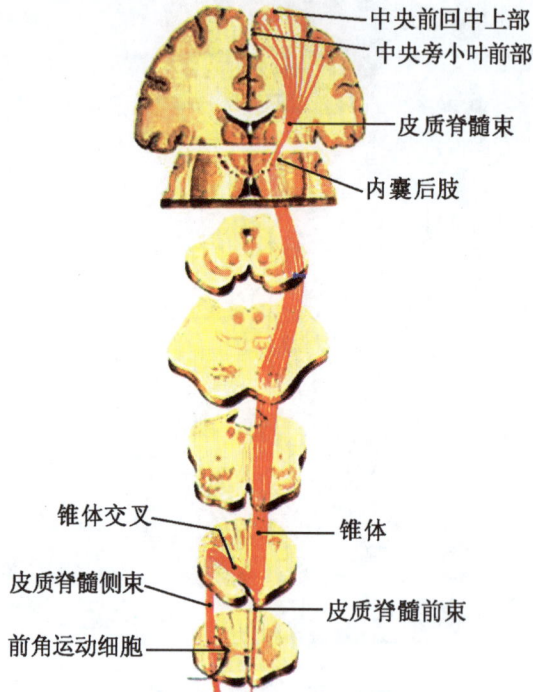

上运动神经元
中央前回上2/3及中央旁小叶前部 → 皮质脊髓束 → 延髓锥体 → 锥体交叉

大部分交叉形成皮质脊髓侧束　　下运动神经元
小部分不交叉形成皮质脊髓前束　脊髓前角运动神经元 → 躯干、四肢骨骼肌

图9-35　皮质脊髓束

　　(2) 皮质核束:由2级神经元组成:**上运动神经元**的胞体位于中央前回的下1/3皮质的锥体细胞,由其轴突组成**皮质核束**,经内囊膝下行至脑干,大部分纤维止于双侧的脑神经躯体运动核,但面神经核(支配面肌)的下部和舌下神经核(支配舌肌)只接受对侧皮质核束的纤维。**下运动神经元**的胞体位于脑干的脑神经躯体运动核内,其轴突随脑神经分布到头、颈、咽、喉等处的骨骼肌(9-36)。

上运动神经元
中央前回下 1/3 → 皮质核束 →(内囊膝)脑干 →(大部分终止于双侧的 小部分止于对侧的)下运动神经元 脑神经躯体运动核

→头、颈、咽、喉等处骨骼肌

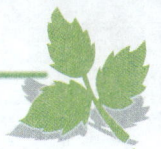

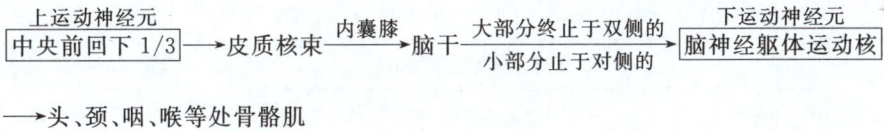

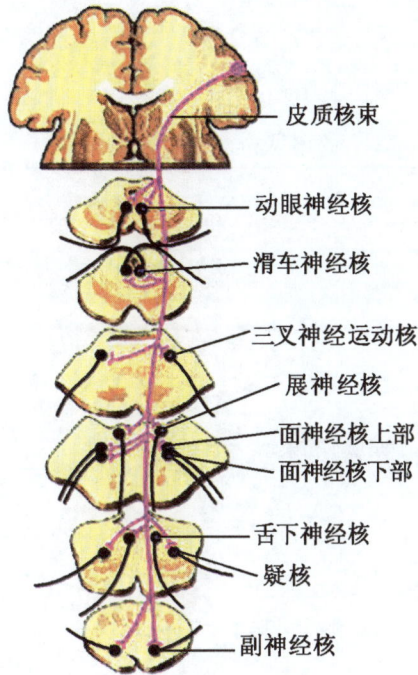

图 9-36 皮质核束

标注：皮质核束、动眼神经核、滑车神经核、三叉神经运动核、展神经核、面神经核上部、面神经核下部、舌下神经核、疑核、副神经核

锥体系的任何部位损伤都可以引起支配区的随意运动障碍，即瘫痪。临床上常将上运动神经元损伤引起的瘫痪，称为核上瘫；而将下运动神经元损伤引起的瘫痪，称为核下瘫（图9-37，表9-5）。

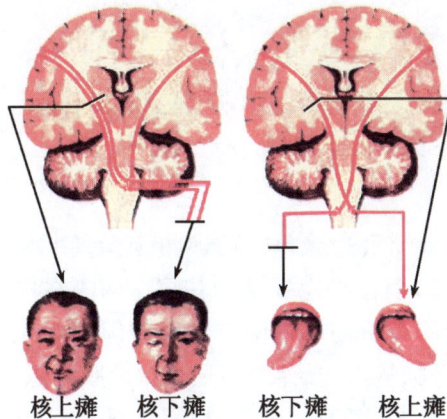

核上瘫　核下瘫　核下瘫　核上瘫

图 9-37 核上瘫与核下瘫

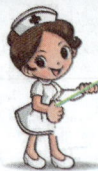

表 9 - 5　上运动神经元和下运动神经元损伤后瘫痪表现的区别

	上运动神经元损伤	下运动神经元损伤
瘫痪特点	痉挛性瘫（硬瘫）	弛缓性瘫（软瘫）
肌张力	增高	降低
腱反射	亢进	消失
病理反射	有	无
早期肌萎缩	不明显	明显

2. 锥体外系　锥体系以外与躯体运动有关的下行传导路统称为**锥体外系**,其结构十分复杂,纤维束起自中央前回以外的大脑皮质,在下降过程中,与纹状体、背侧丘脑、红核、黑质、前庭核、小脑及脑干的网状结构等有广泛联系,经多次交换神经元,最后终止于脊髓灰质前角或脑干的躯体运动核,再通过脊神经或脑神经支配骨骼肌。主要功能是调节肌张力、协调肌群运动、维持体态姿势和进行习惯性动作,以协助锥体系完成精细的随意运动(图 9 - 38)。

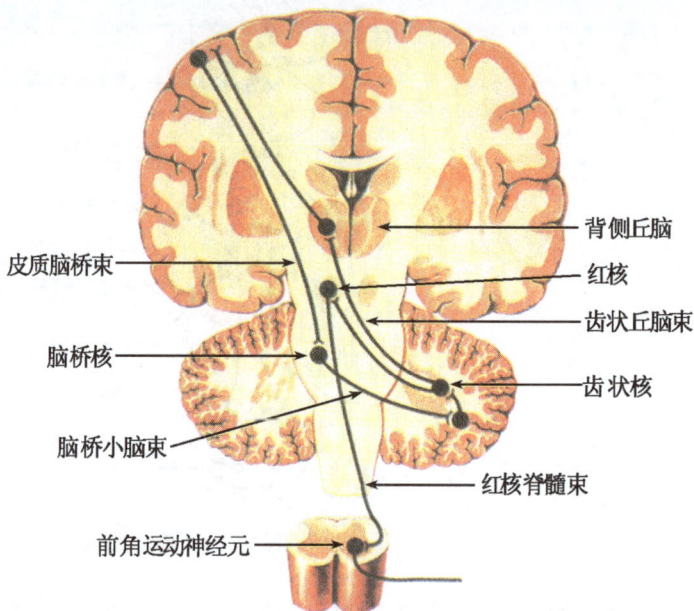

皮质脑桥束

脑桥核

脑桥小脑束

前角运动神经元

背侧丘脑

红核

齿状丘脑束

齿状核

红核脊髓束

图 9 - 38　锥体外系

四、脑和脊髓的被膜

脑和脊髓表面由外向内都包有**硬膜**、**蛛网膜**和**软膜** 3 层被膜。硬膜由厚而坚韧的结缔组织构成,蛛网膜为紧贴硬膜内面的半透明薄膜,软膜薄而富有血管,紧贴脊髓和脑的表面,并深入其沟裂中。它们有保护、支持、营养脑和脊髓的作用。

(一)脊髓的被膜

1. 硬脊膜　上端附于枕骨大孔边缘,与硬脑膜相延续。下端达第 2 骶椎平面逐渐变细,包裹终丝,末端附于尾骨背面,全长包绕脊髓和马尾。两侧在椎间孔处与脊神经被膜相连续。硬脊膜与椎管内面的骨膜及黄韧带之间有狭窄腔隙,称为**硬膜外隙**,内含疏松结缔组织、脂肪组织、淋巴管、椎内静脉丛,有脊神经根通过。硬膜外隙不与颅内相通,此隙略呈负压。临床上进行硬膜外麻醉即将药物注入此隙,以阻滞脊神经的传导(图 9 - 39)。

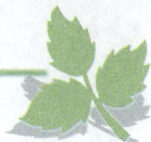

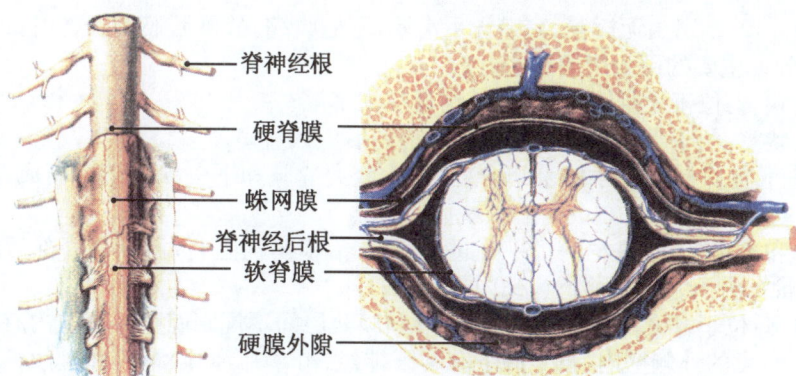

图 9-39 脊髓的被膜

2. 脊髓蛛网膜 紧贴硬脊膜内面,向上与脑蛛网膜相续,向下包绕脊髓和马尾,下端达第 2 骶椎平面。蛛网膜向内发出许多结缔组织小梁与软脊膜相连,蛛网膜因此而得名。脊髓蛛网膜与软脊膜之间的腔隙,称为蛛网膜下隙,隙内充满脑脊液。此隙下部在马尾周围的扩大,称为终池,终池内无脊髓而只有马尾,临床上在此处做腰椎穿刺,可避免损伤脊髓。

3. 软脊膜 软脊膜紧贴脊髓表面,并伸入其沟、裂,自脊髓圆锥以下形成终丝。

(二)脑的被膜

1. 硬脑膜 坚韧而有光泽,由两层合成,外层是颅骨内膜,内层较外层坚厚,在枕骨大孔的边缘与硬脊膜相延续,硬脑膜的血管和神经行于两层之间。与硬脊膜相比,硬脑膜有以下特点:

(1)硬脑膜与颅盖骨结合较松,易于分离。因而颅盖外伤致硬脑膜血管破裂时,易在颅骨与硬脑膜间形成硬膜外血肿;而硬脑膜与颅底骨结合紧密,当颅底骨折时,易将硬脑膜和蛛网膜同时撕裂,形成脑脊液外漏。

(2)硬脑膜内层折叠形成板状结构,主要有:

① 大脑镰:呈镰刀状,呈矢状垂直伸入大脑纵裂内,胼胝体之上。

② 小脑幕:呈幕帐形,伸入大脑与小脑之间,后缘附于横窦沟,前缘游离形成小脑幕切迹,切迹前邻中脑。当幕上占位性病变,颅内压增高时,两侧大脑海马旁回和钩可被挤入小脑幕切迹下方,压迫中脑的大脑脚和动眼神经,形成小脑幕切迹疝(图 9-40)。

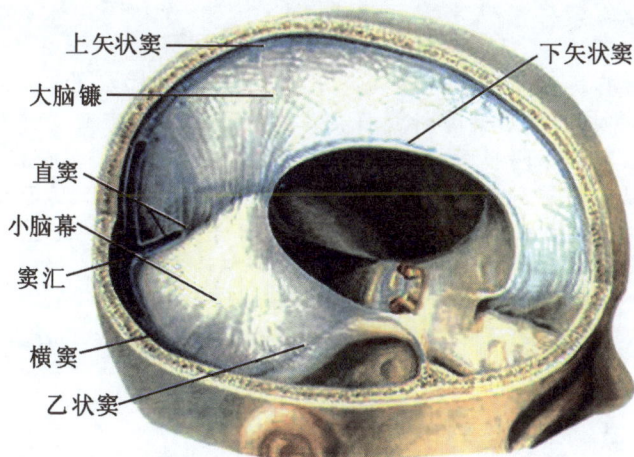

图 9-40 硬脑膜及硬脑膜窦

(3)硬脑膜的两层在某些部位分开,内衬内皮细胞,构成特殊的颅内静脉管道,称为硬

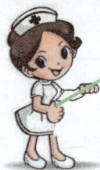

脑膜窦(图9-40)。窦内无瓣膜,窦壁无平滑肌,不能收缩,故硬脑膜窦损伤时,出血较多,易形成颅内血肿。主要的硬脑膜窦有:

①上矢状窦:位于大脑镰上缘,自前向后注入窦汇。

②下矢状窦:位于大脑镰下缘,较小,自前向后汇入直窦。

③直窦:位于大脑镰和小脑幕结合处,由大脑大静脉和下矢状窦汇合而成,向后与上矢状窦汇合成窦汇。

④横窦和乙状窦:横窦左、右各一,起自窦汇,沿横窦沟走行,至颞骨岩部后端转向下续乙状窦。乙状窦出颈静脉孔移行为颈内静脉。

⑤海绵窦:位于蝶骨体垂体窝两侧,为硬脑膜两层间不规则腔隙。窦腔内有颈内动脉和展神经通过;在窦的外侧壁内,自上而下有动眼神经、滑车神经、眼神经和上颌神经通过。海绵窦交通广泛,面部感染可波及窦内结构,产生相应的表现。

硬脑膜窦血流方向见图9-41。

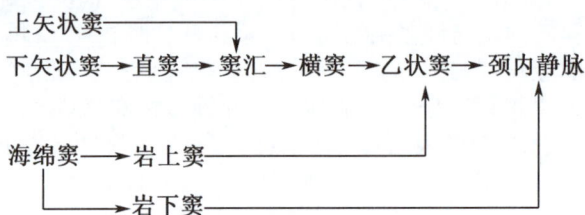

图9-41 硬脑膜血流方向

2. 脑蛛网膜 与脊髓蛛网膜一样,也是一层薄而半透明的结缔组织膜,包绕整个脑,仅伸入大脑纵、横裂内,而不伸入其他脑沟内。脑的蛛网膜下隙向下在枕骨大孔处与脊髓蛛网膜下隙相通。此隙在某些部位较宽大,称为蛛网膜下池。如小脑与延髓间的小脑延髓池等。在上矢状窦附近蛛网膜呈颗粒状突入窦内,称为蛛网膜粒,脑脊液通过蛛网膜粒渗入硬脑膜窦内,回流入静脉(图9-42)。

3. 软脑膜 紧贴脑的表面,薄而富含血管,血管伸入脑的实质中,对脑有营养作用。在脑室附近,由软脑膜、毛细血管和室管膜上皮共同突入脑室内形成脉络丛,是产生脑脊液的主要结构。

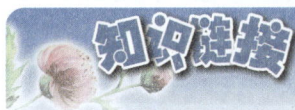

知识链接 颅底骨折

　　颅底骨折按其解剖部位分为:颅前窝骨折、颅中窝骨折和颅后窝骨折。颅底骨折易将硬脑膜和蛛网膜同时撕裂,形成脑脊液外漏。颅前窝骨折:骨折累及眶顶和筛骨,出现脑脊液鼻漏,可合并嗅神经和视神经损伤。颅中窝骨折:骨折累及蝶骨,出现脑脊液鼻漏;骨折累及颞骨和鼓膜,出现脑脊液耳漏,常合并面神经和前庭蜗神经损伤等。颅后窝骨折:脑脊液无排出通道,多在伤后数小时,枕部或乳突区出现皮下瘀斑,可合并舌咽神经、迷走神经、副神经和舌下神经损伤。

五、脑脊液及其循环

脑脊液为无色透明的液体,充满于脑室和蛛网膜下隙内,对脑和脊髓起保护、营养、运输代谢产物和调节颅内压等作用。脑脊液的总量在成人约150 ml,主要是由侧脑室、第三脑室和第四脑室的脉络丛共同产生。循环途径如下:侧脑室产生的脑脊液经室间孔流入第三脑

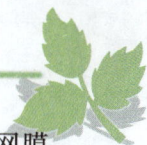

室,经中脑水管流入第四脑室,通过第四脑室正中孔和外侧孔流入蛛网膜下隙,再经蛛网膜粒渗入到硬脑膜窦,最终回流到静脉(图9-42,图9-43)。如果脑脊液循环的通路发生阻塞,可以引起脑积水或颅内压增高,甚至出现脑疝而危及生命。

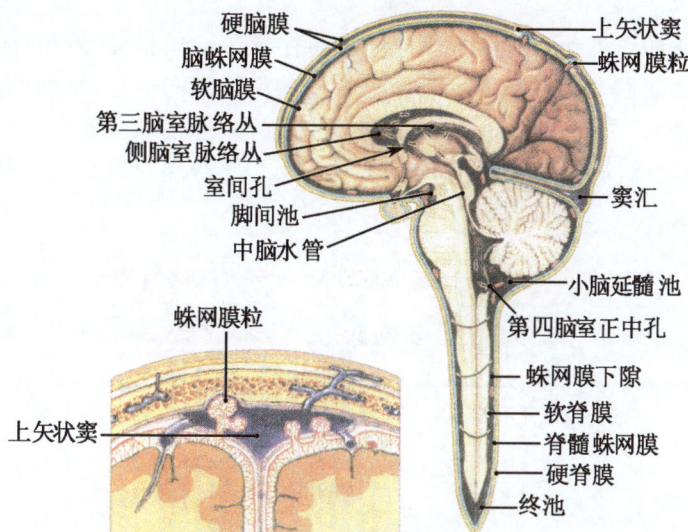

图9-42 脑脊液循环示意图

脑脊液循环如下:

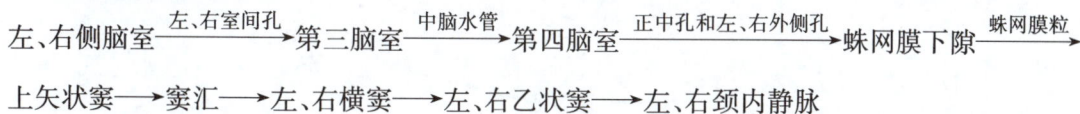

左、右侧脑室 ——左、右室间孔→ 第三脑室 ——中脑水管→ 第四脑室 ——正中孔和左、右外侧孔→ 蛛网膜下隙 ——蛛网膜粒→

上矢状窦——窦汇——左、右横窦——左、右乙状窦——左、右颈内静脉

六、血-脑屏障

血脑屏障位于血液与脑、脊髓的神经细胞之间,是脑屏障的主要形式,其结构基础是:① 脑和脊髓的无孔毛细血管内皮细胞及其紧密连接;② 毛细血管基膜;③ 毛细血管基膜外由星形胶质细胞脚板围绕。血脑屏障可限制血液中某些物质进入脑组织,对脑组织起保护作用(图9-43)。

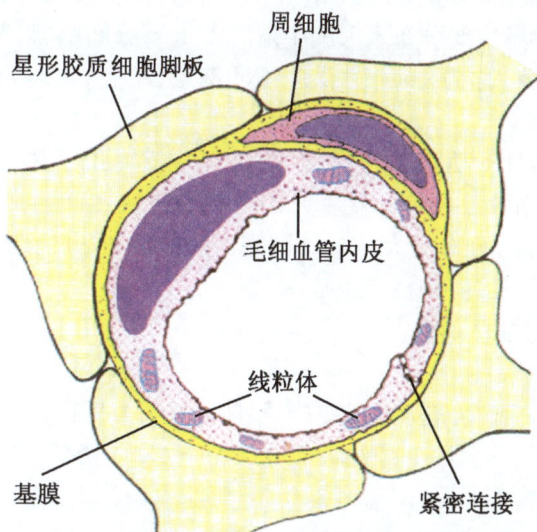

图9-43 血-脑屏障超微结构模式图

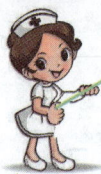

七、脊髓和脑的血管

（一）脊髓的血管

脊髓的动脉来源于椎动脉以及节段性动脉的脊髓支。① 椎动脉经枕骨大孔入颅后，发出**脊髓前动脉**和**脊髓后动脉**。脊髓后动脉沿脊髓的后外侧沟下行，脊髓前动脉汇合成一干沿脊髓前正中裂下行；② 肋间后动脉、腰动脉等节段性动脉发出的脊髓支与脊髓前、后动脉相互吻合，并形成血管网共同营养脊髓各部（图9-44）。脊髓的静脉与动脉伴行，多数注入硬膜外隙的椎静脉丛。

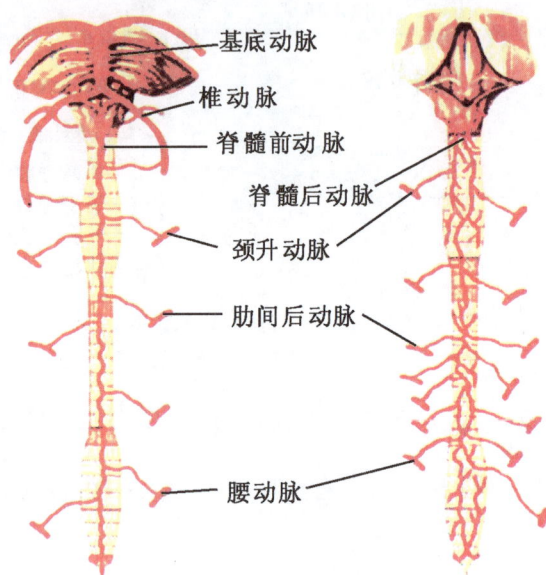

基底动脉
椎动脉
脊髓前动脉
脊髓后动脉
颈升动脉
肋间后动脉
腰动脉

图9-44 脊髓的动脉

（二）脑的血管

1. 脑的动脉　脑的血液供应来源于**颈内动脉**和**椎动脉**。颈内动脉主要分布于大脑半球前2/3和部分间脑；椎动脉主要分布于大脑半球后1/3、部分间脑、脑干和小脑。供应大脑皮质和髓质浅层的动脉分支，称为**皮质支**，供应髓质深层、基底核、间脑和内囊等处的动脉分支，称为**中央支**。

（1）椎动脉：发自锁骨下动脉，向上穿第6～1颈椎横突孔，经枕骨大孔入颅腔。在脑桥与延髓交界处，左、右椎动脉汇合成1条**基底动脉**，沿脑桥腹侧面的基底沟上行，至脑桥上缘处，分为左、右**大脑后动脉**，分布于大脑半球内侧面的枕叶和颞叶大部。椎动脉和基底动脉沿途发出分支，供应脊髓、延髓、脑桥和小脑（图9-45，9-46）。

（2）颈内动脉：起自颈总动脉，向上穿颈动脉管入颅腔，其主要分支有**大脑前动脉**和**大脑中动脉**。

① 大脑前动脉：行向前内，进入大脑纵裂，沿胼胝体上方后行，主要分布于大脑半球内侧面顶枕沟以前的部分和上外侧面上缘的大部（图9-45）。两侧大脑前动脉在进入大脑纵裂处，借**前交通动脉**相吻合。

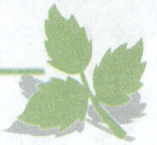

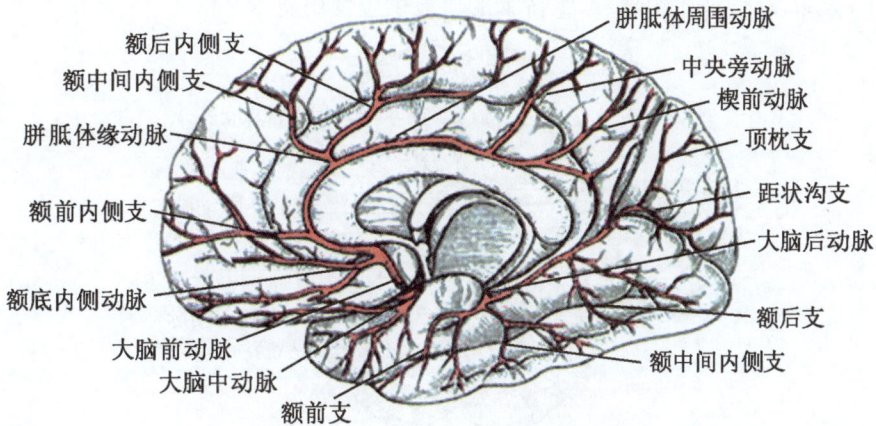

图 9-45 大脑半球内侧面的动脉分布

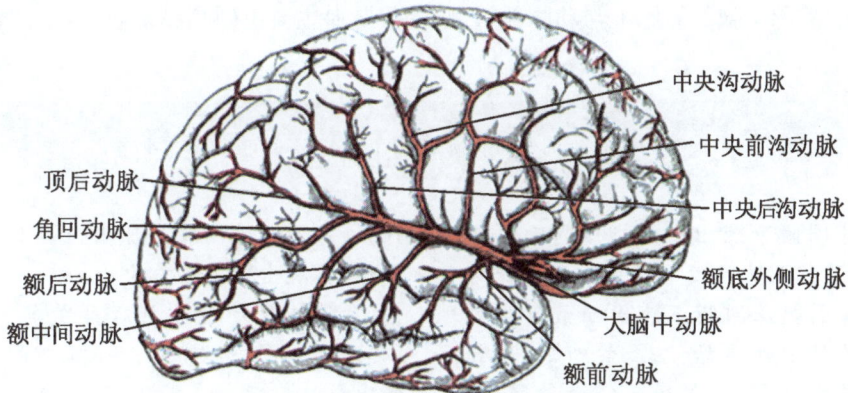

图 9-46 大脑半球上外侧面的动脉分布

② 大脑中动脉:是颈内动脉的直接延续,进入大脑外侧沟并沿此沟行向后上,主要分布于大脑半球上外侧面的大部分和岛叶。在大脑中动脉的起始处,发出一些细小的中央支(豆纹动脉)垂直进入脑实质,分布于内囊等处,在患有高血压动脉硬化的病人,这些动脉容易破裂而导致脑出血,故有"出血动脉"之称(图 9-47)。

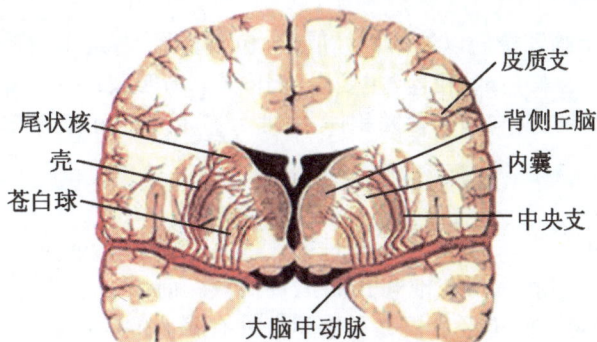

图 9-47 大脑中动脉的皮质支和中央支

(3) 大脑动脉环:又称为 Willis 环,由大脑前动脉、颈内动脉、大脑后动脉借前、后交通动脉,在脑底部环绕视交叉、灰结节及乳头体周围彼此吻合而成。通过大脑动脉环的调节,可

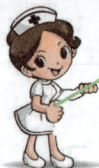

使血流重新分布,补偿缺血的部分,维持脑的血液供应及功能(9-48)。

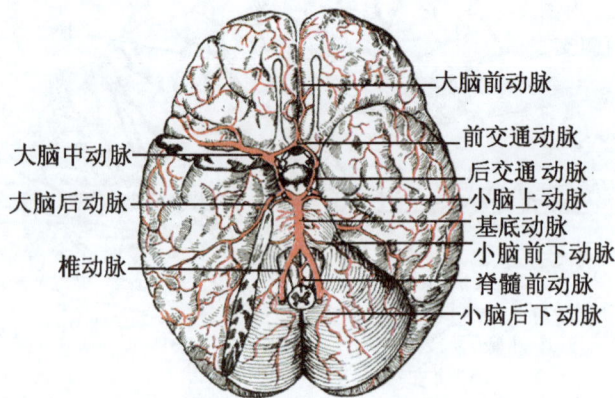

图 9-48　脑底面的动脉

2. 脑的静脉　脑的静脉不与动脉伴行,脑的静脉血主要由硬脑膜窦收集,最终汇入颈内静脉。

知识链接

蛛网膜下隙出血

蛛网膜下隙出血是指颅内血管破裂,血液流入蛛网膜下隙的一种临床综合征。引起蛛网膜下隙出血最常见的原因为颅内动脉瘤、脑血管畸形、高血压动脉粥样硬化、颅底异常血管网症、脑瘤、血液病等。它占急性脑血管病的 10%～20%,蛛网膜下隙出血具有易复发性,再次出血多在首次出血后 1 个月内,危险性最大,6 个月后再发率下降,以后每年再发者为 3%～6%。再次复发出血时病情多较严重,死亡率可高达 40%,所以要特别注意防止再出血。

(杨治河)

第三节　周围神经系统

周围神经系统是指脑和脊髓以外的神经成分,包括神经、神经节、神经丛和神经末梢等,可分成 3 部分:① 脊神经,与脊髓相连,主要分布于躯干和四肢;② 脑神经,与脑相连,主要分布于头颈部;③ 内脏神经,与脑和脊髓相连,主要分布于内脏、心血管和腺体。

一、脊神经

脊神经共 31 对,可分为颈神经 8 对、胸神经 12 对、腰神经 5 对、骶神经 5 对和 1 对尾神经。每对脊神经均由前根和后根在椎间孔处汇合而成。前根为运动性,后根为感觉性。因此,脊神经为混合性神经。脊神经后根在靠椎间孔处有膨大的脊神经节,节内有感觉神经元的细胞体(图 9-49)。

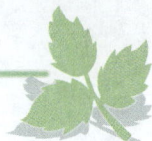

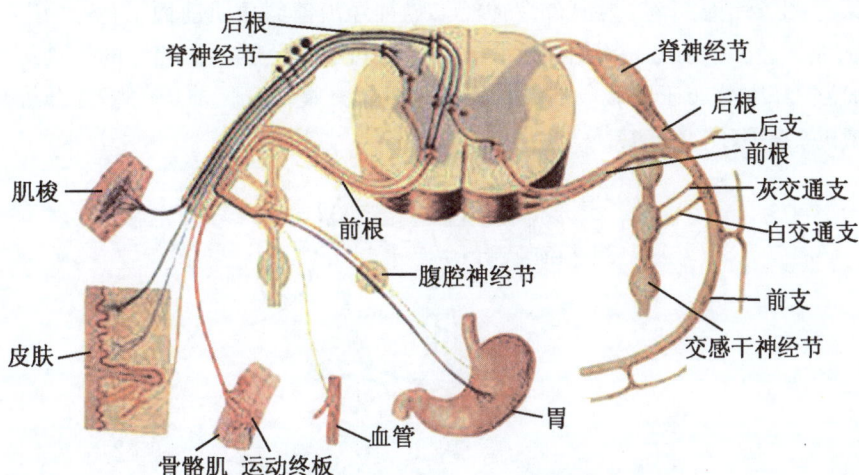

图 9 - 49 脊神经的组成和分布示意图

　　脊神经含有 4 种纤维成分：① 躯体感觉纤维：分布于皮肤、骨骼肌、肌腱和关节等处，将来自皮肤的浅感觉和骨骼肌、肌腱、关节的深感觉冲动传入中枢；② 躯体运动纤维：分布于骨骼肌，支配其随意运动；③ 内脏感觉纤维：分布于内脏、心血管和腺体等处，将来自这些器官的感觉传入中枢；④ 内脏运动纤维：支配心肌、平滑肌的运动，控制腺体的分泌。

　　脊神经干很短，出椎间孔立即分为 4 支。① 脊膜支：细小，经椎间孔返回椎管，分布于脊髓的被膜；② 交通支：连接于脊神经和交感干之间；③ 脊神经后支：较前支细短，主要分布在项、背、腰、骶部的深层肌和皮肤；④ 脊神经前支：粗大，分布于躯干前外侧和四肢的皮肤和肌等处。除胸神经前支仍保持着明显的节段性分布外，其余的前支则先交织成丛，再由丛发出分支分布到头颈、上肢和下肢。形成的神经丛有：颈丛、臂丛、腰丛和骶丛。

（一）颈丛

　　1. 颈丛的组成和位置　由第 1～4 颈神经的前支组成，位于胸锁乳突肌上部的深面。

　　2. 颈丛的主要分支　颈丛的分支有浅支和深支。

　　(1) 浅支：在胸锁乳突肌后缘中点浅出至浅筋膜，呈放射状分布于枕区、耳郭、颈部和肩部的皮肤。颈丛的主要分支有枕小神经、耳大神经、颈横神经、锁骨上神经(图 9 - 50)。临床常选取胸锁乳突肌后缘中点作颈丛浸润麻醉。

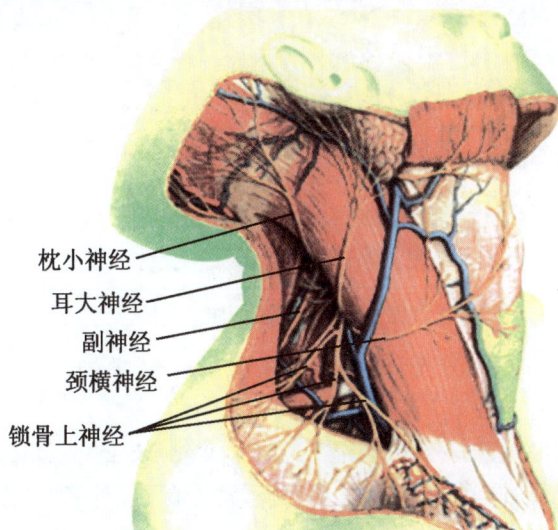

图 9 - 50 颈丛的皮支

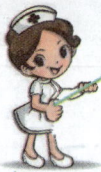

（2）深支：主要是膈神经，为混合性神经。膈神经沿前斜角肌前面下行，经锁骨下动、静脉之间入胸腔。经肺根前方，在纵隔胸膜与心包之间下行至膈。膈神经的运动纤维支配膈肌的运动；感觉纤维分布于胸膜、心包和膈下的部分腹膜。右膈神经的感觉纤维还分布到肝、胆囊和胆总管等（图9-51）。

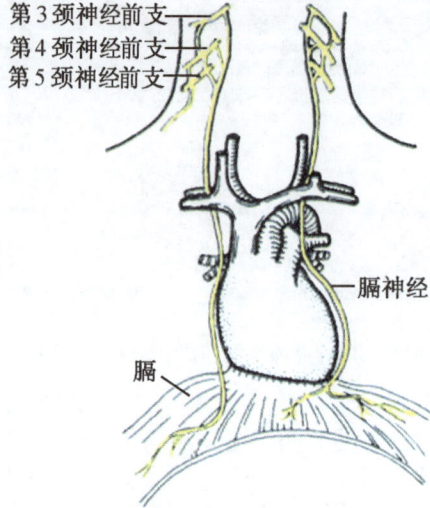

图9-51　膈神经

（二）臂丛

1. **臂丛的组成和位置**　由第5～8颈神经前支与第1胸神经前支部分纤维组成。经斜角肌间隙和锁骨中点后方延伸至腋窝。在腋窝内形成3个束包绕腋动脉，在腋动脉外侧的叫外侧束，内侧的叫内侧束，后方的叫后束，由束再发出分支。臂丛在锁骨中点后方比较集中，位置浅表，常作为臂丛阻滞麻醉的部位（图9-52）。

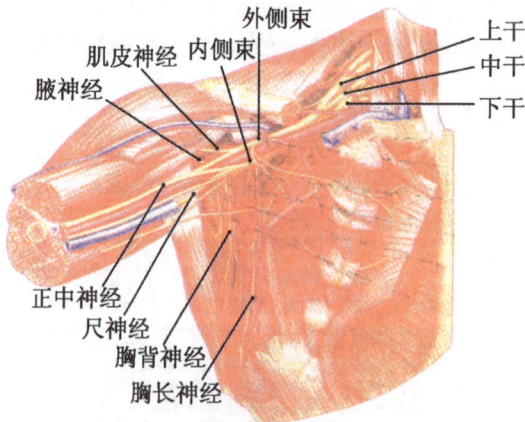

图9-52　臂丛的组成

2. **臂丛的主要分支**　主要分支有腋神经、肌皮神经、正中神经、尺神经、桡神经、胸长神经和胸背神经。

（1）腋神经：起自后束，绕肱骨外科颈，至三角肌深面。肌支支配三角肌和小圆肌。皮支分布于肩部及臂外侧的皮肤。腋神经损伤后，三角肌瘫痪，肩关节不能外展形成"方形肩"。

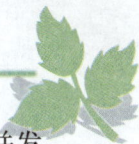

（2）肌皮神经：起自臂丛外侧束，向外下斜穿喙肱肌，经肱二头肌与肱肌之间下行，并发出分支支配肱二头肌、喙肱肌和肱肌。终支在肘关节外上方，穿出臂部深筋膜下行，延续为前臂外侧皮神经，分布于前臂外侧部的皮肤（图 9－53）。

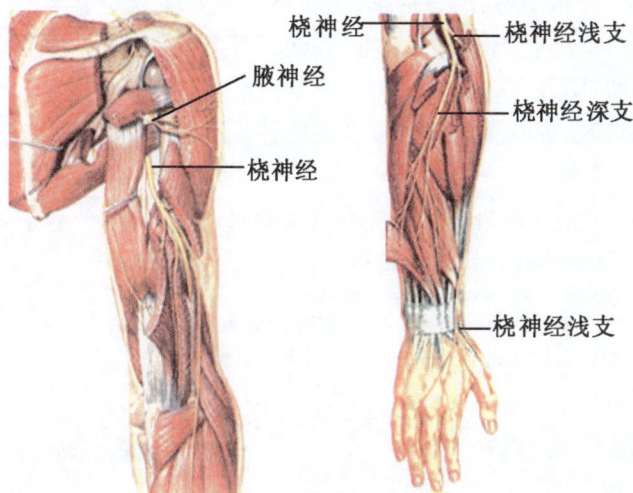

图 9－53　上肢后面的神经

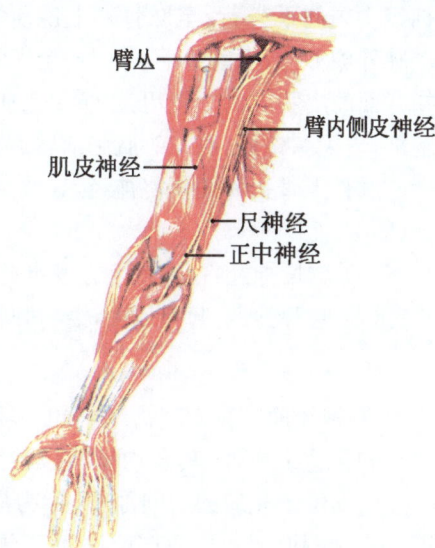

图 9－54　上肢前面的神经

（3）正中神经：以两个根起自臂丛的内、外侧束。在臂部沿肱二头肌内侧沟下行至肘窝，继而沿前臂正中下行，经腕管入手掌。正中神经在臂部无分支，在肘部和前臂发出肌支，支配除肱桡肌、尺侧腕屈肌及指深屈肌的尺侧半以外的所有前臂前群肌；在手掌支配除拇收肌以外的鱼际肌和第 1、2 蚓状肌。其皮支分布于手掌桡侧 2/3 及桡侧 3 个半手指掌面及中、远节手指背侧面皮肤（图 9－54）。

正中神经主干损伤后，除皮支分布区的感觉丧失外，运动障碍主要表现为前臂不能旋前、屈腕力弱、拇指不能对掌；鱼际肌萎缩、手掌变平坦，称为"猿手"（图 9－55）。

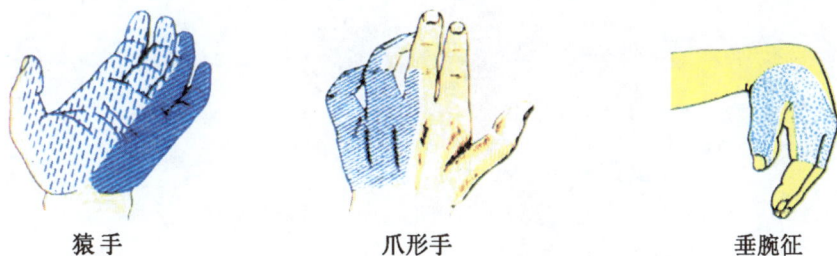

猿手　　　　　　爪形手　　　　　　垂腕征

图 9－55　病理性手形

（4）尺神经：起自臂丛内侧束，沿肱二头肌内侧伴随肱动脉下行，至臂中部转向后下，经肱骨内上髁后方的尺神经沟转至前臂内侧，在尺侧腕屈肌与指深屈肌之间，至桡腕关节上方约 5 cm 处发出手掌支和手背支（图 9－54）。尺神经在臂部无分支；在前臂发出肌支，支配尺侧腕屈肌和指深屈肌尺侧半；在手部，肌支支配小鱼际肌、拇收肌、骨间肌和第 3、4 蚓状肌。其皮支分布于手掌尺侧 1/3、尺侧 1 个半手指掌面皮肤和手背尺侧半、尺侧 2 个半手指背面的皮肤。

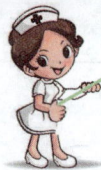

尺神经损伤后最主要的症状是手指不能并拢及分开;此外,由于骨间肌和蚓状肌的瘫痪而呈"爪形手"(图9-54)。

(5)桡神经:为发自臂丛后束的粗大神经。先在腋动脉后方,继而伴肱深动脉沿肱骨桡神经沟内向下外行,至肱骨外上髁前方分为浅支和深支。浅支为皮支,在肱桡肌深面,伴桡动脉外侧下行,至前臂下 1/3 处转到手背,分布于臂、前臂后部、手背桡侧半及桡侧 2 个半手指背面的皮肤。深支较粗大,主要为肌支,穿旋后肌至前臂后部,在浅、深层伸肌之间下行至腕部,支配肱桡肌、肱三头肌和前臂后群肌(图9-53)。

肱骨干骨折易损伤桡神经,导致"虎口区"皮肤感觉障碍以及不能伸腕和伸指,呈"垂腕"征(图9-55)。

(6)胸长神经:自锁骨上方发自臂丛,沿前锯肌外侧面下降并支配此肌。

(7)胸背神经:起自后束,沿肩胛骨下缘下降,分布于背阔肌。

(三)胸神经前支

胸神经前支有 12 对。除第 1 对和第 12 对的部分参与臂丛和腰丛组成外,其余均呈节段性分布。第 1~11 对胸神经前支位于相应的肋间隙中,称为肋间神经(图9-56),第 12 对胸神经前支行于第 12 肋下缘,称为肋下神经。肋间神经和肋下神经的肌支支配肋间肌和腹肌前外侧群,皮支分布于胸、腹壁的皮肤以及胸、腹膜壁层。

胸神经前支在胸、腹壁皮肤的分布呈环带状,节段性明显,其分布自上而下按神经顺序排列。如 T_2 分布于相当胸骨角平面;T_4 相当于乳头平面;T_6 相当于剑突平面;T_8 相当于肋弓平面;T_{10} 相当于脐平面;T_{12} 则分布于耻骨联合与脐连线中点平面。临床上常以节段性分布区皮肤的感觉障碍,测定麻醉平面的高低或推断脊髓损伤平面(图9-57)。

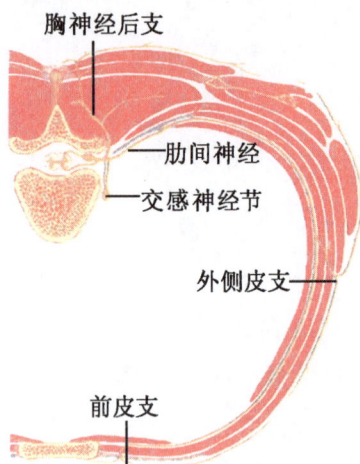

图9-56 肋间神经

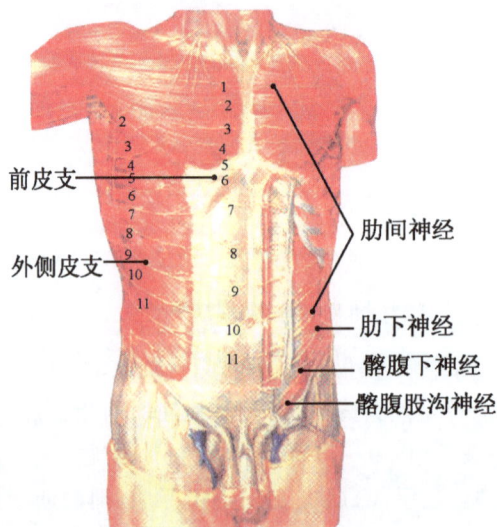

图9-57 胸腹部皮神经

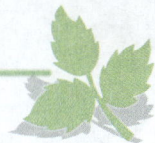

（四）腰丛

1. **腰丛的组成和位置** 由第 12 胸神经前支的一部分纤维、第 1～3 腰神经的前支和第 4 腰神经前支的一部分纤维组成。第 4 腰神经前支的余部纤维和第 5 腰神经的前支合成**腰骶干**，向下加入骶丛。腰丛位于腹后壁，腰大肌的深面（图 9-58）。

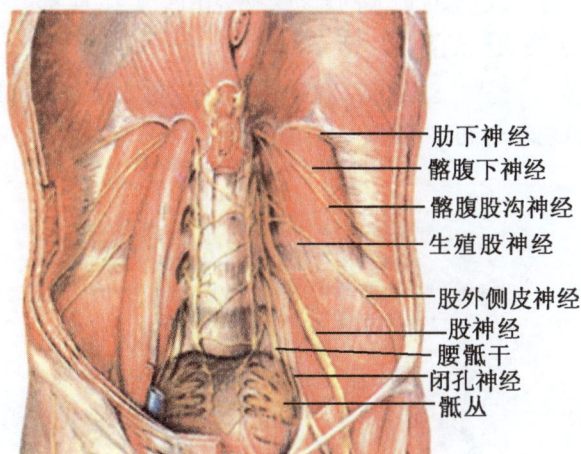

肋下神经
髂腹下神经
髂腹股沟神经
生殖股神经
股外侧皮神经
股神经
腰骶干
闭孔神经
骶丛

图 9-58 腰骶丛及其分支

2. **腰丛的主要分支** 腰丛除发出分支支配髂腰肌和腰方肌外，其余分支主要有**髂腹下神经**、**髂腹股沟神经**、**股外侧皮神经**、**生殖股神经**、**闭孔神经**和**股神经**。

（1）髂腹下神经：出腰大肌外缘在髂嵴上方进入腹内斜肌和腹横肌之间前行，终支在腹股沟管浅环上方穿腹外斜肌腱膜至皮下。此神经的皮支分布于腹股沟区及下腹部皮肤；肌支支配腹壁肌。

（2）髂腹股沟神经：在髂腹下神经下方，在腹壁肌之间前行，在腹股沟韧带中点进入腹股沟管，并随精索或子宫圆韧带在腹股沟管浅环穿出。皮支分布于阴茎根部及阴囊或大阴唇附近的皮肤；肌支支配腹壁肌。在腹股沟疝手术中应保护髂腹下神经和髂腹股沟神经。

（3）股外侧皮神经：经腹股沟韧带深面入股部，分布于大腿外侧面的皮肤。

（4）生殖股神经：经腰大肌前面下降，分为两支，支配提睾肌、阴囊或大阴唇及隐静脉裂孔附近的皮肤。

（5）闭孔神经：经闭膜管至大腿内侧，分布于大腿内侧群肌和大腿内侧的皮肤（图 9-59）。

（6）股神经：是腰丛中最大的神经。在股外侧皮神经下方，在腰大肌与髂肌之间下行，穿腹股沟韧带深面进入股三角，在股动脉的外侧，分支有：① 肌支：支配耻骨肌、股四头肌和缝匠肌；② 皮支：分布于股前面的皮

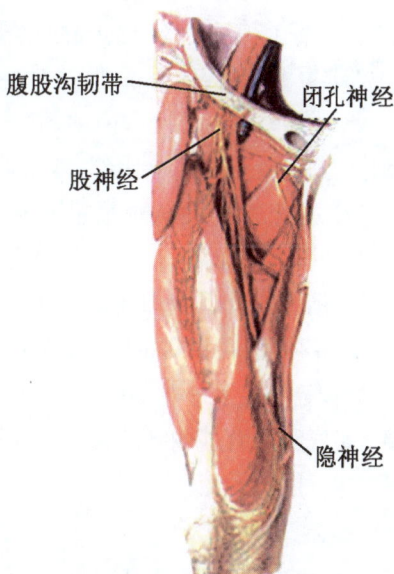

腹股沟韧带
闭孔神经
股神经
隐神经

图 9-59 股神经与闭孔神经

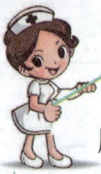

肤,其中最长的一支为隐神经,分布小腿内侧面与足的内侧缘皮肤(图 9-58)。股神经损伤表现为股前群肌瘫痪,行走时抬腿困难,不能伸小腿,股前面及小腿内侧面皮肤感觉障碍,膝反射消失。

(五)骶丛

1. 骶丛的组成和位置　是全身最大的脊神经丛,由腰骶干、全部骶神经和尾神经前支组成。位于盆腔内,骶骨和梨状肌的前面(图 9-60)。

2. 骶丛的主要分支　骶丛分支分布于盆壁、臀部、会阴、股后部、小腿及足。主要分支有臀上神经、臀下神经、阴部神经和坐骨神经(图 9-60)。

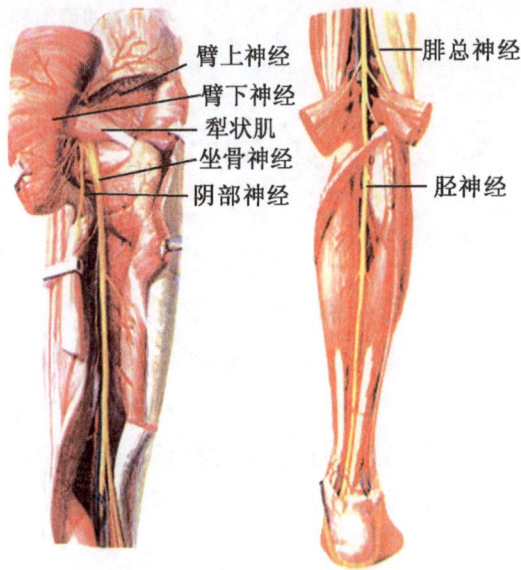

图 9-60　下肢后面的神经

(1)臀上神经:伴臀上动、静脉经梨状肌上孔出盆腔,支配臀中肌、臀小肌及阔筋膜张肌。

(2)臀下神经:伴臀下动、静脉经梨状肌下孔出盆腔,支配臀大肌。

(3)阴部神经:伴阴部内动、静脉经梨状肌下孔出盆腔,绕坐骨棘再经坐骨小孔至坐骨肛门窝,向前分支分布于会阴部、外生殖器及肛门周围的肌和皮肤。

(4)坐骨神经:是人体最粗大的神经。自梨状肌下孔出骨盆腔,在臀大肌的深面,经坐骨结节和股骨大转子之间下行,至大腿后面,在股二头肌深面下降至腘窝上方分为胫神经和腓总神经(图 9-60)。坐骨神经本干在大腿后面发出肌支支配大腿后群肌。

① 胫神经:在腘窝正中下行,于小腿后部的浅、深层肌之间,经内踝后方入足底,分为足底内侧神经和足底外侧神经(图 9-61)。肌支支配小腿后群肌及足底肌。皮支分布于小腿后部、足底和足背外侧缘的皮肤。胫神经损伤早期主要的症状是:足不能跖屈,内翻力弱,呈"仰趾足"(图 9-62)。

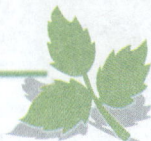

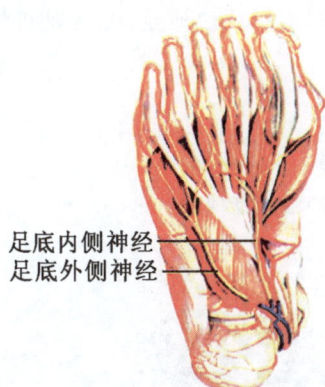

足底内侧神经
足底外侧神经

图 9 - 61 足底神经

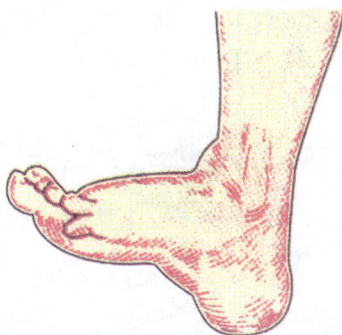

仰趾足 马蹄内翻足

图 9 - 62 病理性足形

② 腓总神经:自坐骨神经分出后,沿腘窝外侧缘下行,绕过腓骨颈的外侧,穿腓骨长肌上部到小腿前面,分为腓浅神经和腓深神经(图9-63)。**腓浅神经**:于腓骨长、短肌之间下行到足背。肌支支配腓骨长肌、腓骨短肌。皮支分布于小腿外侧、足背和第2～5趾背的皮肤。**腓深神经**:于胫骨前肌和趾长伸肌之间下行,伴随胫前动脉经距小腿关节前方到达足背。肌支支配小腿前群肌与足背肌。皮支分布于第1、2趾相对的趾背皮肤。

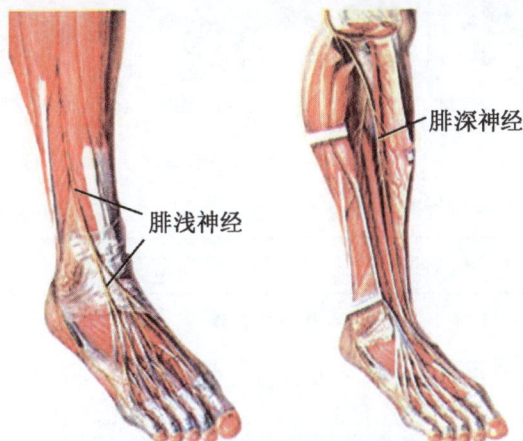

腓深神经

腓浅神经

图 9 - 63 腓浅神经和腓深神经

腓总神经在腓骨颈处易受损伤,伤后的主要症状是:足不能背屈,足下垂并内翻,呈"马蹄内翻足"(图9-62)及小腿外侧和足背感觉障碍。

坐骨神经痛

坐骨神经痛是一种常见病,其发病的原因是由于腰部的椎间盘突出,骨质增生,椎管内肿瘤或黄韧带肥厚等,压迫坐骨神经所致,典型的疼痛往往从腰部向一侧臀部、大腿后面、腘窝、小腿外侧及足背放射,为钝痛、针刺或烧灼感,持续性、有阵发性加重。另外行臀部注射时,误损伤了坐骨神经,也会引起坐骨神经痛,所以臀肌注射要在外上部远离坐骨神经的部位进行。

二、脑神经

脑神经是连于脑的神经,共12对。其名称和顺序为:Ⅰ 嗅神经、Ⅱ 视神经、Ⅲ 动眼神

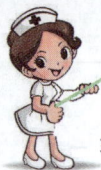

经、Ⅳ 滑车神经、Ⅴ 三叉神经、Ⅵ 展神经、Ⅶ 面神经、Ⅷ 前庭蜗(位听)神经、Ⅸ 舌咽神经、Ⅹ 迷走神经、Ⅺ 副神经和Ⅻ 舌下神经(图9-64,表9-6)。

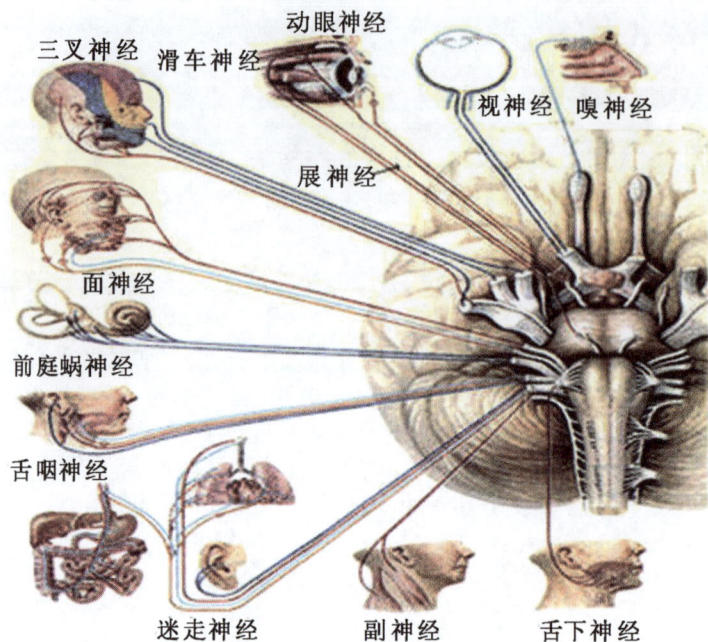

图9-64　脑神经示意图

表9-6　12对脑神经的性质、出入颅部位、分布范围及损伤后的主要表现

顺序和名称	性质	出入颅部位	分布范围	损伤后的主要表现
Ⅰ 嗅神经	感觉性	筛孔	鼻腔嗅黏膜	嗅觉障碍
Ⅱ 视神经	感觉性	视神经孔	眼球视网膜	视觉障碍
Ⅲ 动眼神经	运动性	眶上裂	上、下、内直肌,下斜肌、上睑提肌、瞳孔括约肌及睫状肌	上睑下垂,眼外下斜视,对光反射消失
Ⅳ 滑车神经	运动性	眶上裂	上斜肌	眼不能向外下斜视
Ⅴ 三叉神经 　眼神经 　上颌神经 　下颌神经	混合性 感觉性 感觉性 混合性	 眶上裂 圆孔 卵圆孔	额、顶及颜面部皮肤、眼球及眶内结构,口、鼻腔黏膜、舌前2/3黏膜,牙、牙龈及咀嚼肌	头面部皮肤、口鼻腔黏膜感觉障碍,角膜反射消失,咀嚼肌瘫痪,张口时下颌偏向患侧
Ⅵ 展神经	运动性	眶上裂	外直肌	眼内斜视
Ⅶ 面神经	混合性	内耳门→内耳道→面神经管→茎乳孔	面肌、颈阔肌、泪腺、下颌下腺、舌下腺、鼻腔及腭部的黏液腺,舌前2/3味蕾	面肌瘫痪,额纹消失、眼睑不能闭合,口角歪向健侧,分泌障碍,角膜干燥,舌前期2/3味觉障碍

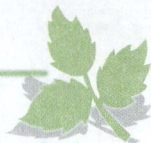

续表 9-6

顺序和名称	性质	出入颅部位	分布范围	损伤后的主要表现
Ⅷ 前庭蜗神经	感觉性	内耳门	半规管壶腹嵴,球囊斑及椭圆囊斑及螺旋器	眩晕,眼球震颤,听力障碍
Ⅸ 舌咽神经	混合性	颈静脉孔	咽肌、腮腺、咽壁、鼓室黏膜、颈动脉小球、舌后部1/3黏膜及味蕾、耳后皮肤	咽反射消失,分泌障碍,咽、舌后部1/3味觉障碍,一般感觉障碍
Ⅹ 迷走神经	混合性	颈静脉孔	咽、喉肌、胸腹腔脏器的平滑肌、腺体、心肌、胸腹腔脏器及咽、喉的黏膜、硬脑膜、耳郭及外耳道皮肤	发音困难,声音嘶哑,吞咽困难,内脏运动障碍,腺体分泌障碍、心律加快、内脏感觉障碍,耳郭、外耳道皮肤感觉障碍
Ⅺ 副神经	运动性	颈静脉孔	随迷走神经至咽喉肌、胸锁乳突肌、斜方肌	面不能转向健侧、不能上提患侧肩胛骨
Ⅻ 舌下神经	运动性	舌下神经管	舌内肌和舌外肌	舌肌瘫痪、萎缩,伸舌时舌尖偏向患侧

　　脑神经纤维成分较脊神经复杂,按其性质可为4种纤维成分:① 躯体感觉纤维:将来自头面部的浅、深部感觉冲动,传入脑内躯体感觉核;② 内脏感觉纤维:将来自头、颈、胸、腹部内脏的感觉以及味觉冲动,传入脑内的内脏感觉神经核;③ 躯体运动纤维:为脑干内的躯体运动核发出的轴突,分布于眼球外肌、舌肌、头颈部肌和咽喉肌等;④ 内脏运动纤维:为脑干内的内脏运动神经核发出的轴突,分布于平滑肌、心肌和腺体。

　　根据脑神经所含纤维性质不同,将脑神经分为感觉性神经(第Ⅰ、Ⅱ、Ⅷ对脑神经)、运动性神经(第Ⅲ、Ⅳ、Ⅵ、Ⅺ、Ⅻ对脑神经)、混合性神经(第Ⅴ、Ⅶ、Ⅸ、Ⅹ对脑神经)。

知识链接　脑神经名称

　　Ⅰ嗅Ⅱ视Ⅲ动眼,Ⅳ滑Ⅴ叉Ⅵ外展;　　Ⅶ面Ⅷ听Ⅸ舌咽,迷副舌下神经全。

(一)嗅神经

　　嗅神经为感觉性神经,起于鼻腔嗅区黏膜内嗅细胞,其轴突集合15~20条嗅丝,经筛孔入颅,止于嗅球,传导嗅觉(图9-65)。

(二)视神经

　　视神经为感觉性神经。是视网膜神经层节细胞的轴突,于视网膜后部汇集形成视神经盘,而后穿过巩膜形成视神经。视神经经视神经孔入颅腔,形成视交叉,再经视束止于外侧膝状体,传导视觉(图9-65)。

(三)动眼神经

　　动眼神经为运动性神经。由中脑动眼神经核发出的躯体运动纤维及动眼神经副交感核发出的内脏运动(副交感纤维)纤维组成。自中脑脚间窝出脑,穿过海绵窦外侧壁,经眶上裂入眶。躯体运动纤维支配上直肌、提上睑肌、下直肌,内直肌和下斜肌。动眼神经的副交感纤维进入睫状神经节内换元,其节后纤维支配瞳孔括约肌和睫状肌(图9-65)。

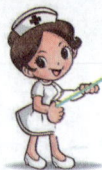

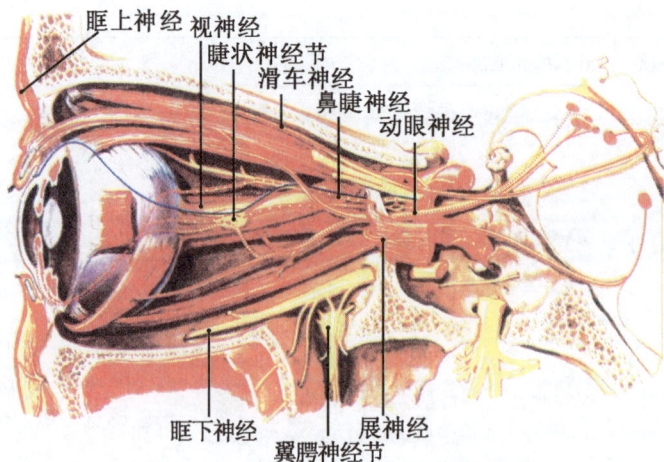

图 9-65 眶内神经侧面观

（四）滑车神经

滑车神经为运动性神经。起于中脑的滑车神经核，自下丘下方出脑，绕大脑脚外侧向前，经海绵窦外侧壁，穿眶上裂入眶，支配上斜肌（图9-65,9-66）。

（五）三叉神经

三叉神经为最粗大的混合性神经，含躯体感觉纤维和躯体运动纤维。躯体运动纤维起自三叉神经运动核，其轴突组成三叉神经运动根，加入下颌神经，支配咀嚼肌等。躯体感觉纤维的胞体位于三叉神经节内。三叉神经节（半月神经节）位于颞骨岩部的三叉神经压迹处。其中枢突组成感觉根，由小脑中脚入脑，终于三叉神经脑桥核和三叉神经脊束核；周围突组成眼神经、上颌神经和下颌神经，分布于面部皮肤、眼及眶内、口腔、鼻腔、鼻旁窦的黏膜、牙和脑膜等（图9-67,9-68,9-69）。

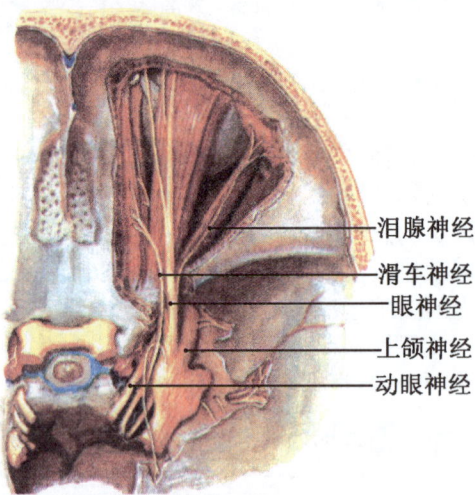

图 9-66 眶内神经上面观

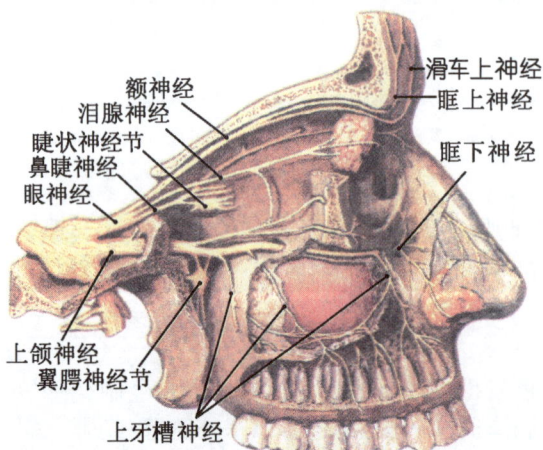

图 9-67 眼神经和上颌神经

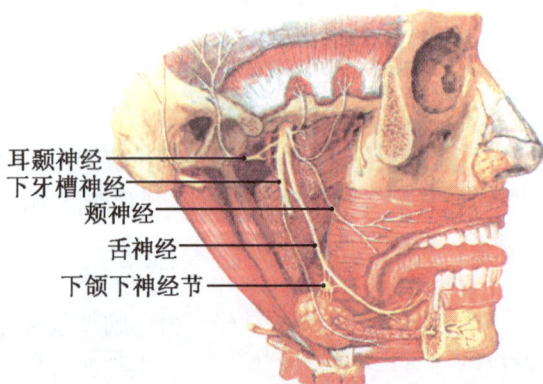

图 9-68 下颌神经

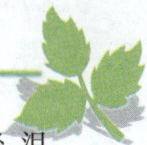

1. 眼神经　为感觉性神经,行于海绵窦的外侧壁,穿过眶上裂入眶,在眶内分额神经、泪腺神经与鼻睫神经。

（1）额神经:在上睑提肌上方分 2～3 支,其中一支经眶上孔（或眶上切迹）穿出,为眶上神经,分布于额顶部的皮肤。

（2）泪腺神经:分布于泪腺及上睑外侧部。

（3）鼻睫神经:分布于眼球、鼻腔上部黏膜及鼻背的皮肤等。

2. 上颌神经　为感觉性神经,行于海绵窦外侧壁,经圆孔出颅至翼腭窝,再经眶下裂入眶,经眶下沟→眶下管→眶下孔穿出,改名为**眶下神经**。上颌神经的主要分支有:

（1）眶下神经:分布于眼裂与口裂之间的皮肤,鼻腔黏膜及上颌尖、切牙和牙龈。

（2）上牙槽神经后支:分布于上颌黏膜、前磨牙、磨牙及附近牙龈等。

（3）神经节支:为 2～3 支,入翼腭神经节,出节后分布于鼻、腭、咽部黏膜及腭扁桃体。

图 9-69　三叉神经皮支分布示意图

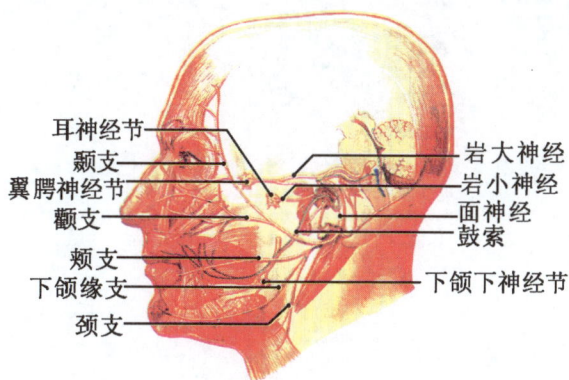

3. 下颌神经　为混合性神经,经卵圆孔出颅至颞下窝。运动纤维为数短支,分布于颞肌、咬肌、翼内肌、翼外肌和鼓膜张肌等处。感觉纤维组成有如下分支:

（1）耳颞神经:穿过腮腺实质后,分布于耳屏前、外耳道及颞区皮肤与腮腺等处。

（2）下牙槽神经:进下颌孔入下颌管,分支分布于下颌牙齿及牙龈,终支由颏孔穿出,改名为颏神经,分布于下唇黏膜及口裂以下皮肤。

（3）颊神经:分布于颊部的皮肤和口腔侧壁的黏膜。

（4）舌神经:分布于口腔底和舌前 2/3 的黏膜。

（六）展神经

展神经为运动性神经,起自脑桥的展神经核,由延髓脑桥沟的锥体上方出脑,经海绵窦及眶上裂入眶,支配外直肌。

（七）面神经

面神经为混合性神经,含有 4 种纤维。**躯体运动纤维**起自面神经核,主要支配面肌的运动;**内脏运动（副交感）纤维**起于上泌涎核,支配泪腺、下颌下腺和舌下腺等腺体的分泌活动;**内脏感觉纤维**的胞体位于面神经管内的膝神经节,中枢突终于孤束核,周围突分布于舌前 2/3 的味蕾。**躯体感觉纤维**传导耳部皮肤的躯体感觉和面肌的本体感觉。面神经在展神经外侧出延髓脑桥沟后进入内耳门,经内耳道入面神经管内,出茎乳孔后向前进入腮腺,在腮腺实质内分支并交织成**腮腺丛**,继在腮腺前缘呈放射状发出 5 支:**额支**、**颞支**、**颊支**、**下颌缘支**和**颈支**,支配面部表情肌和颈阔肌(图 9-70)。

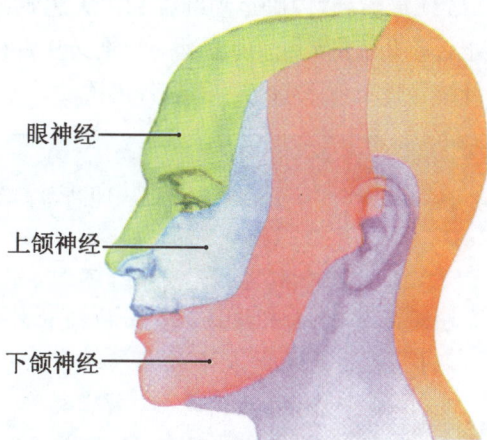

图 9-70　面神经

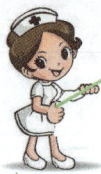

面神经在面神经管内主要分出岩大神经和鼓索。

(1)岩大神经:在膝神经节附近分出到翼腭神经节交换神经元,其节后纤维分布于泪腺、腭及鼻黏膜的腺体。

(2)鼓索:含内脏运动纤维和内脏感觉纤维,与舌神经合并。内脏感觉纤维随舌神经分布于舌前2/3的味蕾;内脏运动纤维又从舌神经分出,进入下颌下神经节,交换神经元后,节后纤维管理下颌下腺与舌下腺分泌活动。

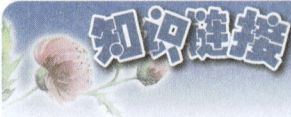

知识链接　面神经损伤的临床症状

面神经行程长,损伤部位不同,可出现不同的临床症状:① 面神经管外损伤:主要是患侧表情肌瘫痪,额纹消失,不能闭眼,鼻唇沟变浅,不能鼓腮,笑时口角歪向健侧。② 面神经管内损伤:除上述表现外,还可出现患侧舌前2/3味觉障碍,泪腺、舌下腺分泌障碍,口腔黏膜干燥等症状。③ 内耳门损伤,除了上述临床表现外,还会影响到听觉等。

(八)前庭蜗神经

前庭蜗神经(位听神经)为感觉性神经,由前庭神经和蜗神经组成(图9-71)。

1. 前庭神经　由位于内耳道底的前庭神经节的中枢突所组成,经内耳门入脑后终于前庭神经核。前庭神经节的周围突,分布于内耳膜迷路的球囊斑、椭圆囊斑和壶腹嵴,感受位置及运动的刺激。

2. 蜗神经　由位于蜗轴内的蜗神经节的中枢突所组成,经内耳门入脑后终于蜗神经核。蜗神经节的周围突分布于螺旋器,感受声波的刺激。

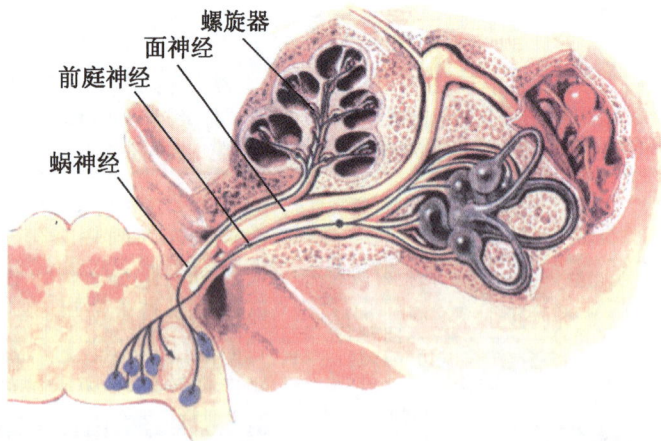

图9-71　前庭蜗神经

(九)舌咽神经

舌咽神经为混合性神经,含4种纤维。**躯体运动纤维**起于疑核;**内脏运动纤维**起自下泌涎核;内脏感觉纤维终于孤束核;**躯体感觉纤维**终于三叉神经脊束核。舌咽神经于延髓橄榄后沟上部出脑,经颈静脉孔出颅,其分支有(图9-72):

1. **舌支** 分布于舌后1/3黏膜及味蕾,传导一般感觉和味觉。

2. **颈动脉窦支** 含内脏感觉纤维,分布于颈动脉窦和颈动脉小体。

3. **咽支** 参与咽丛组成,分支分布于咽肌和咽黏膜。

4. **鼓室神经** 在颈静脉孔下方起自舌咽神经,进入鼓室与交感神经纤维组成**鼓室丛**,分布于鼓室黏膜。终支含内脏运动纤维为**岩小神经**至**耳神经节**交换神经元,其节后纤维分布于腮腺,司腮腺分泌。

(十)迷走神经

迷走神经为混合性神经,是脑神经中行程最长、分布最广的神经(图9-73)。其中含4种纤维:**躯体运动纤维**起于疑核;**内脏运动纤维**起于迷走神经背核;**内脏感觉纤维**终于孤束核;**躯体感觉纤维**终于三叉神经脊束核。

迷走神经于延髓橄榄后沟中部出脑,经颈静脉孔出颅。迷走神经主干在颈静脉孔内及下方膨大形成**上神经节**和**下神经节**,节内都含感觉神经元的胞体。在颈部于颈内动、静脉后方下行,进入胸腔行于肺根后方,在食管的前面及后面形成**食管前**、**后丛**,然后至食管下端左迷走神经汇合成**迷走神经前干**,右迷走神经汇合成**迷走神经后干**。并随食管穿膈达腹部,分别到胃的前、后面。其在颈、胸和腹部的分支如下:

1. **颈部的分支** 迷走神经在颈部发出**喉上神经**、**耳支**、**咽支**、**脑膜支**、和**颈心支**,分布喉、咽、心、硬脑膜、外耳道及耳郭后的皮肤。

喉上神经由下神经节处发出,沿颈内动脉内侧下行,于舌骨大角处分内支和外支:**内支**伴随甲状腺上动脉的分支穿过甲状舌骨膜入喉,分布于声门裂以上的喉黏膜;**外支**较细,为运动支,支配环甲肌(图9-75)。

2. **胸部的分支**

(1) **喉返神经**:左喉返神经绕主动脉弓向上返回,右喉返神经绕右锁骨下动脉向上返回。两侧喉返神经均于气管与食管之间的沟内上行,在甲状腺侧叶深面入喉,分支分布于除环甲肌以外

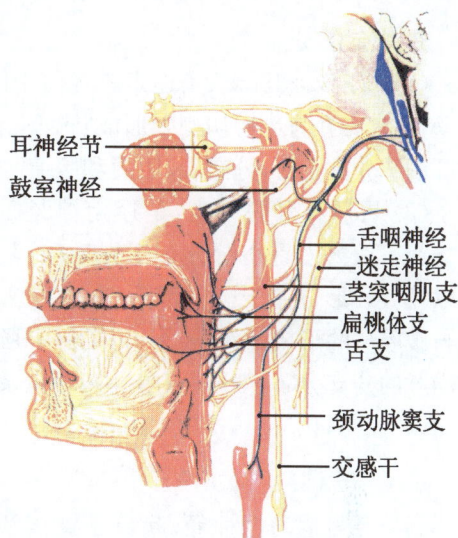

图9-72 舌咽神经

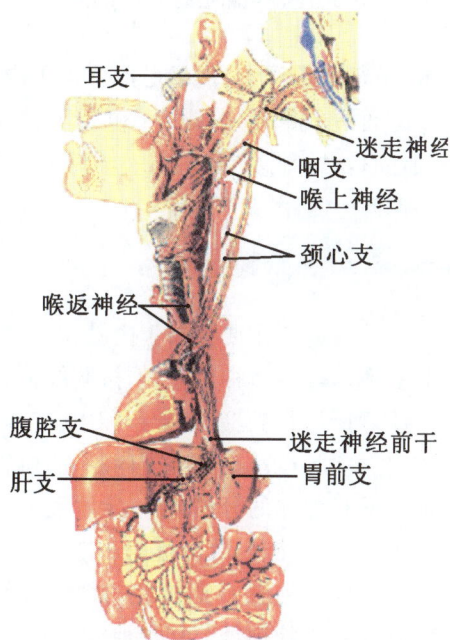

图9-73 迷走神经

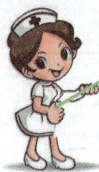

的所有喉肌和声门裂以下的喉黏膜(图9-74)。

(2) 心上支:参与心丛的组成,支配心肌和冠状动脉。

(3) 支气管、食管支:分别加入肺丛、食管丛。再分支分布于支气管、肺及食管。

3. 腹部的分支

(1) 胃前支和肝支:是迷走神经前干的终支,主要形成胃前支,沿胃小弯走行,分布于胃前壁,其末支在胃小弯切迹处形成"鸦爪"形分布于幽门部前壁及十二指肠上部及胰头;肝支随肝动脉分支走行,分布肝、胆囊和胆道。

(2) 胃后支和腹腔支:是迷走神经后干的终支,胃后支沿胃小弯分布于胃后壁,其末支也以"鸦爪"形分布于幽门部后壁;腹腔支向后参与腹腔丛的形成,沿腹腔干、肾动脉和肠系膜上动脉的分支分布于肝、胆、胰、脾、肾以及结肠左曲以上的消化道。

(十一)副神经

副神经为运动性神经,起自于疑核和副神经脊髓核,于延髓橄榄后沟下部出脑。经颈静脉孔出颅后,沿胸锁乳突肌深面向后下行,支配胸锁乳突肌及斜方肌(图9-75)。

(十二)舌下神经

舌下神经为运动性神经,起自舌下神经核,于延髓锥体与橄榄体之间出脑,经舌下神经管出

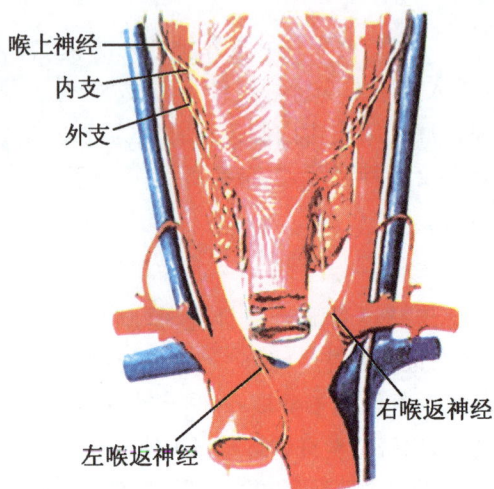

图9-74 喉上神经和喉返神经(后面)

颅,下行至舌骨上方,呈弓形弯入舌内,支配舌内肌和舌外肌。一侧舌下神经损伤时,患侧舌肌瘫痪、萎缩,伸舌时,舌尖偏向患侧(图9-75)。

图9-75 副神经和舌下神经核

三、内脏神经

内脏神经主要分布于内脏、心血管和腺体。与躯体神经一样,按照纤维的性质,可分为内脏感觉神经和内脏运动神经。内脏运动神经支配内脏、心血管的运动和腺体的分泌,在一定程度上不受人的意志控制,故又称为自主神经或植物神经。内脏感觉神经的初级神经元胞体位于脑神经节和脊神经节内,周围突分布于内脏和心血管等处的感受器。

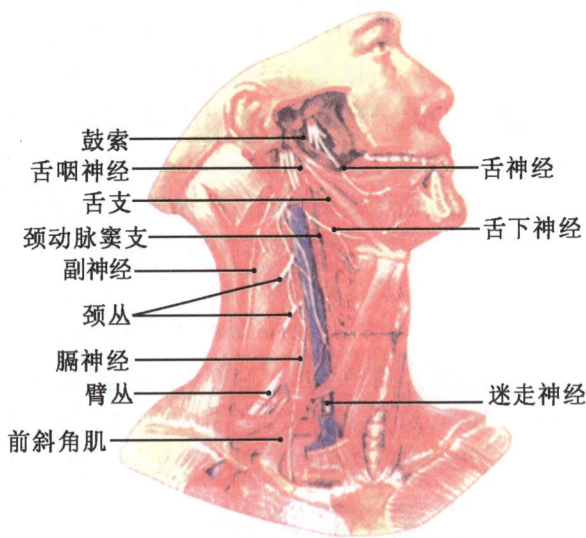

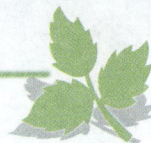

（一）内脏运动神经

内脏运动神经与躯体运动神经在结构和功能上存在较大差异，其主要区别是（表9－7）：① 神经元数目不同：内脏运动神经自级低中枢到其支配的器官，需要2个神经元。第1个神经元称为节前神经元，胞体位于脑或脊髓内，发出的轴突为节前纤维；第2个神经元称为节后神经元，胞体位于内脏运动神经节内，发出的轴突为节后纤维。而躯体运动神经自低级中枢到其支配的骨骼肌，只需1个神经元。② 纤维成分不同：内脏运动神经含交感和副交感2种纤维成分，其节后纤维交织成丛，再分支到达所支配的器官。而躯体运动神经只有1种纤维成分，以神经干的形式直达所支配的器官。③ 支配器官不同：内脏运动神经支配心肌、平滑肌和腺体；而躯体运动神经支配骨骼肌。④ 意识控制不同：内脏运动神经不受意识控制；而躯体运动神经受意识支配。

表9－7 内脏运动神经和躯体运动神经区别

名　称	低级中枢到支配器官	支配器官	意识支配方面	纤维成分
内脏运动神经	2个神经元	平滑肌、心肌和腺体	不受意识支配	2种，无髓鞘，传导速度慢
躯体运动神经	1个神经元	骨骼肌	受意识支配	1种，有髓鞘，传导速度快

1. **交感神经**　交感神经分中枢部和周围部（图9－76，9－77）。

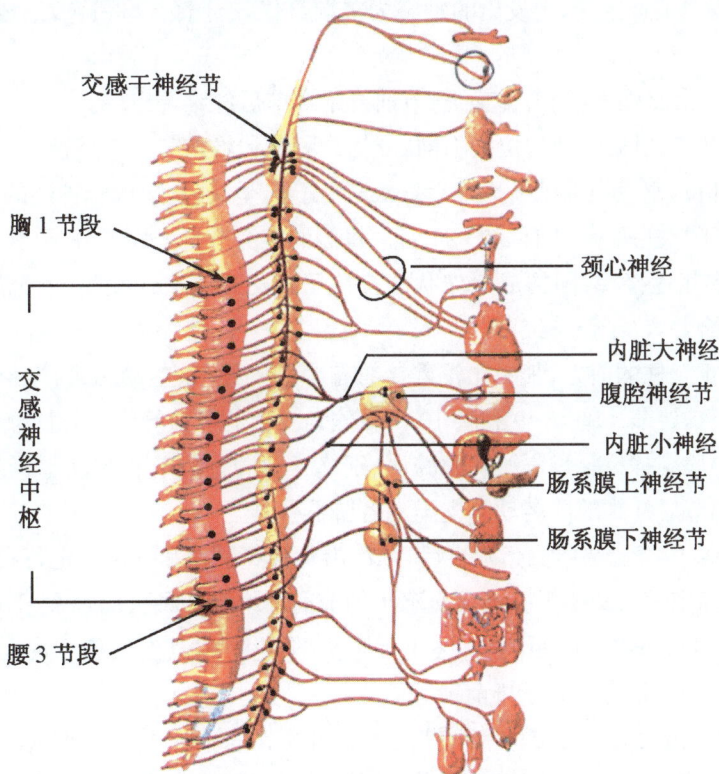

图9－76　交感神经纤维分布模式图

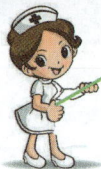

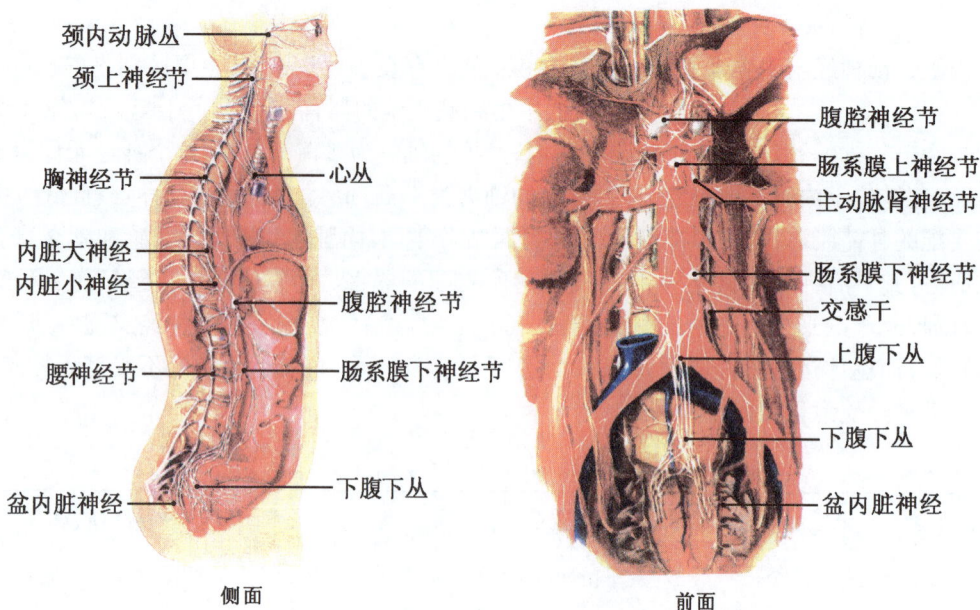

图 9-77　交感干和腹部神经丛

（1）中枢部：交感神经的低级中枢位于脊髓的第 1 胸段至第 3 腰段灰质的侧角。侧角内的运动神经元为**节前神经元**，它发出的轴突为**节前纤维**，有髓鞘，呈白色，形成脊神经的白交通支。

（2）周围部：由交感神经节、交感干、节前纤维和节后纤维等组成。

① 交感神经节：根据所处的位置不同，分为**椎旁节和椎前节**。交感神经节内是**节后神经元**的胞体所在部位，它发出的轴突为**节后纤维**，无髓鞘，呈灰色，形成脊神经的灰交通支。

椎旁节：位于脊柱两旁，共有 22～24 对。每侧的椎旁节自上而下分颈、胸、腰、骶 4 部分。椎旁节借节间支相连接，共同构成串珠状的**交感干**。交感干上达颅底，下至尾骨，在尾骨的前面，两干下端合并，终于**奇神经节**。

椎前节：位于脊柱的前方，其中比较重要的有**腹腔神经节**、**主动脉肾神经节**、**肠系膜上神经节**和**肠系膜下神经节**。胸 5～9 和胸 10～12 侧角发出的节前纤维，通过交感干分别组成了**内脏大神经**和**内脏小神经**穿过膈肌入腹腔，分别终于腹腔神经节和主动脉肾神经节等，其节后神经元再发出节后纤维随同名动脉支配到各脏器。

② 节前纤维：由脊髓灰质侧角发出后，依次沿脊神经前根和脊神经走行在脊柱两旁离开脊神经，沿白交通支进入交感干。进入交感干的节前纤维有 3 种去向：a 终于相应的椎旁节；b 在交感干内上升或下降一段距离后，终于远距离的椎旁节，其在交感干内上升或下降的纤维构成节间支；c 穿经椎旁节终于椎前节。

③ 节后纤维：由交感神经节的节后神经元发出的节后纤维，也有 3 种去向：a 由椎旁节发出的节后纤维，离开交感干，通过灰交通支返回脊神经，随 31 对脊神经分布到躯干和四肢的血管、汗腺和竖毛肌；b 缠绕动脉构成同名神经丛，并随动脉的分支分布于支配的器官；c 由交感神经节直接发出分支到达所支配的器官。

（3）交感神经分布规律（表 9-8）：

表 9-8　交感神经分布规律

节前纤维的来源	节后神经元胞体部位	节后纤维的分布
脊髓胸 1～5 节段的侧角	椎旁节	头颈、胸腔器官及上肢的血管、汗腺、竖毛肌
脊髓胸 5～12 节段的侧角	椎旁节和椎前节	肝、胰、脾、肾等腹腔实质器官,结肠左曲以上的消化管
脊髓腰 1～3 节段的侧角	椎旁节或椎前节	结肠左曲以下的消化管、盆腔脏器和下肢的血管、汗腺、竖毛肌

2. 副交感神经　副交感神经分为中枢部和周围部(图 9-78)。

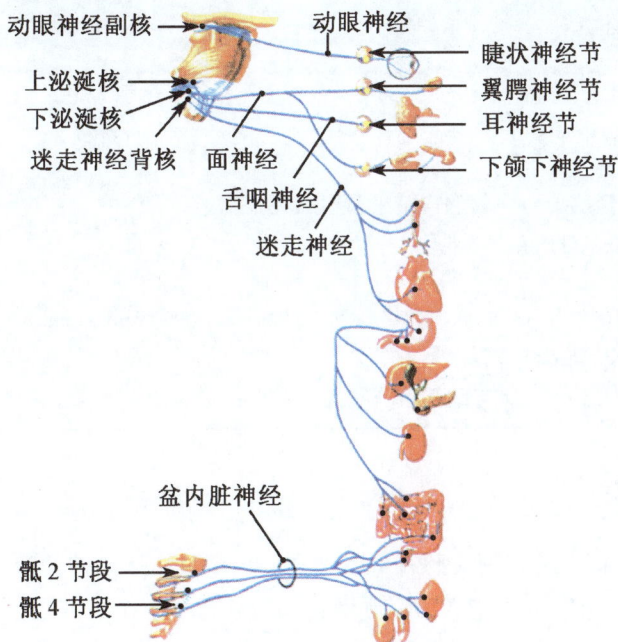

图 9-78　副交感神经分布模式图

（1）中枢部:低级中枢位于脑干内的内脏运动核和脊髓第 2～4 骶节的骶副交感核。副交感神经的节前纤维起于这些核内的神经元。

（2）周围部:由副交感神经节、节前纤维和节后纤维等组成。副交感神经节多位于所支配器官的附近或器官壁内,分别称为器官旁节或壁内节。副交感神经节是节后神经元的胞体所在部位,其节后神经元的轴突为节后纤维。

（3）副交感神经的分布:依据低级中枢部位的不同,副交感神经分为颅部副交感神经和骶部副交感神经。

① 颅部副交感神经:脑干内的内脏运动核(动眼神经副核、上泌涎核、下泌涎核和迷走神经背核)所发出的节前纤维,分别加入到第Ⅲ、Ⅶ、Ⅸ、Ⅹ对脑神经中,随相应脑神经到达所支配器官的器官旁节或壁内节更换神经元,其节后纤维分布于所支配的器官(详见脑神经)。

② 骶部副交感神经:节前纤维起自脊髓第 2～4 骶节的骶副交感核,随骶神经前支出骶

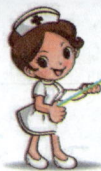

前孔后,离开骶神经,组成盆内脏神经(图9-78)。盆内脏神经的纤维到达它所支配器官的器官旁节或壁内节更换神经元,其节后纤维分布于结肠左曲以下的消化管、盆腔器官及外生殖器。

交感神经、副交感神经和内脏感觉神经在分布到脏器的过程中,常相互交织在一起,共同形成内脏神经丛,如心丛、肺丛、腹腔丛和肠系膜上丛等,由丛再分支到达所支配的器官。

3. 交感神经和副交感神经的区别:交感神经与副交感神经都是内脏运动神经,共同支配内脏器官,对多数内脏器官形成双重支配,但在形态结构和功能上各有特点(表9-9):

表9-9 交感神经和副交感神经的区别

比较项目	交感神经	副交感神经
低级中枢位置	脊髓胸1至腰3节侧角	脑干副交感核,脊髓第2~4骶节副交感核
周围神经节位置	椎旁节和椎前节	器官旁节和壁内节
节前,节后纤维	节前纤维短,节后纤维长	节前纤维长,节后纤维短
分布范围	广泛,全身血管和内脏平滑肌、心肌、皮肤的汗腺和竖毛肌	不及交感神经广,大部分血管、汗腺、竖毛肌和肾上腺髓质等无副交感神经分布
对主要器官的作用	心率加快,心肌收缩力增强,腹腔内脏及皮肤血管收缩,支气管扩张,瞳孔扩大,汗腺分泌,抑制胃肠运动,冠状动脉扩张	心率减慢,心肌收缩力减弱,支气管收缩,胃肠运动增强,瞳孔缩小,消化液分泌增多,冠状动脉轻度收缩

(二)内脏感觉神经

内脏器官除有交感神经和副交感神经支配外,也有内脏感觉神经分布。内脏感觉神经接受内脏的各种刺激,并传入中枢。中枢则通过内脏运动神经直接调节内脏的活动,也可通过神经体液间接调节其活动。

1. 内脏感觉神经的传入通路　内脏感觉神经元胞体位于脑神经节内或脊神经节内。其周围突随舌咽神经、迷走神经和交感神经及盆内脏神经等分布到内脏器官和血管等。其中枢突一部分随舌咽神经、迷走神经进入中枢,终于孤束核;另一部分则随交感神经和盆内脏神经进入脊髓,终于灰质后角。

内脏感觉冲动进入中枢后,一方面经过一定途径传至背侧丘脑及大脑皮质,产生内脏感觉,但确切的通路尚不十分清楚;另一方面,在中枢内,内脏感觉神经借中间神经元与内脏运动神经元联系,完成内脏反射;或与躯体运动神经联系,以形成内脏——躯体反射通路。

2. 内脏感觉神经的特点

(1)正常内脏活动一般不引起感觉,较强烈的内脏活动才能引起感觉。如在饥饿时,胃收缩引起饥饿感觉;直肠和膀胱充盈时引起膨胀感觉等。

(2)内脏对牵拉、膨胀和痉挛等刺激较敏感,而对切、割等刺激不敏感。因此,临床手术中切割内脏时,患者无明显感觉;但当牵拉内脏时,患者则有较难忍的感觉。

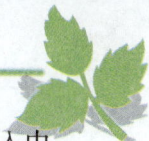

（3）内脏感觉的传入途径分散,即1个脏器的感觉纤维可经几个脊髓节段的神经传入中枢,而1条脊神经又包含几个脏器的感觉纤维。因此,内脏痛是弥散的,而且定位也不准确。

3. 牵涉性痛　　当体内某些脏器发生病变时,常在体表的一定区域产生感觉过敏或疼痛,这些现象称为**牵涉性痛**。牵涉性痛产生的机制,现在认为,发生牵涉性痛的体表部位与病变脏器往往受同一节段脊神经的支配,体表部位和病变器官的感觉神经进入同一脊髓节段,并在后角内密切联系。因此,从患病内脏传来的冲动可以扩散或影响到临近的躯体感觉神经元,从而产生牵涉性痛。近年来神经解剖学研究表明,一个脊神经节内神经元的周围突分插到躯体和内脏器官,并认为是牵涉痛机制的形态学基础。

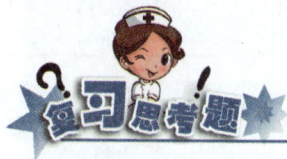

复习思考题

一、名词解释

1. 反射弧　2. 灰质　3. 白质　4. 神经节　5. 神经核　6. 内囊　7. 基底核　8. 臂丛　9. 交感干　10. 内脏神经　11. 硬膜外隙　12. 蛛网膜下隙　13. 大脑动脉环

二、填空题

1. 中枢神经系统包括_____和_____。

2. 周围神经可分为_____、_____和_____。

3. 脊髓位于_____,上端平_____,连于_____,成人脊髓下端平_____。

4. 脑可分为_____、_____、_____和_____4部分。

5. 脑干自上而下可分为_____、_____和_____3部分。

6. 与中脑相连的脑神经,有_____和_____。

7. 在脑干腹侧面,脑桥下缘借_____与延髓分界,此处有3对脑神经出入。自内侧向外侧分别是_____、_____和_____。

8. 小脑扁桃体紧靠_____,所以当颅内压突然增高时,可被挤压而压迫_____,危及生命,临床上称_____。

9. 大脑半球借_____、_____和_____3条大脑沟,分为5叶。

10. 大脑半球可分为5叶,即_____、_____、_____、_____和_____。

11. 大脑皮质躯体运动区位于_____,躯体感觉区位于_____,视区位于_____,听区位于_____。

12. 基底核包括_____、_____、_____和_____;新纹状体是指_____、_____;旧纹状体是指_____。

13. 内囊可分为_____、_____和_____3部分。

14. 薄束和楔束上升至延髓后,分别止于_____和_____。二者发出纤维,在中央管的腹侧左右交叉,形成_____,交叉后纤维折而上行,形成_____。

15. 锥体束的上运动神经元的胞体位于_____和_____;下运动神经元的胞体位于_____和_____。

16. 躯干、四肢本体感觉传导通路中,有3级神经元的细胞体,分别位于_____、_____和_____。

17. 锥体束包括_____和_____。

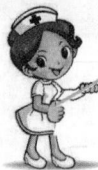

18. 脑和脊髓表面由外而内依次都包有_____、_____和_____3层被膜。

19. 营养脑的动脉来自于_____和_____。

20. 大脑动脉环由_____、_____和_____借前、后交通动脉吻合而成。

21. 臂丛主要分支有_____、_____、_____、_____和_____。

22. 三角肌受_____神经支配,臂肌前群肌受_____神经支配,整个上肢后群肌受_____神经支配。

23. 大腿前群肌受_____神经支配,大腿内侧群肌受_____神经支配。大腿后群肌和整个小腿肌群受_____神经支配。

24. 股神经是_____丛的分支,其肌支主要支配_____肌和_____肌。

25. 人体最粗大的神经是_____,经_____出骨盆腔,在_____的深面,经_____和_____之间下行,在腘窝上方分为_____和_____。

26. 脑神经共_____对,其中运动性脑神经有_____对,感觉性脑神经有_____对,混性脑神经有_____对。

27. 舌前 2/3 一般感觉是由_____神经支配,舌前 2/3 味觉是由_____神经支配。

28. 支配眼球运动的脑神经有_____、_____和_____。

29. 内脏运动神经包括_____和_____。

30. 交感神经低级中枢位于_____,副交感神经低级中枢位于_____和_____。

三、选择题

A₁ 型选择题

1. 成人脊髓下端平 　　　　　　　　　　　　　　　( )
A. 第 1 腰椎的下缘　　　　　　　　B. 第 3 腰椎的下缘
C. 第 2 腰椎的下缘　　　　　　　　D. 第 4 腰椎的下缘
E. 第 5 腰椎的下缘

2. 传导本体感觉和精细触觉的是 　　　　　　　　　( )
A. 脊髓丘脑束　　　　　　　　　　B. 皮质脊髓束
C. 薄束与楔束　　　　　　　　　　D. 脊髓丘脑前束
E. 皮质脊髓侧束

3. 脊髓后角的神经元 　　　　　　　　　　　　　　( )
A. 副交感神经元　　　　　　　　　B. 联络神经元
C. 运动神经元　　　　　　　　　　D. 交感神经元
E. 内脏运动神经元

4. 大脑半球的哪个叶在脑的表面看不见 　　　　　　( )
A. 额叶　　　B. 颞叶　　　C. 枕叶　　　D. 岛叶　　　E. 顶叶

5. 内囊 　　　　　　　　　　　　　　　　　　　　( )
A. 由上行纤维束构成　　　　　　　B. 由下行纤维束构成
C. 由上、下行纤维束构成　　　　　D. 由连合纤维束构成
E. 内囊的血液供应主要来自大脑后动脉

6. 一侧内侧丘系传导 　　　　　　　　　　　　　　( )
A. 对侧半视野的视觉　　　　　　　B. 对侧半身本体觉和精细触觉
C. 两侧身体痛、温觉和粗触觉　　　D. 两侧身体本体觉和粗触觉

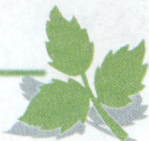

E. 对侧半身痛、温觉和粗触觉

7. 一侧脊髓丘脑束传导 （　　）

A. 对侧半身痛、温觉和粗触觉　　　B. 两耳的听觉

C. 两侧身体痛、温觉和粗触觉　　　D. 两侧身体本体觉和粗细触觉

E. 对侧半身本体觉和精细触觉

8. 皮质核束 （　　）

A. 只管理同侧脑神经躯体运动核　　B. 只管理对侧脑神经躯体运动核

C. 中枢位于中央前回下部　　　　　D. 中枢位于中央旁小叶后部

E. 管理对侧半身骨骼肌运动

9. 左侧视束损伤出现 （　　）

A. 双眼鼻侧半视野偏盲　　　　　　B. 左眼全盲

C. 双眼颞侧半视野偏盲　　　　　　D. 左眼鼻侧半视野右眼颞侧半视野偏盲

E. 左眼颞侧半视野右眼鼻侧半视野偏盲

10. 脊神经根阻滞麻醉是将药物注入 （　　）

A. 椎管内　　　B. 蛛网膜下隙内　　　C. 硬膜外隙内　　　D. 终池内　　　E. 中央管内

11. 不参与组成大脑动脉环的是 （　　）

A. 大脑后动脉　　　B. 前交通动脉　　　C. 大脑中动脉　　　D. 后交通动脉　　　E. 颈内动脉

12. 在脊髓后索的上行传导束是 （　　）

A. 皮质脊髓侧束　　　B. 皮质脊髓前束　　　C. 脊髓丘脑束　　　D. 薄束、楔束　　　E. 内侧丘系

13. 与脑桥相连的脑神经是 （　　）

A. 动眼神经　　　B. 舌下神经　　　C. 面神经　　　D. 迷走神经　　　E. 滑车神经

14. 对第四脑室的叙述，哪项是错误的 （　　）

A. 位于延髓、脑桥和小脑之间　　　B. 向上经中脑水管与第三脑室相通

C. 向下通脊髓中央管　　　　　　　D. 借室间孔与侧脑室直接相通

E. 借第四脑室正中孔和外侧孔与蛛网膜下隙相通

15. 脊神经出椎间孔之后分为 （　　）

A. 前支和后支　　　　　　　　　　B. 前根和后根

C. 浅支和深支　　　　　　　　　　D. 皮支和肌支

E. 白交通支和灰交通支

16. 对脊神经的叙述错误的是 （　　）

A. 共有 31 对　　　　　　　　　　B. 都是混合性神经

C. 都是运动性神经　　　　　　　　D. 属周围神经

E. 都以脊神经根连于脊髓的两侧

17. 仅含运动纤维成分的是 （　　）

A. 脊神经的前根　　　　　　　　　B. 脊神经的后根

C. 脊神经的前支　　　　　　　　　D. 脊神经的后支

E. 脊神经

18. 支配三角肌的神经是 （　　）

A. 肌皮神经　　　B. 腋神经　　　C. 正中神经　　　D. 桡神经　　　E. 尺神经

19. 支配肱二头肌的神经是 （　　）

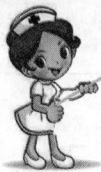

A. 正中神经　　B. 尺神经　　C. 腋神经　　D. 肌皮神经　　E. 桡神经

20. 肱骨中段骨折后出现腕下垂可能损伤了　　　　　　　　　　　　　（　　）

A. 正中神经　　B. 尺神经　　C. 桡神经　　D. 肌皮神经　　E. 腋神经

21. 手掌侧皮肤感觉神经为　　　　　　　　　　　　　　　　　　　（　　）

A. 尺神经和肌皮神经　　　　　　　B. 正中神经和桡神经

C. 尺神经和桡神经　　　　　　　　D. 正中神经和尺神经

E. 桡神经和肌皮神经

22. 坐骨神经支配　　　　　　　　　　　　　　　　　　　　　　　（　　）

A. 股四头肌　　B. 缝匠肌　　C. 股二头肌　　D. 臀大肌　　E. 长收肌

23. 支配大腿内收肌群的神经为　　　　　　　　　　　　　　　　　（　　）

A. 坐骨神经　　B. 闭孔神经　　C. 股神经　　D. 阴部神经　　E. 髂腹股沟神经

23. 脐平面的皮肤是哪对胸神经前支分布　　　　　　　　　　　　　（　　）

A. 第 4 对　　B. 第 6 对　　C. 第 8 对　　D. 第 10 对　　E. 第 12 对

25. 支配腮腺分泌的神经是　　　　　　　　　　　　　　　　　　　（　　）

A. 面神经　　B. 舌咽神经　　C. 副神经　　D. 三叉神经　　E. 动眼神经

26. 关于神经支配的叙述,哪项是正确的　　　　　　　　　　　　　（　　）

A. 展神经支配上、下直肌　　　　　B. 滑车神经支配下斜肌

C. 动眼神经支配上斜肌　　　　　　D. 迷走神经支配斜方肌

E. 三叉神经支配咀嚼肌

27. 支配表情肌的神经是　　　　　　　　　　　　　　　　　　　　（　　）

A. 眼神经　　B. 上颌神经　　C. 下颌神经　　D. 面神经　　E. 舌下神经

28. 连于脑干背面的脑神经　　　　　　　　　　　　　　　　　　　（　　）

A. 动眼神经　　B. 滑车神经　　C. 展神经　　D. 舌下神经　　E. 副神经

29. 动眼神经支配　　　　　　　　　　　　　　　　　　　　　　　（　　）

A. 上斜肌　　B. 外直肌　　C. 瞳孔开大肌　　D. 瞳孔括约肌　　E. 泪腺

30. 头面部皮肤的感觉神经　　　　　　　　　　　　　　　　　　　（　　）

A. 面神经　　B. 视神经　　C. 三叉神经　　D. 动眼神经　　E. 展神经

B 型选择题

A. 嗅神经　　B. 视神经　　C. 动眼神经　　D. 三叉神经　　E. 副神经

1. 与中脑相连的脑神经　　　　　　　　　　　　　　　　　　　　（　　）

2. 与脑桥相连的脑神经　　　　　　　　　　　　　　　　　　　　（　　）

3. 与延髓相连的脑神经　　　　　　　　　　　　　　　　　　　　（　　）

A. 额中回后部　　B. 额下回后部　　C. 颞上回后部　　D. 颞横回　　E. 角回

4. 运动性语言区　　　　　　　　　　　　　　　　　　　　　　　（　　）

5. 听觉性语言区　　　　　　　　　　　　　　　　　　　　　　　（　　）

6. 视觉性语言区　　　　　　　　　　　　　　　　　　　　　　　（　　）

7. 书写区　　　　　　　　　　　　　　　　　　　　　　　　　　（　　）

A. 中央前回和中央旁小叶的前部　　B. 距状沟两侧的皮质

C. 中央后回和中央旁小叶的后部　　D. 颞横回

E. 颞上回后部

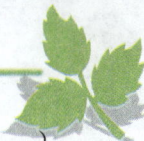

8. 躯体感觉区位于　　　　　　　　　　　　　　　　　　　（　　）

9. 视区位于　　　　　　　　　　　　　　　　　　　　　　（　　）

10. 躯体运动区位于　　　　　　　　　　　　　　　　　　　（　　）

11. 听区位于　　　　　　　　　　　　　　　　　　　　　　（　　）

四、简答题

1. 简述与脑干相连的脑神经。

2. 简述大脑半球主要的皮质功能定位区。

3. 试述内囊的位置、分部及通过内囊膝和内囊后肢的主要纤维束；一侧内囊损伤的主要表现。

4. 试述脑脊液产生的部位及循环途径。

5. 简述营养脑的动脉来源及主要分支和分布范围。

6. 说出颈丛、臂丛、腰丛、骶丛的组成、位置、主要分支分布。

10. 简述三叉神经主要分支和分布范围。

11. 舌的运动、味觉及一般感觉各由什么神经支配？

12. 眼球的运动和感觉各由何神经支配？

13. 哪几对脑神经在行径中与海绵窦关系密切？

14. 简述内脏运动神经与躯体运动神经在形态结构和功能上有何不同？

15. 试比较交感神经和副交感神经在形态结构和功能上有何异同点。

（叶大平）

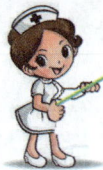

第十章

内 分 泌 系 统

内分泌系统是由内分泌腺和内分泌组织构成,是神经系统以外的另一重要功能调节系统。其功能是对人体的新陈代谢、生长发育、生殖活动等都具有重要的调节作用。

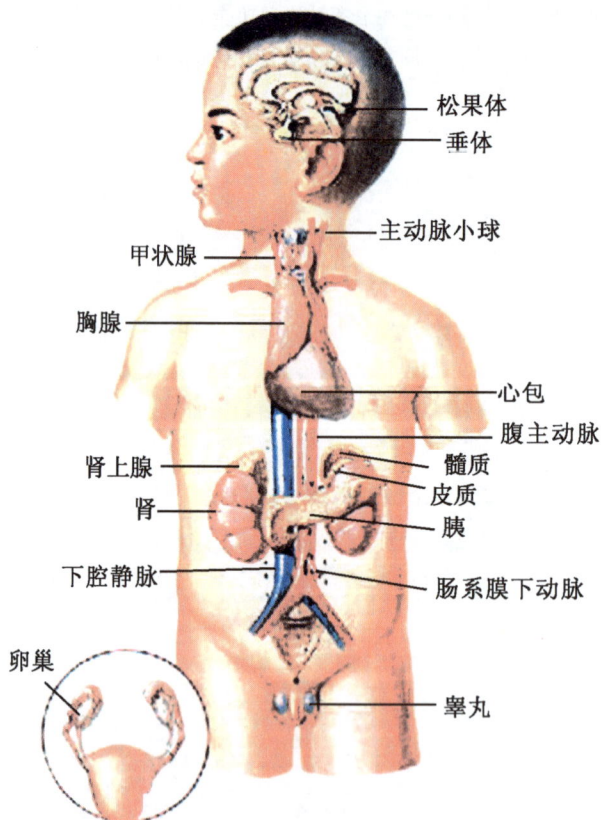

图 10-1　内分泌腺概况

内分泌腺是指结构独立、肉眼可见的内分泌器官,如:甲状腺、甲状旁腺、肾上腺、垂体和松果体等(图 10-1);内分泌组织是指分散存在于器官中具有内分泌功能的细胞,如胰腺内的胰岛、睾丸内的间质细胞、卵巢内的卵泡细胞和黄体等。它们的分泌物,称为激素,直接进入血液或淋巴,随血液循环运送到全身各处,作用于特定效应的器官(靶器官)或细胞(靶细胞)。

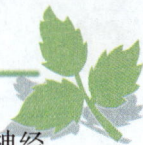

内分泌系统与神经系统关系密切。一方面内分泌系统受神经系统的控制和调节,神经系统通过对内分泌腺的作用,间接地调节人体各器官的功能,这种调节称为神经体液调节;另一方面内分泌系统也可影响神经系统的功能,如甲状腺分泌的甲状腺素可影响脑的发育和正常功能。另外,有些神经元也能分泌激素,如下丘脑的视上核和室旁核等,其分泌的激素,称为神经激素。

第一节　甲状腺

甲状腺(图10-2,10-3)是人体最大的内分泌腺,棕红色,质柔软,近似"H"形,分为左、右2个侧叶,中间以峡部相连,有的人可从峡部向上伸出1个细长的锥状叶,长者可达舌骨。

甲状腺侧叶贴于喉下部和气管上部的两侧,峡部一般位于第2~4气管软骨环的前方,甲状腺侧叶的后外方与颈部大血管相邻,内侧面与喉、气管、咽、食管、喉返神经相邻。因此甲状腺肿大时,可压迫以上结构,导致呼吸和吞咽困难、声音嘶哑等症状。甲状腺表面有纤维囊包裹。囊外还有颈筋膜包绕,并借筋膜把甲状腺固定于喉软骨上,故吞咽时甲状腺可随喉上下移动。

甲状腺分泌甲状腺素,可促进机体的物质代谢和生长发育,尤其是对骨骼和神经系统的发育较为重要。甲状腺素分泌不足时,成人易患黏液性水肿,小儿易患呆小症;甲状腺素分泌过剩时,称为甲状腺功能亢进。当合成甲状腺素的原料碘缺乏时,可引起甲状腺组织增生肿大。

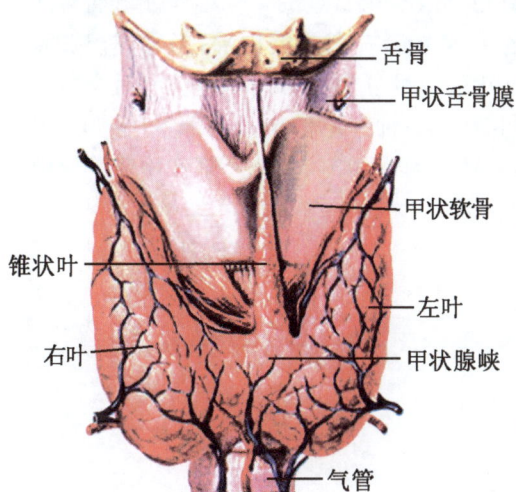

图10-2　甲状腺的形态和位置

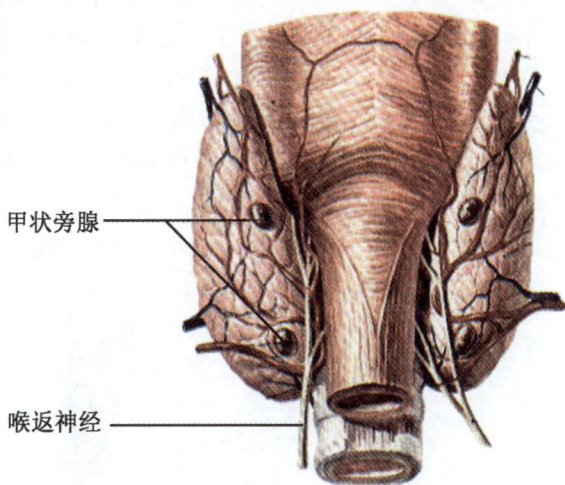

图10-3　甲状旁腺的形态和位置

第二节　甲状旁腺

甲状旁腺(图10-3)呈扁椭圆形小体,棕黄色,形状大小似黄豆。位于甲状腺侧叶后面的纤维囊上,一般有上、下2对。有的埋入甲状腺组织内,故临床手术时寻找困难。上1对多位于甲状腺侧叶后面中部附近,约对环状软骨下缘,较易辨认,下1对常位于甲状腺下动脉附近,位置不恒定。

甲状旁腺分泌甲状旁腺素,能调节机体内钙和磷的代谢,维持血钙平衡。甲状腺手术

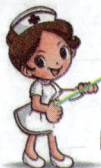

时,应注意保留甲状旁腺。甲状旁腺素分泌不足时,可引起血钙浓度下降,出现手足抽搐,甚至死亡。

第三节　肾上腺

肾上腺(图10-1,10-4)是成对器官,呈淡黄色,位于腹膜后隙内,附于肾上端内上方,与肾共同包在肾筋膜和脂肪囊内。左侧近似半月形,右侧呈三角形。肾上腺外包被膜,腺实质由表层的皮质和内部的髓质构成。皮质分泌肾上腺皮质激素,有调节水盐代谢和糖、蛋白质代谢等作用。此外,还可分泌性激素。髓质分泌肾上腺素和去甲肾上腺素,能使心跳加快、心收缩力加强、小动脉收缩,从而使血压升高。

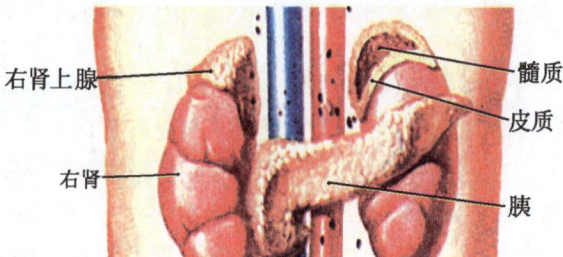

图10-4　肾上腺

第四节　垂　体

垂体(图10-1,10-5)是一椭圆形小体,呈灰红色,体积较小,重约0.5 g,位于蝶骨体上面的垂体窝内,上端借漏斗连于下丘脑。垂体的前上方紧邻视交叉的中部,当垂体患肿瘤时,可压迫视交叉,影响视觉。垂体根据发生和结构特点,可分为前方的腺垂体和后方的神经垂体。腺垂体位于前部,可分为远侧部、中间部和结节部;神经垂体位于后部,可分为神经部、漏斗部和正中隆起,后两者合称为漏斗。远侧部又称为垂体前叶,神经部和中间部又称为垂体后叶。

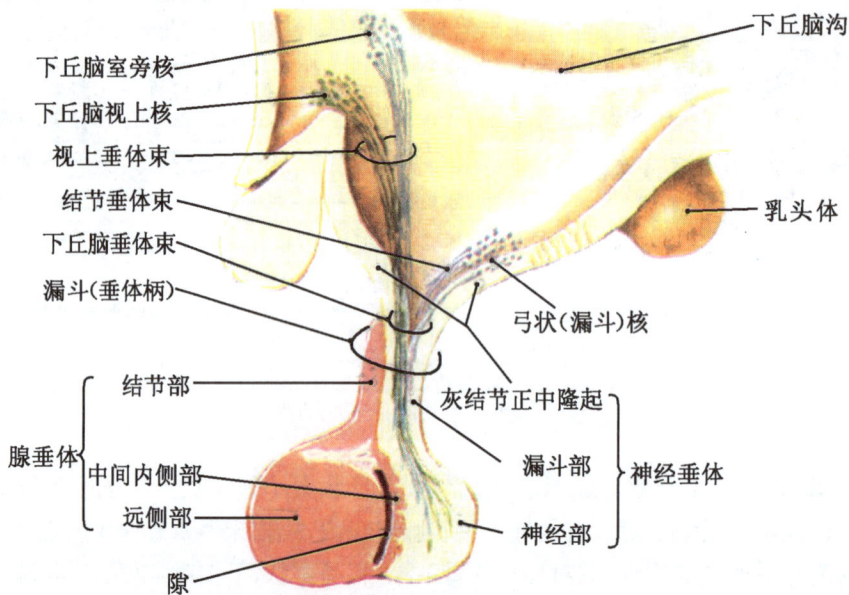

图10-5　垂体

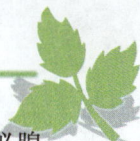

腺垂体由腺上皮细胞构成,分泌多种激素,促进机体的生长发育和影响其他内分泌腺(如甲状腺、肾上腺和性腺等)的活动。神经垂体由神经组织构成,无分泌功能,只能储存和释放由下丘脑视上核、室旁核分泌输送来的抗利尿激素和催产素,其功能是使血压升高、尿量减少和子宫平滑肌收缩。

知识链接

呆小症与侏儒症

呆小症与侏儒症,两者共同特点:都是内分泌腺所分泌的激素不足,而导致身材矮小。不同的是:呆小症是甲状腺分泌甲状腺素不足,影响了神经系统与骨骼生长发育,导致不仅身材矮小,而且智力也受到影响;侏儒症,就是腺垂体分泌的生长激素不足,影响了骨骼生长发育,导致身材矮小,智力不受影响。

第五节　松果体

松果体(图 10-1)又称为脑上腺,为一淡红色的椭圆形小体,重 120～200 mg,位于背侧丘脑的后上方。儿童时期较发达,一般 7 岁以后开始退化,成年后不断有钙盐沉着,常在 X 线片上见到,临床上可作为颅片定位的一个标志。

松果体细胞分泌的激素,称为褪黑素,有抑制性成熟的作用。

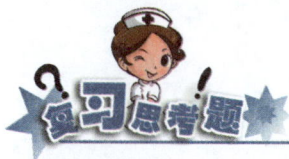

复习思考题

一、名称解释

1. 内分泌腺　2. 靶器官　3. 神经垂体

二、填空题

1. 内分泌系统由＿＿＿＿和＿＿＿＿组成,它们分泌的物质是＿＿＿＿。
2. 垂体位于＿＿＿＿,上端借＿＿＿＿连于＿＿＿＿。分为＿＿＿＿和＿＿＿＿两部分。
3. 肾上腺位于＿＿＿＿的上端,左肾上腺呈＿＿＿＿形,右肾上腺呈＿＿＿＿形,肾上腺实质由表层的＿＿＿＿和内部的＿＿＿＿构成。
4. 甲状腺呈＿＿＿＿形,由两侧的＿＿＿＿和中间的＿＿＿＿组成,有的还有＿＿＿＿＿＿。
5. 松果体细胞分泌的激素是＿＿＿＿,有＿＿＿＿作用。

三、选择题

A₁ 型题

1. 内分泌腺的描述,错误的是　　　　　　　　　　　　　　　　　　　　（　）

A. 不受神经调节　　　　　　B. 有丰富的毛细血管

C. 分泌物为激素　　　　　　D. 无导管

E. 是人体重要的调节系统组成之一

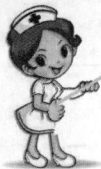

2. 垂体的描述,错误的是 （　）

A. 位于蝶骨的垂体窝内　　　　　　B. 由腺垂体和神经垂体组成

C. 是不成对的椭圆形器官　　　　　D. 神经垂体可分泌多种激素

E. 腺垂体可分泌多种激素

3. 甲状腺 （　）

A. 主要由两侧叶和峡组成　　　　　B. 甲状腺峡位于喉的前方

C. 可分泌甲状腺旁素　　　　　　　D. 不随吞咽活动而上下移动

E. 侧叶前面有甲状旁腺

4. 不属于内分泌腺的是 （　）

A. 甲状腺　　　　B. 垂体　　　　C. 甲状旁腺　　　　D. 肾上腺　　　　E. 腮腺

5. 肾上腺 （　）

A. 左肾上腺呈三角形　　　　　　　B. 右肾上腺呈半月形

C. 实质分皮质和髓质两部分　　　　D. 不在肾脂肪囊内

E. 为有管腺

4. 缺碘可引起哪一内分泌腺肿大 （　）

A. 甲状腺　　　　B. 垂体　　　　C. 甲状旁腺　　　　D. 肾上腺　　　　E. 松果体

四、简答题

1. 简述内分泌系统组成及功能。

2. 试述甲状腺、肾上腺、垂体的位置和分部。

（叶大平　姚玉芹）

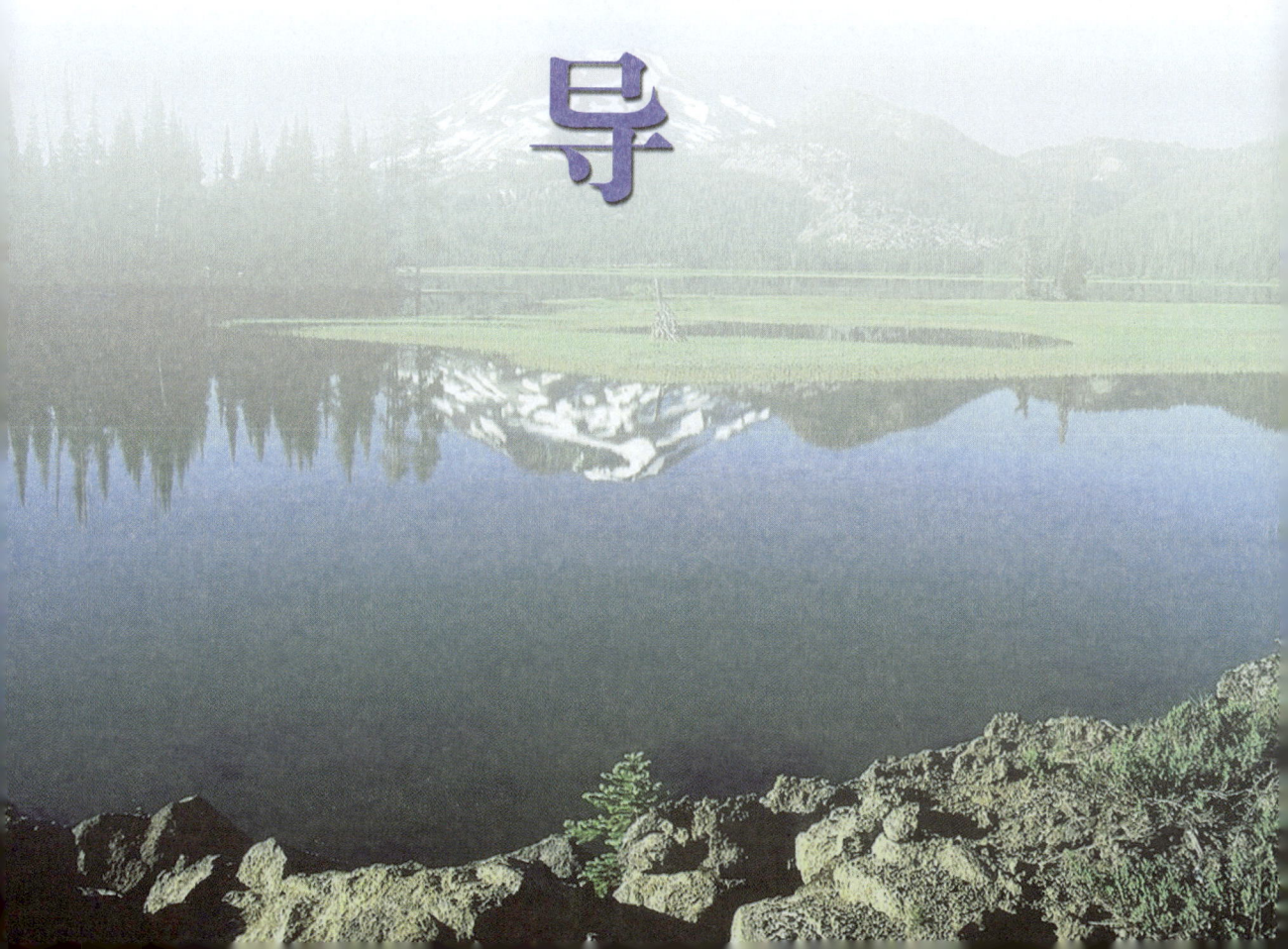

实验指导

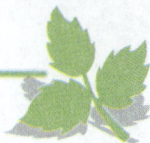

第一章
运 动 系 统

一、骨学

【实验要点】

1. 正常人体解剖学姿势及常用的轴、面和方位术语。

2. 骨的分类和骨的形态构造。

3. 骨的化学成分和物理特性。

4. 椎骨的一般形态及各部椎骨的形态特征。

5. 胸骨的分部、形态结构和肋的一般形态。

6. 肩胛骨、锁骨、肱骨、桡骨和尺骨的位置、形态结构,并辨别其左右;手骨的名称及排列关系。

7. 髋骨、股骨、胫骨、腓骨、髌骨的位置、形态结构,并辨别其左右;足骨的名称及排列关系。

8. 脑颅骨和面颅骨的组成、名称和位置。

9. 颅各面的形态结构。

10. 下颌骨、舌骨和颞骨的形态。

11. 新生儿颅的特征及生后的变化。

12. 全身骨的主要骨性标志。

【实验材料】

1. 人体骨架标本、半身人体模型。

2. 股骨、跟骨和顶骨的剖面标本。

3. 儿童股骨的纵切标本。

4. 脱钙骨和煅烧骨标本。

5. 躯干骨和脊柱标本。

6. 颅的水平切标本。

7. 颅的正中矢状切标本。

8. 下颌骨、颞骨和舌骨标本。

9. 新生儿颅标本。

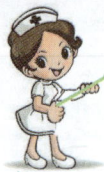

10. 上、下肢骨标本。

【实验内容及方法】

(一) 骨学概述

1. 理解人体解剖学姿势、轴和切面以及各种方位术语。

2. 观察骨的形态(长、短、扁、不规则骨)和骨的构造(骨膜、骨密质、骨松质、骨髓腔、骨髓、骺线)以及骺软骨的位置。观察脱钙骨及煅烧骨的骨标本,理解骨的理化特性。

(二) 躯干骨

1. 在骨架上观察躯干骨的组成、数目和位置及胸廓、脊柱和骨盆的组成。

2. 以胸椎为例,首先辨认椎骨的一般形态:椎体、椎弓及其椎弓板和椎弓根、椎孔、横突、棘突和上、下关节突。然后观察椎管和椎间孔的形成和位置。辨别颈椎、胸椎、腰椎、骶骨及尾骨的主要特征。

3. 在骨架上辨认肋骨与肋软骨。取一较长的肋骨,先区分它的前端和后端,然后在它的中部的内面近下缘处寻认肋沟。

4. 取胸骨标本,观察胸骨柄、胸骨体、剑突、胸骨角、颈静脉切迹。

在活体上摸辨以下结构:① 颈静脉切迹(两锁骨的内侧端之间,胸骨柄上缘的凹陷);② 胸骨角;③ 第2～12肋(与胸骨角相连的为第2肋);④ 第1～11肋间隙;⑤ 肋弓(胸廓前壁的下缘);⑥ 剑突(在两侧肋弓相交处的凹窝内)。

(三) 上肢骨

1. 在骨架上观察上肢骨的名称、位置及排列关系。

2. 锁骨 观察锁骨的外形。分辨锁骨的内侧端和外侧端,结合骨架观察其邻接关系。

3. 肩胛骨 首先辨认肩胛骨的二面、三缘和三角。然后分别辨认肩胛下窝、肩胛冈及肩峰、冈上窝和冈下窝、关节盂。在人体骨架标本上,查看肩胛骨上角、下角与肋的对应关系。

4. 肱骨 观察肱骨头、肱骨解剖颈、大结节和小结节、三角肌粗隆、桡神经沟、内上髁和外上髁、鹰嘴窝、尺神经沟、肱骨滑车和肱骨小头。

5. 桡骨 观察桡骨头、环状关节面、桡骨粗隆、尺切迹、桡骨茎突和腕关节面。

6. 尺骨 观察鹰嘴、滑车切迹和冠突、桡切迹、尺骨茎突。

7. 辨认8块腕骨的形态和排列顺序,掌骨、指骨的形态及排列关系。

在活体上摸辨以下结构:① 锁骨:自胸骨的颈静脉切迹,沿颈胸交界处,向外侧触摸,可触及锁骨全长和肩峰;② 肩胛冈:自肩峰向后内可触及肩胛冈的全长;③ 肱骨内、外上髁:屈肘时,肘部两侧的最突出点;④ 尺骨:屈肘时,肘部后面的突出部为鹰嘴,沿后者向下可依次触及尺骨体、尺骨头和茎突;⑤ 桡骨茎突;⑥ 肩胛骨的上、下角分别平对第2肋和第7肋。

(四) 下肢骨

1. 在骨架上观察下肢骨的名称、位置及排列关系。

2. 取婴幼儿髋骨,观察组成髋骨的髂、耻、坐骨。观察成人髋骨的髂嵴、髂结节、髂前及髂后上、下棘,髋臼、闭孔、髂骨体、髂骨翼、髂窝、弓状线、坐骨结节、坐骨大切迹、坐骨小切迹、坐骨棘及耻骨梳、耻骨结节、耻骨弓和耻骨联合面。

3. 股骨 观察股骨头、股骨头凹、股骨颈、股骨大转子、股骨小转子、股骨粗线,股骨内、外侧髁,内、外上髁。

4. 胫骨 观察胫骨内、外侧髁,胫骨粗隆、胫骨前缘、内踝。

5. 腓骨 观察腓骨头、外踝。

6. 髌骨 观察底、尖、前面和后面。

7. 辨认跟骨、距骨的形态、位置和其余足骨的名称及排列。

在活体上摸辨以下结构:① 髂嵴、髂前上棘和髂后上棘:沿腹外侧壁向下触摸髂嵴,其前端为髂前上棘,其后端为髂后上棘;② 坐骨结节:屈髋时,在臀的下方易于触及;③ 耻骨结节:在耻骨联合上缘外侧约 2.5 cm 处触摸;④ 大转子:髋关节微屈,在髂前上棘与坐骨结节连结的中点附近触摸;⑤ 股骨内、外侧髁和胫骨内、外侧髁:屈膝时最易摸辨,此时髌骨的尖端适对股、胫两骨之间的间隙,触摸膝关节两侧,可触及上、下两对突起,上方者为股骨内、外侧髁,下方的一对为胫骨的内、外侧髁;⑥ 髌骨:屈膝时,膝关节前方的骨性突起;⑦ 胫骨粗隆:位于髌骨的下方;⑧ 胫骨前缘:沿胫骨粗隆向下触摸,可触及其全长;⑨ 腓骨头:位于胫骨外侧髁前部的下方;⑩ 内踝和外踝:分别在距小腿关节的两侧上方,可于此处摸到。

(五)颅骨

1. 彩颅示教 组成脑颅和面颅诸骨的名称、位置。

2. 观察下颌骨、舌骨和颞骨的形态及主要结构(下颌体、下颌支、牙槽弓、牙槽、颏孔、髁突、下颌孔、下颌角,舌骨体、大角、小角,外耳门、乳突、岩部、鳞部)。

3. 颅的顶面 观察冠状缝、矢状缝、人字缝的形态与位置。

4. 颅底内面观 颅前、中、后窝的境界及主要结构:鸡冠、筛板、筛孔、视神经管、蝶鞍、前床突、后床突、垂体窝、鞍背、破裂孔、眶上裂、圆孔、卵圆孔、棘孔、脑膜中动脉沟、鼓室盖、内耳门、枕骨大孔、斜坡、舌下神经管内口、枕内隆凸、横窦沟、乙状窦沟、颈静脉孔。

5. 颅底外面观 牙槽弓、切牙孔、骨腭、腭大孔、鼻后孔、犁骨、翼突,下颌窝、关节结节、破裂孔、颈动脉管外口、颈静脉孔、枕骨大孔、基底部、枕髁、舌下神经管外口、乳突、茎突、茎乳孔。

6. 颅侧面观 乳突、外耳门、颧弓、颞窝、颞下窝、上、下颞线和翼点。

7. 颅前面观 眶:观察其位置和毗邻关系。寻认眶上切迹或眶上孔、眶上裂、眶下裂、眶下孔、泪囊窝、泪腺窝。复查眶尖处的视神经管。骨性鼻腔:观察梨状孔、鼻后孔和骨鼻中隔的组成和位置;骨性鼻腔的上壁、下壁和外侧壁的毗邻。辨认骨性鼻腔外侧壁的上、中、下鼻甲以及相应鼻甲下方的上、中、下鼻道。在上鼻甲的后方查看蝶筛隐窝。

8. 新生儿颅的形态结构特征:① 各骨之间以较宽的结缔组织膜连结;② 观察前、后囟的位置、形态和大小;③ 额结节和顶结节均比成人明显。

在活体上摸辨以下结构:枕外隆凸、乳突、颧弓、眶缘、下颌角、髁突、舌骨体。

二、关节学

【实验要点】

1. 关节的基本结构和辅助结构。

2. 脊柱的组成、连结和整体观。

3. 胸廓的组成和形态。

4. 颞下颌关节的组成和构造特点。

5. 肩关节、肘关节、桡腕关节的组成和结构特点。

6. 骨盆的组成、分部和性别差异。

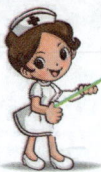

7. 髋关节、膝关节、距小腿关节的组成和结构特点。

8. 足弓的组成和临床意义。

【实验材料】

1. 人体骨架标本。

2. 脊柱标本。

3. 椎骨连结及椎间盘标本。

4. 肩关节及肩关节纵切标本。

5. 肘关节及肘关节纵切标本。

6. 前臂骨及手骨间连结标本。

7. 男、女骨盆标本及模型。

8. 髋关节及髋关节环切标本。

9. 膝关节及膝关节腔断面标本。

10. 小腿骨连结及足骨间连结标本。

【实验内容及方法】

(一)概述

1. 直接连接　在脊柱腰段的矢状切面和颅的标本上,分别观察椎骨之间的椎间盘和颅骨之间的缝,了解直接连结的形态特点。

2. 关节

(1)关节的基本结构:取肩关节进行观察:① 查看关节囊的构造、特点、附着部位;② 关节面的形状和关节软骨的性状;③ 关节腔的构成。

(2)关节的辅助结构:观察膝关节标本:① 注意韧带的外形,纤维的排列形式及其与关节囊的关系;② 观察位于关节两骨之间的半月板;③ 取颞下颌关节,观察位于关节两骨之间的关节盘,注意它们的形态及其与关节囊的关系。

(二)躯干骨连结

1. 脊柱　在人体骨架标本上,观察脊柱的位置和组成。

(1)椎骨的连结:分别取脊柱腰段切除1～2个椎弓、椎体的标本和脊柱腰段正中矢状切面标本,观察:椎间盘的位置、外形和纤维环、髓核;前纵韧带和后纵韧带的位置;棘上韧带、棘间韧带和黄韧带的附着部位;关节突关节。

(2)脊柱的整体观:① 从前方观察椎体大小的变化;② 从后方观察各部椎骨棘突排列方向,以及棘突间距离大小的差异;③ 从侧面观察脊柱四个生理性弯曲的部位和方向,以及椎间孔的位置。

2. 胸廓　在人体骨架标本上观察胸廓的组成,以及各肋前、后端的连结关系。

取肋的连结标本,查看肋后端与胸椎的连结部位,包括肋头关节和肋横突关节;肋前端与胸骨的连结形式以及肋弓的形成;胸骨下角的构成;胸廓上、下口的组成。

(三)颅的连结

1. 取颅骨观察颅顶各骨的位置和形态。

2. 颞下颌关节　取关节囊外侧壁已切开的颞下颌关节标本,观察颞下颌关节的组成、关节囊的结构特点和关节盘的形态。

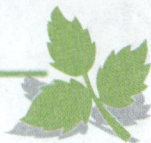

（四）上肢骨的连结

1. 胸锁关节　取关节囊已切开的胸锁关节,观察胸锁关节的组成,关节盘的形态和位置。

2. 肩关节　取关节囊前壁或后壁已纵行切开的肩关节标本,观察二骨关节面的大小和形状,关节囊的结构特点,以及肱二头肌长头肌腱的位置。

3. 肘关节　取横行切开关节囊的肘关节和肘关节矢状切面的标本,观察肘关节由肱桡关节、肱尺关节和桡尺近侧关节的组成,辨认桡骨环状韧带的形态和位置。

4. 前臂骨的连结　在前臂骨连结标本上观察:桡尺近侧关节、桡尺远侧关节和前臂骨间膜的附着和形态。观察作旋前和旋后运动时,桡、尺骨的位置关系,骨间隙的大小变化和骨间膜紧张度的变化。

5. 桡腕关节　取桡腕关节的额状切面标本,观察其组成及关节盘的位置,并结合活体验证它的运动。

（五）下肢骨的连结

1. 髋骨的连结　取骨盆标本或模型观察。

（1）骶髂关节和耻骨联合:查看骶髂关节的组成和耻骨联合的位置;辨认骶结节韧带和骶棘韧带,检查坐骨大孔和坐骨小孔的围成。

（2）骨盆:观察骨盆的组成,大、小骨盆的分界,界线的构成,小骨盆下口的围成,耻骨弓的构成。

取男、女骨盆标本或模型比较其差别:小骨盆上口的形状,下口的宽窄,耻骨下角的大小和骨盆腔的形状。

2. 髋关节　取关节囊已环形切开的髋关节标本观察:髋关节的组成;比较两骨关节面的形态与大小;关节囊在股骨颈前、后面上的附着部位和包被范围的差别;关节囊的厚度和髂股韧带的位置。

3. 膝关节　取关节囊的前壁切开向下翻,后壁横行切开的膝关节标本观察:膝关节的组成;髌韧带的位置和形成;前、后交叉韧带的位置和附着点;内、外侧半月板的位置和形态。

4. 小腿骨的连结　在小腿骨连结的标本上,观察小腿骨连结的组成。

5. 距小腿关节　在距小腿关节的标本上,观察距小腿关节的组成和内、外侧韧带。

6. 足弓　在足关节标本上,观察足弓的形态和维持足弓的韧带。

三、肌学

【实验要点】

1. 肌的分类、构造和辅助结构。

2. 斜方肌、背阔肌的位置和起止点;竖脊肌的位置。

3. 胸锁乳突肌的位置和起止点。

4. 舌骨上、下肌群的位置及斜角肌间隙的组成。

5. 胸大肌、前锯肌的位置和起止点。

6. 肋间肌的位置、分层和名称。

7. 膈的位置和形态特点。

8. 腹前外侧壁各肌的位置和形态特点。

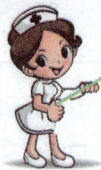

9. 腹直肌鞘和白线的位置与构成。

10. 腹股沟管的位置、形态结构及其内容物。腹股沟三角的位置和境界。

11. 盆膈和尿生殖膈的位置与形态。

12. 枕额肌的位置和构造特点。

13. 口、眼轮匝肌以及颊肌、咬肌和颞肌的位置。

14. 肩部各肌的位置和三角肌的起止点

15. 肱二头肌和肱三头肌的位置与起止点。

16. 前臂肌各肌的分群和位置。

17. 腋窝、肘窝的位置和境界。

18. 臀大肌的位置、起止点,髂腰肌、臀中肌、臀小肌和梨状肌的位置。

19. 缝匠肌、股四头肌和长收肌的位置以及股四头肌的起止点。

20. 股二头肌、半腱肌、半膜肌的位置及起止点。

21. 小腿肌各群的诸肌的位置。

22. 股三角的位置、境界和内容,腘窝的位置。

【实验材料】

1. 全尸解剖标本。

2. 面肌和头肌标本。

3. 股部的横切面标本。

4. 手的腱滑膜鞘标本或模型。

5. 膈的标本。

6. 腹壁横切面标本。

7. 会阴的解剖标本。

8. 咀嚼肌标本。

9. 颅顶层次解剖标本。

10. 上肢肌标本和下肢肌标本。

11. 躯干肌标本。

【实验内容及方法】

(一)肌的分类和构造

在下肢肌、躯干肌和面肌标本上,观察长肌、短肌、扁肌和轮匝肌的形态;区分肌腹、肌束、腱和腱膜。

(二)肌的辅助结构

1. **筋膜** 在股部的横切面或层次解剖标本上观察:浅筋膜与深筋膜在结构和分布上的差别。

2. **滑膜囊** 在下肢肌标本上,查看臀大肌与股骨大转子之间,或与坐骨结节之间查看囊壁薄而光滑的滑膜囊。

3. **腱鞘** 取手的腱鞘色素灌注标本,观察腱鞘的位置和外形。

(三)躯干肌

1. 背肌

(1)斜方肌和背阔肌:斜方肌位于项部,背阔肌位于背下部和胸外侧壁,查看它们的位置

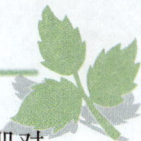

和起止点,注意背阔肌肌束的方向和止点与肩关节垂直轴的位置关系,以进一步理解该肌对肩关节的作用。在活体上摸辨背阔肌的下缘。

(2)竖脊肌:查看竖脊肌与棘突的位置关系,在活体上观察它所形成的纵行隆起(腰部尤其明显)。

2. 胸肌

(1)胸大肌:查看胸大肌的起止点,肌束方向,与肩关节垂直轴的位置关系。结合活体摸辨胸大肌的轮廓。

(2)胸小肌:观察它的位置。

(3)前锯肌:观察它的起止点,检查它与肩胛骨的位置关系。

(4)肋间肌:辨认肋间内、外肌的肌束方向。

3. 腹肌

(1)腹外斜肌:观察:① 肌束方向;② 腱膜与腹直肌鞘的关系;③ 腱膜与腹股沟韧带的关系;④ 腹股沟浅环的位置及其通过的结构。

(2)腹内斜肌:观察:① 肌束的方向;② 腱膜与腹直肌鞘的关系;③ 腹股沟镰的形成和位置;④ 提睾肌的形成。

(3)腹横肌:观察:① 肌束的方向;② 腱膜与腹直肌鞘的关系。

(4)腹直肌:翻开腹直肌鞘的前层,观察:① 腹直肌腱划的位置、形态及数目,并查看腹直肌的后面有无腱划存在;② 腱划与腹直肌鞘前层的关系;③ 腹直肌鞘后层的形态,弓状线的位置;④ 在弓状线以下,腹直肌的后面与腹横筋膜的关系。

在腹前壁正中线上观察白线的形态及形成结构。观察腹股沟管的内、外口的位置、形成和内容物,并在体表画出腹股沟管的投影部位。

4. 膈 在膈的标本或模型上观察:膈的位置、形态和附着部位。辨认膈的主动脉裂孔、腔静脉裂孔和食管裂孔的位置及通过的结构。

5. 会阴肌 在会阴的标本上观察:肛提肌、会阴深横肌和尿道括约肌的形态、位置,检查通过盆膈和尿生殖膈的结构。

(四)头肌

1. 面肌 在面肌和颅顶层次标本上观察:枕额肌的枕腹、额腹和帽状腱膜以及眼轮匝肌和口轮匝肌的位置和形态。

2. 咀嚼肌 在咀嚼肌的标本上观察:咬肌、颞肌、翼内肌和翼外肌的位置。当上、下颌牙紧咬时,在自己头部触摸咬肌和颞肌的轮廓。

(五)颈肌

1. 胸锁乳突肌 查看其起止点并理解作用,在活体上辨认其轮廓。

2. 舌骨上、下肌群 查看舌骨上肌群和舌骨下肌群的位置。检查舌骨下肌群所盖的器官。

(六)上肢肌

1. 肩肌

(1)三角肌:观察三角肌的位置和起止点;查看它与肩关节的位置关系。当肩关节外展时,在体表观察其轮廓。

(2)观察肩胛下肌、冈上肌、冈下肌、大圆肌、小圆肌的位置。

2. 臂肌

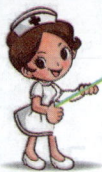

（1）肱二头肌：观察其形态、位置和起止点。当前臂旋后并屈肘时，在活体上观察该肌的轮廓，并在肘关节前方摸辨圆索状的肱二头肌腱。

（2）肱肌和喙肱肌：观察它们的位置。

（3）肱三头肌：观察其位置及起止点。

在全尸的标本上观察腋窝的位置、四壁和尖的构成。

3. 前臂肌　① 观察辨认前臂各肌群；② 查看前臂肌的起止点；③ 对照标本，当握拳屈腕时，在体表辨认掌长肌腱、桡侧腕屈肌腱和尺侧腕屈肌腱的轮廓；④ 用力屈肘时，在前臂上部的桡侧观察肱桡肌肌腹形成的隆起；⑤ 伸腕、伸指并外展拇指时，在手背观察各指伸肌和拇长展肌等肌腱的轮廓。

观察肘窝的形态及境界，检查通过腕管的结构。

4. 手肌　观察大鱼际和小鱼际肌的形成，辨认位于指深屈肌腱桡侧的蚓状肌和掌骨之间的骨间肌。

（七）下肢肌

1. 髋肌

（1）髂腰肌：观察髂腰肌的组成。

（2）臀大肌：查看臀大肌的形态、起止点；寻找该肌上、下缘体表投影：上缘通常在髂后上棘至大转子连线的上方，下缘约与尾骨尖至股骨上、中 1/3 交点的连线平齐。

（3）观察臀中肌与臀小肌的位置以及与臀大肌的位置关系。

（4）观察梨状肌的位置及梨状肌上、下孔的形成。

2. 大腿肌

（1）前群：观察缝匠肌和股四头肌的起止点，股四头肌腱及髌韧带的位置，并在活体上摸辨髌韧带。

（2）内侧群：观察长收肌和耻骨肌的位置。

（3）后群：观察股二头肌、半腱肌和半膜肌的形态、位置及起止点。

在股前面的上部，辨认股三角的境界，在股三角的上部，自外侧向内侧依次寻认股神经、股动脉、股静脉及股管。取下肢筋膜标本，观察阔筋膜与股三角的位置关系，以及隐静脉裂孔的位置和形态。

3. 小腿肌

（1）辨认胫骨前肌、趾长伸肌和踇长伸肌的位置，观察上述各肌肌腱的走行方向及其与距小腿关节的位置关系。

（2）外侧群：观察腓骨长肌腱和腓骨短肌腱与外踝的关系。

（3）后群：① 观察小腿三头肌的构成、形态与位置；② 查看跟腱的形成及抵止部位；③ 查看腓肠肌内、外侧头与腘窝的关系；④ 对照标本在自己身上观察和触摸小腿三头肌的肌腹和跟腱的轮廓。

翻开小腿三头肌：① 辨认深层的趾长屈肌、踇长屈肌和胫骨后肌；② 观察上述三肌的腱与内踝的位置关系。

在膝关节的后方检查腘窝的构成及内容物。

（苏传怀）

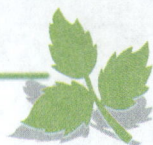

第二章
消 化 系 统

一、消化管

【实验要点】

1. 胸腹部的标志线和腹部的分区。
2. 消化管的组成；上、下消化道的区分。
3. 消化管各段的位置、连续关系和形态结构。
4. 咽峡的组成、舌的形态结构、腮腺的位置和导管开口处。
5. 食管的形态、位置和 3 个生理性狭窄的部位。
6. 胃的形态、位置、分部和毗邻。
7. 小肠的分部；十二指肠的位置、分部和结构特点。
8. 大肠的位置、分部和主要结构特点；直肠的主要结构特点和毗邻。

【实验材料】

1. 消化系统概况的标本。
2. 人体半身模型（胸、腹腔已切开）。
3. 头颈部正中矢状切面标本和模型。
4. 牙标本和模型。
5. 唾液腺标本。
6. 咽腔后面观标本。
7. 食管、胃、小肠和大肠标本和模型。
8. 胰十二指肠、回盲部和直肠的标本和模型。
9. 男、女性骨盆正中矢状切面标本和模型。
10. 新鲜猪胃标本。

【实验内容及方法】

（一）口腔

观察口腔及口腔内器官，以活体为主，并借助头颈部正中矢状切面标本和模型、牙标本和模型、唾液腺标本。观察活体时，先观察口腔的境界和分布，再观察口腔各器官的位置和形态。

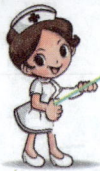

1. 活体观察口裂、人中、鼻唇沟、腭垂、腭舌弓、腭咽弓、腭扁桃体、口腔前庭和固有口腔、咽峡的组成。

2. 活体及离体牙、牙的纵切面标本和模型上，观察牙冠、牙颈、牙根、牙龈、牙髓腔及各类牙的位置、形态和排列。

3. 活体观察舌的位置、形态和运动，舌根、舌尖、舌体、界沟、轮廓乳头、舌系带、舌下阜、舌下襞、丝状乳头、菌状乳头。

4. 在唾液腺标本上，观察腮腺、腮腺导管、舌下腺、下颌下腺的位置和开口处。

（二）咽

在头颈部正中矢状切面标本和模型上，观察咽的位置、分部和结构，咽鼓管的开口，咽隐窝，梨状隐窝，咽与食管的延续。在活体观察腭扁桃体窝。

（三）食管

在人体半身模型（胸、腹腔已切开）上，观察食管的位置和分部。在离体食管标本和模型上，观察食管的形态、长度和生理性狭窄。

（四）胃

在人体半身模型（胸、腹腔已切开）上，观察食管的位置和毗邻。在离体胃的标本和模型上以及新鲜猪胃标本上，观察胃的形态、分部（贲门、幽门、胃大弯、胃小弯、角切迹、胃前壁、胃后壁、胃底、胃体、贲门部、幽门部和幽门括约肌）等。

（五）小肠

在人体半身模型（胸、腹腔已切开）上，在离体小肠的标本和模型上，在胰十二指肠的标本和模型上，观察小肠的位置和分部。

1. 十二指肠　在胰十二指肠的标本和模型上，观察十二指肠的位置和分部，并指出十二指肠球、十二指肠大乳头、十二指肠空肠曲、十二指肠悬肌的位置和形态特征。

2. 空、回肠　在人体半身模型（胸、腹腔已切开）上，在离体小肠的标本和模型上，观察空、回肠的位置，空、回肠的分界，观察空、回肠的黏膜皱襞的形态和淋巴滤泡的分布。

（六）大肠

在人体半身模型（胸、腹腔已切开）上，在离体大肠的标本上，观察大肠的位置、分部，盲、结肠的形态特征。

1. 盲、结肠的形态特征　观察结肠带、结肠袋、肠脂垂。

2. 观察盲肠、阑尾的位置和形态、阑尾根部与三条结肠带的关系。在回盲部切开的标本和模型上，回盲瓣的形态及阑尾的开口。

3. 结肠　在人体半身模型（胸、腹腔已切开）上，观察升结肠、结肠右曲、横结肠、结肠左曲、降结肠、乙状结肠的位置。

4. 在直肠的标本和模型上，在男、女性骨盆正中矢状切面标本和模型上，观察直肠的位置、毗邻、弯曲、直肠横襞、直肠壶腹。观察肛柱、肛瓣、肛窦、齿状线、白线、肛门内、外括约肌。

二、消化腺

【实验要点】

1. 肝的形态、位置和体表投影。

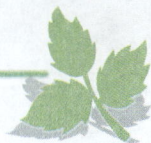

2. 胆囊的形态、位置和分部,胆囊底的体表投影和肝外胆管的组成。

3. 胰的形态、位置和分部。

【实验材料】

1. 胰的离体标本和模型。

2. 十二指肠、胆囊和输胆管道的离体标本和模型。

3. 人体半身标本和模型(胸、腹腔已切开),腹膜后间隙器官标本和模型。

4. 新鲜猪肝。

【实验内容及方法】

(一)肝

在人体半身标本和模型(胸、腹腔已切开)上,观察肝的位置和肝上、下界的体表投影。肝的离体标本和模型、新鲜猪肝上观察肝的形态、分叶及结构特点。

(二)胆囊和输胆管道

在肝、胰的离体标本和模型上,观察胆囊的形态、位置和分部(胆囊底、胆囊体、胆囊颈及胆囊管)。在十二指肠、胆囊和输胆管道的离体标本和模型上,观察肝左管、肝右管、肝总管、胆囊管、肝胰壶腹、十二指肠大乳头。

(三)胰

在腹膜后间隙器官标本和模型上,观察胰的形态、位置。在胰的离体标本和模型上,观察胰的分部(胰头、胰体、胰尾)、胰管及其开口。

(朱晓红)

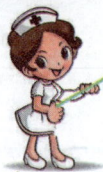

第三章

呼 吸 系 统

【实验要点】

1. 呼吸系统的组成;呼吸系统各器官的位置和形态结构。

2. 胸膜的配布和胸膜腔的构成;肋膈隐窝的位置;肺下界和胸膜下界的体表投影。

3. 纵隔的境界和分部。

【实验材料】

1. 呼吸系统概观标本。

2. 头颈部正中矢状面标本。

3. 鼻旁窦标本。

4. 喉软骨标本。

5. 喉腔后壁切开标本。

6. 气管和左、右支气管标本。

7. 左、右肺标本。

8. 胸腔解剖标本。

【实验内容及方法】

1. 在呼吸系统概观标本上,观察呼吸系统的组成;鼻、咽、喉、气管、主支气管和肺的连续关系。

2. 在活体上观察鼻根、鼻尖、鼻翼、鼻孔;观察并触摸甲状软骨及喉结、环状软骨的前部,观察喉的位置及吞咽时喉的运动;在喉的下方触摸气管及气管软骨;在体表比画出胸膜顶、肺下界、胸膜下界的体表投影。

3. 在头颈部正中矢状面标本和鼻旁窦标本上,观察鼻腔的位置、分部和连通,辨认 3 个鼻甲和 3 个鼻道,观察额窦、上颌窦、蝶窦和筛窦的位置及开口部位。

4. 在喉软骨标本和喉腔后壁切开的标本上,观察喉软骨的位置、形态和连接,前庭襞与前庭裂、声襞与声门裂的位置。

5. 在气管和左、右主支气管标本上观察气管软骨及膜壁的形态,比较左、右主支气管的形态特点;观察支气管树的分支概况;在左、右肺标本上观察肺的形态、分叶以及左、右肺的形态差别,并注意肺门位置及出入肺门的结构。

6. 在胸腔解剖标本上,观察肺的位置;脏胸膜和壁胸膜的配布,脏、壁胸膜的移行部和胸膜腔的构成;胸膜顶、肋膈隐窝的形态和位置;纵隔的境界和分部。

(褚世居)

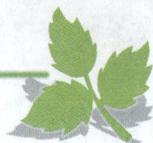

第四章

泌 尿 系 统

【实验要点】

1. 泌尿系统的组成和功能。

2. 肾的形态和位置；肾的构造和被膜

3. 输尿管的形态、分部、位置和狭窄。

4. 膀胱的形态和位置；膀胱三角的位置；膀胱与腹膜的位置关系。

5. 女性尿道的特点及开口。

【实验材料】

1. 泌尿生殖系概观的男、女性尸体标本。

2. 腹膜后间隙器官标本。

3. 肾、输尿管、膀胱相连的游离标本。

4. 肾额状切面标本、模型。

5. 肾被膜的水平切面标本。

6. 膀胱黏膜的标本、模型。

7. 男、女性盆腔正中矢状面标本、模型。

【实验内容及方法】

(一) 肾

1. 肾的形态和位置　在显示腹膜后间隙器官的标本上观察左右肾的形态和位置，并注意观察肾门及出入肾门的结构及诸结构的位置关系。注意确认左、右肾上、下端与椎骨及第12肋的关系。

在肾的离体标本上观察肾的形态，比较上、下端；前后面及外、内侧缘的不同。

观察肾窦内的结构：肾盂、肾盏、肾血管的分支、神经、淋巴管和脂肪组织等，与肾门的关系。

2. 肾的剖面结构　在肾的冠状切面标本上，注意观察如下结构：

肾实质的结构：肾皮质的位置、肾柱的形态；肾髓质中肾锥体的构成。肾乳头的数目、肾锥体、肾小盏的数目关系。

注意肾小盏、肾大盏、肾盂三者之间的关系。

3. 肾的被膜　注意观察肾被膜的分层及三者的关系。

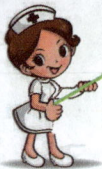

（1）纤维囊：为致密结缔组织，紧贴于肾的表面，易于剥离。

（2）脂肪囊：为包在纤维囊外面的囊状脂肪层，在其肾下端尤为丰富。

（3）肾筋膜：包被于脂肪的外周，分前后两层。

（二）输尿管

在腹膜后间隙器官标本和离体标本上观察输尿管的形态、位置、长度、分部和狭窄。尤应注意三处狭窄的位置。

（三）膀胱

在男、女盆腔正中矢状面标本和膀胱游离标本上观察以下内容：

1. 形态　空虚膀胱的外形，尖、底、体、颈 4 部的区分。

2. 位置　观察膀胱在盆腔内与直肠、耻骨联合及男、女生殖器的关系。

3. 黏膜皱襞　注意观察膀胱三角的位置和构成、输尿管间襞的形态特征。

（四）尿道

在女性骨盆正中矢状切面标本上观察女性尿道的位置、形态和开口，注意尿道外口与阴道口二者的位置关系。

（张华民）

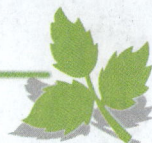

第五章
生 殖 系 统

【实验要点】

1. 男性内外生殖器的组成。
2. 睾丸和附睾的位置、形态、结构和功能。
3. 输精管的形态及分部；射精管的组成、行程及开口部位。
4. 精索的概念、位置及组成。
5. 前列腺的形态、位置及穿入结构，精囊腺和尿道球腺的位置。
6. 阴囊的位置、层次，阴茎的组成和分部。
7. 男性尿道的分部、狭窄和弯曲。
8. 女性内、外生殖器的组成。
9. 卵巢的形态、位置及固定装置。
10. 输卵管的形态、组成、分部。
11. 子宫的形态、分部、位置及固定装置。
12. 女性外阴的形态。
13. 乳房的位置、形态和结构。
14. 会阴的概念及分区。

【实验材料】

1. 男、女性生殖系概况标本及模型。
2. 男、女性生殖器离体和解剖标本及模型。
3. 男、女性盆腔正中矢状切面标本、模型。
4. 睾丸及附睾标本及睾丸剖开标本。
5. 阴囊层次和阴茎结构（横切和整体）标本。
6. 显示子宫内腔及输卵管子宫部内腔的标本、模型。
7. 乳房解剖标本和模型。
8. 男、女性会阴部解剖标本和模型。
9. 男、女性盆腔正中矢状切面标本及模型。

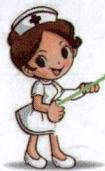

【实验内容及方法】

一、男性生殖器

1. 睾丸和附睾　取男性生殖器标本观察睾丸和附睾的位置、形态,辨认附睾的头、体、尾3部分,附睾尾移行为输尿管。

2. 输精管、射精管和精索　观察输精管的行程和分部,取男性生殖器解剖和离体标本,辨认精索部的位置,因此段位置表浅,容易触及,是输精管结扎的常用部位。输精管的末端与精囊腺的排泄汇合形成射精管,并穿入前列腺,开口于尿道的前列腺部。

注意观察精索的形态、位置和内容(输精管、睾丸动脉、蔓状静脉丛等)。

3. 前列腺、精囊和尿道球腺　取男性骨盆正中矢状切面和男性生殖器离体标本,观察前列腺的位置、形态和毗邻,精囊、尿道球腺的位置和形态,注意观察输精管壶腹、精囊及前列腺与直肠前壁的位置关系。

4. 阴囊和阴茎

(1) 阴囊:观察阴囊的位置、形态、结构层次,查看阴囊的内容物。

(2) 阴茎:取阴茎横切和解剖标本,观察阴茎的形态、分部及构造。注意观察阴茎包皮的特点及包皮系带。

5. 男性尿道　取男性盆腔正中矢状切面标本,观察男性尿道的分部、狭窄和弯曲。

根据尿道穿过的结构辨认尿道的分部,并注意观察尿道内口、尿道膜部和尿道外口的3处狭窄。

二、女性生殖器

1. 内生殖器　取女性盆腔解剖标本、女性盆腔正中矢状切面标本及内生殖器离体标本观察:

(1) 卵巢在盆腔内的位置、形态。

(2) 观察输卵管的位置、形态和分部(子宫部、峡、壶腹部、漏斗部),识别输卵管的标志(输卵管伞)。

(3) 观察子宫的形态、内腔、位置及固定装置

① 观察子宫底、体、颈三部分,并确认峡部的位置;子宫腔和子宫颈管的形态及其通连关系。

② 寻找子宫阔韧带、子宫圆韧带、子宫主韧带、骶子宫韧带。

③ 正确理解子宫的前倾前屈位,注意子宫、膀胱和直肠的毗邻关系。

(4) 阴道:重点观察阴道的形态、位置、开口及阴道穹,尤其注意后穹与直肠子宫陷凹的关系。

2. 外生殖器　观察阴阜、大阴唇、小阴唇、阴道前庭、阴蒂、前庭球和前庭大腺,注意尿道口和阴道口的位置关系。

3. 乳房　取乳房标本或模型,观察女性乳房的位置、形态和构造,注意乳房悬韧带和输乳管的排列走向。

4. 会阴　取会阴部标本,观察广义和狭义会阴的范围。

确认以两侧坐结节连线为界,将会阴分为前方的尿生殖区和后方的肛区,尿生殖区内男性有尿道通过,女性有尿道和阴道通过。肛区内男、女性均有肛管通过。

(李凤林)

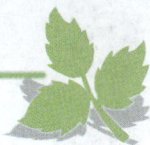

第六章

腹　　膜

【实验要点】

1. 腹膜的配布及与腹腔器官的被覆关系。
2. 大网膜、小网膜的位置及小网膜的分布。
3. 网膜孔和网膜囊的位置及交通。
4. 腹膜形成的韧带、系膜和陷凹的位置。

【实验材料】

1. 腹膜标本或模型。
2. 腹腔解剖标本。
3. 男、女性骨盆正中矢状切面标本。
4. 腹膜后间隙器官标本。
5. 人体半身模型(显示内脏及胸腹后壁结构)。

【实验内容及方法】

取腹膜标本或模型,翻开腹前壁,观察脏腹膜、壁腹膜的配布和腹膜腔的形成。进一步观察:① 冠状韧带和镰状韧带的附着,并在镰状韧带的游离缘内寻找肝圆韧带;② 大网膜的形态、位置和附着部位,小网膜的位置和组成,并检查小网膜游离缘内通过的主要结构及网膜孔的位置;③ 肠系膜的形态及肠系膜根的附着部位,横结肠系膜、乙状结肠系膜、阑尾系膜的形态,注意在系膜的两层之间包含的血管结构。

在腹腔解剖标本上,观察网膜囊的位置,范围和交通。结合男、女性骨盆正中矢状切面标本,检查腹膜在骨盆腔器官之间的移行关系,确认直肠膀胱陷凹、直肠子宫陷凹和膀胱子宫陷凹的位置。

在腹膜模型上观察胃、空肠、回肠、盲肠、阑尾、升结肠、乙状结肠、肝、脾、子宫等器官被膜覆盖的范围,并根据覆盖范围确定这些器官的类型。

(张华民)

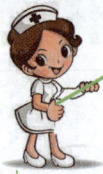

第七章
脉 管 系 统

一、心

【实验要点】

1. 心的位置和外形。

2. 心各腔的形态、结构。

3. 心壁的构造。

4. 心传导系统的组成及窦房结和房室结的形态、位置。

5. 冠状动脉的起始、走行、分支与分布。

6. 心的体表投影。

7. 心包的形态结构。

【实验材料】

1. 胸腔层次解剖标本。

2. 心的血管标本及模型。

3. 心开窗或剖面标本。

4. 心横切标本(示心瓣膜)。

5. 牛心解剖标本(示心传导系统结构)。

【实验内容及方法】

(一) 心的位置

在胸腔的层次解剖标本上,观察心的位置,注意心的长轴与正中矢状面的关系。查看心与肺、食管、胸主动脉、胸骨和肋的毗邻关系。

(二) 心的外形

取心的解剖标本,观察心的外形,辨认心尖、心底、三缘(右、下、左缘)、胸肋面、膈面、冠状沟、前室间沟和后室间沟,注意它们的位置关系。

(三) 心内腔的形态

在心开窗或剖面标本上观察心内腔。

1. 右心房　观察右心房的位置和范围,确认右心耳及内壁的梳状肌。在右心房腔内,辨

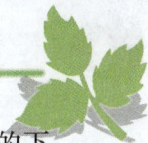

认上、下腔静脉口和右房室口;在右房室口和下腔静脉口之间寻找冠状窦口;在房间隔的下部寻找卵圆窝。

2. 右心室 在右房室口与肺动脉口之间寻找室上嵴,以区分流入道和流出道。注意它们的位置和形态特点。在右房室口的周缘,观察三尖瓣的形态和开口方向,以及瓣膜与腱索、乳头肌的连接关系。在肺动脉口的周缘观察肺动脉瓣的形态和开口方向。

3. 左心房 观察左心房的位置和范围,确认左心耳及内壁的梳状肌。辨认四条肺静脉口(后壁)和左房室口。

4. 左心室 以前尖区分流入道和流出道,在左房室口处观察二尖瓣的形态和启闭方向,以及腱索与瓣膜、乳头肌(较右心室乳头肌发达)的连接关系,辨认主动脉口,注意主动脉瓣的形态和启闭方向。

在左、右心室之间,观察室间隔膜部和肌部的位置和结构特点。

(四)心壁的构造

在心剖面标本上,辨认心内膜(以及与心瓣膜的关系)、心肌层和心外膜。比较心房壁和心室壁,以及左、右心室壁的厚度。

(五)心的传导系统

在人心标本上不易分辨,多借助牛心标本进行观察。

1. 窦房结 用层次解剖法在上腔静脉根部与右心耳交界处的心外膜深面暴露窦房结,并观察形态(梭形)。

2. 房室结 在冠状窦口前上方的心内膜深面寻找房室结,观察其形态。

3. 房室束 由房室结的前端发出。在室间隔肌部的上缘分为左束支和右束支。在室间隔的左、右心室面心内膜深面解剖并观察左、右束支的分支和分布。

(六)心的血管

观察心的血管标本。

1. 动脉 在升主动脉根部附近寻找左、右冠状动脉的起始,观察其行程分支(前室间支、旋支、后室间支等)和分布。

2. 静脉 在冠状沟的后部寻找冠状窦,观察其形态、注入部位和心大静脉、心中静脉和心小静脉等属支的汇入处。

(七)心包

取胸腔层次解剖标本,辨认纤维心包和浆膜心包,区分浆膜心包的壁层和脏层,观察心包腔的结构。结合标本描述心的体表投影。

二、体循环的动脉

【实验要点】

1. 主动脉的起始、行程和分部。

2. 颈总动脉的行程和位置。

3. 颈外动脉的主要分支及分布。

4. 锁骨下动脉的行程及主要分支与分布;颈内动脉的行程;腋动脉、肱动脉、尺动脉和桡动脉的行程和分布;掌浅弓和掌深弓的组成。

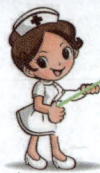

5. 腹主动脉的主要分支(腹腔干、肠系膜上动脉、肠系膜下动脉)及分布。

6. 髂内动脉和髂外动脉的行程和主要分支名称,掌握子宫动脉的行程、分布及与输尿管的位置关系。

7. 股动脉、腘动脉、胫前动脉、胫后动脉及足背动脉的起止和分布。

8. 颈总动脉、面动脉、颞浅动脉、腋动脉、肱动脉、桡动脉、股动脉、足背动脉触摸点及压迫止血点的分布。

【实验材料】

人体层次解剖标本,显示全身动脉主干及其主要分支。

1. 颈部标本。

2. 胸部、腹部、盆部标本。

3. 上肢标本。

4. 下肢标本。

5. 全身动脉模型。

【实验内容及方法】

在胸、腹部深层解剖标本上观察主动脉的起始、行程、分部及各部分支的分布概况。

(一)头颈部的动脉

在头颈部层次解剖标本上观察:右颈总动脉起自头臂干,左颈总动脉起自主动脉弓。在颈总动脉分叉处后方辨认颈动脉小球,以及颈总动脉末端和颈内动脉起始处的颈动脉窦。观察颈外动脉和颈内动脉的行程。

确认颈外动脉的主要分支,并观察其行程和分布,要点如下:

1. 甲状腺上动脉　在颈外动脉起始处上方第一个分支。

2. 面动脉　在颊肌前半部距口角一横指处向上行。

3. 颞浅动脉　在耳屏前方上行。

4. 上颌动脉　在髁突深面向内进入颞下窝。其分支下牙槽动脉,行于下颌管内,脑膜中动脉经棘孔入颅(可在硬脑膜标本上观察)。结合标本,在活体上找出面动脉和颞浅动脉的压迫止血点。

(二)锁骨下动脉与上肢的动脉

1. 锁骨下动脉　在头颈及上肢层次解剖标本上观察锁骨下动脉的行程及主要分支,右侧起自头臂干,左侧起自主动脉弓。

(1)椎动脉:自锁骨下动脉的上缘发出,上行穿过上6个颈椎横突孔,经枕骨大孔入颅。

(2)胸廓内动脉:于椎动脉起始相对处寻找该动脉,沿1~6肋软骨后面下降,距胸骨侧缘约1 cm平行下行。

(3)甲状颈干:为一短干,观察其重要分支甲状腺下动脉的行程和分布。

2. 上肢的动脉　取头颈和上肢的层次解剖标本观察。

(1)腋动脉:是锁骨下动脉主干的延续,在腋窝内观察其主要分支和分布。

(2)肱动脉:在肱二头肌内侧寻找,观察其:① 行程;② 下段与肱二头肌腱的位置关系;③ 分为尺动脉、桡动脉的部位(桡骨颈高度);④ 分支的分布概况;⑤ 对照标本,在活体上确定肱动脉的压迫止血点和测听血压的部位(肘窝内侧半)。

(3)尺动脉与桡动脉:观察尺动脉与桡动脉在前臂的行程和分支分布情况,并结合标本,

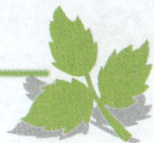

在活体上触摸桡动脉搏动最明显的部位。

（4）掌浅弓与掌深弓：在掌腱膜深面寻找掌浅弓，在指屈肌腱深面寻找掌深弓，观察其组成、分支和分布。

（三）胸部的动脉

在胸、腹部深层解剖标本上，观察胸主动脉的行程及其分支情况，肋间后动脉和肋下动脉的走行、分支和分布。

（四）腹部的动脉

在胸、腹、盆部深层解剖标本上，观察腹主动脉的行程及其分支情况。

1. 不成对的动脉

（1）腹腔干：在膈的主动脉裂孔下方寻认腹腔干及其分支：在胃小弯近贲门处发出的是胃左动脉，在胰头上方向右前方走行的是肝总动脉，在胰的上缘左行的为脾动脉，分别观察它们的分支、分布概况。观察完毕后，总结胃的动脉供应和各动脉的来源。

（2）肠系膜上动脉：在肠系膜根内寻认肠系膜上动脉，观察其行程、分支和分布。注意阑尾动脉的走行部位。

（3）肠系膜下动脉：在肠系膜上动脉起点下方（约第3腰椎平面），寻认肠系膜下动脉，观察各分支的行程与分布情况。

2. 成对的动脉　肾动脉、睾丸动脉和肾上腺中动脉：先辨认肾动脉（约第2腰椎平面），观察其行程。在肾动脉发出部位的稍上方和稍下方辨认肾上腺中动脉和睾丸（卵巢）动脉，观察它们的行程和分布。

（五）盆部的动脉

取盆部深层解剖标本观察，在第4腰椎体下缘辨认左、右髂总动脉，在骶髂关节的前方辨认髂内动脉和髂外动脉。

1. 髂内动脉　短而粗，向下进入盆腔，分为前干和后干。

（1）膀胱下动脉和直肠下动脉：两者通常起于前干，观察其分布情况。

（2）子宫动脉：沿盆侧壁内下行，进入子宫阔韧带内，于子宫颈的两侧跨过输尿管的前方，注意观察与输尿管的交叉关系。

（3）阴部内动脉：在坐骨棘的背侧和坐骨肛门窝内辨认阴部内动脉，观察其行程和分布。

（4）闭孔动脉：观察其走行（穿闭孔膜）和分布。

（5）臀上动脉和臀下动脉：分别在梨状肌的上、下缘处寻找，并观察它们的分布。

2. 髂外动脉　在盆部及下肢的层次解剖标本上观察，髂外动脉沿腰大肌内侧缘下行，经腹股沟韧带中点稍内侧的深面至股前部续股动脉。并观察其分支腹壁下动脉的走行和分布。

（六）下肢的动脉

在下肢层次解剖标本上进行观察。

1. 股动脉　在股三角内确认股动脉。

（1）观察髂外动脉与股动脉的移行关系。

（2）股三角内，股动脉位于股神经（外侧）和股静脉（内侧）之间。

（3）观察股深动脉的分布情况。

（4）对照标本，在活体上触摸动脉的搏动及压迫止血点。

2. 腘动脉　在腘窝深部寻找腘动脉（伴腘静脉和胫神经），观察其分支与分布，然后在腘

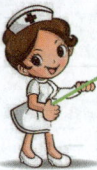

窝下部寻认胫前动脉和胫后动脉的起始。注意观察胫前动脉与足背动脉的移行部位。对照标本在活体上触摸足背动脉的搏动。

三、体循环的静脉

【实验要点】

1. 上腔静脉系的组成，主要属支及收集范围；上肢浅静脉的起始、行程、注入部位。

2. 下腔静脉系的组成，主要属支及收集范围，掌握下肢浅静脉的起始、行程，注入部位，大隐静脉的主要属支及静脉切开常选部位。

3. 肝门静脉的组成、行程、主要属支和收集范围，肝门静脉系与上、下腔静脉系的吻合。

4. 腹、盆部静脉的起始、行程、注入部位。

【实验材料】

1. 全身层次解剖标本，一侧示浅静脉、淋巴结，另一侧示深静脉及动脉。

2. 胸腹、盆腔深层解剖标本。

3. 肝门静脉系与上、下腔静脉系的吻合模型。

【实验内容及方法】

(一) 上腔静脉系

取胸腔深层解剖标本观察。在升主动脉的右侧寻找上腔静脉，注意其在纵隔内的位置，检查其合成、行程和注入部位。观察头臂静脉的合成位置，比较两侧头臂静脉的长短及其与周围结构的毗邻关系。

1. 头颈部的静脉　取头颈部的层次解剖标本，观察以下静脉。

(1) 颈内静脉：在颈血管鞘内颈总动脉的外侧寻找颈内静脉，观察其行程、与锁骨下静脉汇合形成的静脉角以及颅外属支。

① 面静脉：起于内眦静脉，伴面动脉。

② 下颌后静脉(面后静脉)：由颞浅静脉和上颌静脉在腮腺内汇合而成。分为两支：前支向前注入面静脉，后支与耳后静脉、枕静脉合成颈外静脉。

(2) 颈外静脉：在胸锁乳突肌表面及后缘下行，观察其合成(下颌角平面)和注入部位。活体可见颈外静脉。

(3) 锁骨下静脉：在胸锁关节与前斜角肌之间寻找锁骨下静脉，其后方有前斜角肌、锁骨下动脉，注意其与上肢深静脉间的延续关系。

2. 上肢的静脉　取上肢的层次解剖标本，观察上肢的浅静脉和深静脉。

(1) 上肢的浅静脉

① 头静脉：在手背静脉网桡侧、前臂桡侧、肱二头肌外侧寻认头静脉(注入腋静脉)。

② 贵要静脉：在手背静脉网尺侧、前臂尺侧、肱二头肌内侧寻认贵要静脉(注入肱静脉)。

③ 肘正中静脉：肘正中静脉位于肘窝内浅层，连接头静脉和贵要静脉，形式多样。

在手背观察手背静脉网及其流入关系。

(2) 上肢的深静脉：上肢的深静脉与同名动脉伴行(在前臂两条静脉伴一条动脉)。

3. 胸部的静脉　取胸、腹腔后壁的解剖标本，可见沿食管右后方下行的奇静脉，绕过右肺根上方(第4胸椎水平)，注入上腔静脉。奇静脉收集右侧肋间后静脉、食管静脉、支气管静脉和半奇静脉的血液。观察位于胸椎体左侧上部的副半奇静脉和下部的半奇静脉，注意其

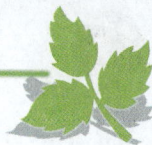

行程和收集范围。

(二)下腔静脉系

取躯干后壁的深层解剖标本,在腹主动脉的右侧寻找下腔静脉,检查其合成部位、行程和注入部位。

1. 下肢的静脉　取盆部和下肢的层次解剖标本,观察下肢的浅静脉和深静脉。

(1)下肢的浅静脉

① 大隐静脉:大隐静脉是全身最大的浅静脉,可在内踝前方、小腿和大腿内侧寻找大隐静脉,其在隐静脉裂孔处注入股静脉之前的重要属支包括:腹壁浅静脉、旋髂浅静脉、阴部外浅静脉、股外侧浅静脉和股内侧浅静脉。临床外科急救时常在内踝前方行大隐静脉切开术。

② 小隐静脉:在内踝后方、小腿后面寻找小隐静脉(注入腘静脉)。

(2)下肢的深静脉:下肢的深静脉伴同名动脉(在小腿两条静脉伴一条动脉)。在股三角内股静脉位于股动脉的内侧。

2. 盆部的静脉　取盆部及下肢深层解剖标本,观察盆部的静脉。在第五腰椎体前方观察下腔静脉始部(左、右髂总静脉合成),在骶髂关节前方观察髂总静脉始部,由髂内、外静脉合成,再观察髂内静脉,在盆腔内的主要属支以及髂外静脉的位置及其属支腹壁下静脉的注入部位。

3. 腹部的静脉　取腹腔深层解剖标本,观察腹部的静脉。

(1)肾静脉:与同名动脉伴行,右肾静脉较短,左肾静脉较长,有左睾丸静脉注入。

(2)睾丸静脉:睾丸静脉伴同名动脉,右侧注入下腔静脉,左侧注入左肾静脉,理解临床上睾丸静脉曲张左侧常见的原因。

(3)肝静脉:观察肝右、中、左静脉的位置和注入下腔静脉的部位。

(4)肝门静脉:在肝十二指肠韧带内肝固有动脉和胆总管的后方,辨认肝门静脉,在胰头的后上方观察肝门静脉的合成和各属支的注入部位。

(5)肝门静脉系与上、下腔静脉系之间的吻合:结合肝门静脉系与上、下腔静脉系吻合模型及标本,辨认食管静脉丛、直肠静脉丛和脐周围静脉网,观察肝门静脉高压时的侧支循环途径,理解肝门静脉高压时出现呕血、便血和腹水的原因。

(余云学)

四、淋巴系统

【实验要点】

1. 胸导管的组成、行程、注入部位和收纳范围。

2. 全身各部主要淋巴结群的位置和收纳范围。

3. 脾、淋巴结、胸腺的形态和位置。

【实验材料】

1. 全身层次解剖标本,一侧示浅静脉、淋巴结,另一侧示深静脉及动脉。

2. 胸腹、盆腔深层解剖标本。

3. 全身浅淋巴结、淋巴管的模型。

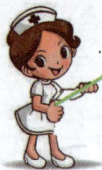

4. 胸导管和右淋巴导管解剖标本。

5. 小儿胸腺解剖标本。

【实验内容及方法】

1. 淋巴结的形态　取淋巴结标本及放大模型,观察淋巴结的形态,仔细辨认输入淋巴管和输出淋巴管。

2. 胸导管　取胸腹腔后壁的解剖标本观察。在第 1 腰椎前方寻认乳糜池(胸导管起始处)及汇入其中的左、右腰干和肠干,观察胸导管的行程和注入部位(注入左静脉角)。在胸导管注入静脉角处,寻认左颈干,左支气管纵隔干和左锁骨下干。

3. 脾　脾位于左季肋区,在第 9～11 肋之间。

在腹腔深层解剖标本上,观察脾的位置,注意其与胰、胃及左肾之间的位置关系,并辨认其内侧面的脾门及其上缘的脾切迹。

4. 胸腺　在小儿胸腺标本上,观察胸腺的位置和形态。

（褚世居）

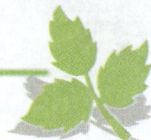

第八章

感 觉 器

一、视器

【实验要点】

1. 眼球壁的层次及各层的分部和形态结构特点。
2. 眼球内容物的组成及其形态结构特点和功能。
3. 眼睑的形态结构特点。
4. 泪器的组成和泪液的排出途径。
5. 眼球外肌的名称和位置。

【实验材料】

1. 眼球标本。
2. 新鲜猪或牛眼球冠状切和矢状切标本。
3. 泪器的解剖标本。
4. 眼球外肌的解剖标本。

【实验内容及方法】

（一）眼球

1. 取眼球标本，观察眼球外形和寻认视神经的附着部位。

2. 取眼球冠状切的前半部标本，由后向前依次观察以下结构：充满于眼球内的透明胶冻状物为玻璃体。移除玻璃体，可见其前方正中透明的晶状体。晶状体周围的黑色环形增厚部为睫状体。在睫状体前份的后面，呈放射状排列的皱襞即睫状突。用镊子轻轻提起晶状体，可见晶状体与睫状突之间有一些纤细的纤维相连，这些纤维为睫状小带。移除晶状体，即可见到位于其前方的虹膜，虹膜中央的孔为瞳孔。角膜是眼球壁外层前部的透明薄膜。角膜与晶状体之间的间隙被虹膜分为前、后两部分，即眼球的前房和后房。

3. 取眼球冠状切的后半部标本，由前向后观察。玻璃体充满于眼球内，透过玻璃体可见到死后已变成乳白色的视网膜，它是眼球壁的最内层，易从眼球壁剥离。在视网膜上所见到的红色细线状分支是视网膜中央动脉的分支，各分支的主干都向后集中于一白色圆盘状隆起，此隆起即视神经盘，它与眼球外表视神经的附着部位相对。移除玻璃体和视网膜，可见到一层呈黑褐色的薄膜即脉络膜。脉络膜外周的一层乳白色结构即巩膜。

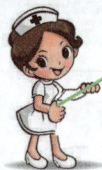

4. 在猪眼球或牛眼球的矢状切标本上，先观察眼球的前房、后房、晶状体与玻璃体，然后再观察眼球壁的 3 层膜，由内向外依次为视网膜、眼球血管膜及眼球纤维膜。

5. 在活体上辨认角膜、巩膜、虹膜、瞳孔与眼球前房等结构。

（二）眼副器

1. 眼睑和结膜　在活体上观察以下结构：① 上、下睑缘和睫毛；② 上、下睑缘形成的内眦和外眦；③ 轻轻略翻上、下睑缘近内眦处辨认泪点；④ 翻起上、下睑，观察结膜的性状，睑结膜和球结膜的分布和结膜上、下穹的形成。

2. 泪器　取泪器的解剖标本观察：① 在眼球的外上方检查泪腺的形态；② 在泪囊窝内观察泪囊的形态及其与上、下泪小管和鼻泪管的关系。

3. 眼球外肌　在眼球外肌的解剖标本上观察上睑提肌，上、下、内、外直肌和上、下斜肌的位置和肌束的方向。

二、前庭蜗器

【实验要点】

1. 外耳的组成及外耳道的形态。
2. 鼓膜的位置和形态。
3. 鼓室的壁及其主要的毗邻。听小骨的名称与连接关系。
4. 乳突窦、乳突小房和咽鼓管的位置以及它们各自的通连关系。
5. 迷路各部的形态和位、听觉感受器的位置。

【实验材料】

1. 耳的解剖标本。
2. 颞骨的锯开标本。
3. 听小骨标本。
4. 内耳模型。

【实验内容及方法】

（一）外耳

取耳的解剖标本结合活体观察：① 耳郭的形态；② 外耳道的分部和弯曲；③ 鼓膜的位置、外形和分部。

（二）中耳

在颞骨的锯开标本和耳的解剖标本中，先观察中耳各部的位置和邻接关系，然后观察以下内容：

1. 鼓室的位置和形态；鼓室外侧壁的构成；内侧壁的构成，前庭窗、蜗窗和面神经管的位置；前壁与咽鼓管的关系；后壁与乳突窦的关系；上壁的构成及其与颅中窝的关系；下壁与颈内静脉的关系。

2. 听小骨的位置、组成及连接关系。
3. 乳突窦与乳突小房的位置、形态和通连关系。
4. 咽鼓管的位置与通连关系。

（三）内耳

取耳的解剖标本和内耳模型观察，明确内耳在颞骨中的位置，以及骨迷路和膜迷路的位

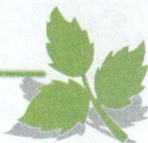

置关系。

1. 骨迷路　由后外向前内,辨认骨半规管、前庭和耳蜗。① 根据方位辨认前、后、外三个骨半规管,以及每个半规管上膨大的骨壶腹;② 复查前庭外侧壁上的前庭窗与蜗窗;③ 观察蜗轴的位置,以及环绕蜗轴的骨螺旋管和骨螺旋板。

2. 膜迷路　观察以下结构:① 在膜半规管内寻认壶腹嵴;② 在前庭内辨认椭圆囊和球囊,以及分别位于两囊壁上的椭圆囊斑和球囊斑;注意两囊与膜半规管和蜗管的通连关系;③ 在耳蜗内寻认蜗管,观察它的构成和与骨螺旋板的位置关系,寻认位于基底膜上的螺旋器;观察前庭阶和鼓阶的位置,寻认两阶在蜗顶相通的部位,以及两阶与前庭窗、蜗窗的关系。

三、皮肤

【实验要点】

1. 皮肤的微细结构。

2. 皮肤的附属结构。

【实验材料】

1. 皮肤模型。

2. 手指皮肤切片。

3. 皮切片。

【实验内容及方法】

取皮肤模型观察:

1. 区分表皮、真皮和皮下组织。

2. 表皮五层细胞的排列。

3. 比较真皮乳头层和网状层在位置和结构上的差别。

4. 神经末梢的种类和分布。

5. 毛发的分部,毛囊和毛乳头的形态和位置。

6. 立毛肌的位置和形态。

7. 皮脂腺的位置和开口部位。

8. 汗腺分泌部的位置和导管和开口部位。

观察活体的指甲,确认:

1. 位于体表的甲体。

2. 甲体两侧和近侧的甲襞。

3. 甲体与甲襞之间的甲沟。

低倍镜示教:

1. 指尖皮肤(HE 染色),重点观察表皮和真皮的乳头层。

2. 头皮(HE 染色),重点观察毛根、毛乳头、立毛肌和皮脂腺。

（苏传怀　李蔚如）

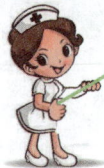

第九章

神 经 系 统

一、中枢神经系统

【实验要点】

1. 脊髓的位置和外形；脊神经根与脊髓的连接概况；脊髓灰、白质的配布；脊髓白质各索中主要纤维束的名称和位置。

2. 脑的位置及分部；脑干的组成和外形，第 3～12 对脑神经连脑干部位及有关的核团在脑干内的位置；脑干内白质的组成和走行部位，内侧丘系交叉、内侧丘系的组成，锥体束的走行和锥体交叉的部位。

3. 小脑的位置、外形及内部结构；第四脑室的位置、交通关系及第四脑室正中孔和外侧孔的位置。

4. 间脑的位置和分部；丘脑的位置和形态及主要核团名称；下丘脑的位置和组成。第三脑室的位置和交通关系。

5. 大脑半球叶间沟和分叶，各面的主要沟回及嗅球和嗅束的位置。

6. 大脑半球内部主要结构；基底核的组成和位置；胼胝体的位置和形态。内囊的位置、通过内囊的主要纤维束。

7. 感觉和运动传导路神经元胞体所在位置、纤维交叉位置。

8. 脑和脊髓被膜的配布，硬膜外隙的位置及内容；硬脑膜与颅骨骨膜的关系；大脑镰、小脑幕的形态和位置；硬脑膜窦的位置及交通关系。

9. 蛛网膜的位置、分部和形态特点。蛛网膜下隙的位置、内容和交通关系。小脑延髓池、终池和蛛网膜颗粒的位置。

10. 软膜的位置、分部和结构特点。

11. 大脑前动脉、大脑中动脉和大脑后动脉的行程及分布范围，大脑中动脉发出中央支的行程和分布。大脑动脉环的位置和组成。脊髓动脉的行程和分布。

【实验材料】

1. 离体脊髓标本和模型。

2. 切除椎管后壁的脊髓标本。

3. 脊髓胸段切面标本和脊髓横切面模型。

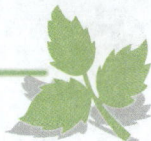

4. 整脑标本和脑正中矢状切面标本。

5. 脑干和间脑标本。

6. 脑神经核模型或电动脑干模型。

7. 小脑水平切面染色标本。

8. 大脑水平切面标本。

9. 冻脑剥离标本。

10 传导路模型。

11. 脑室标本或模型。

12. 脊髓和脑的血管色素灌铸标本。

13. 脑膜标本及头部正中矢状切面标本。

【实验内容及方法】

（一）脊髓

1. 脊髓的外形　取离体脊髓标本观察颈膨大、腰骶膨大。在腰骶膨大以下观察脊髓圆锥及其下方的终丝。辨认脊髓的表面纵行排列的纵沟：前正中裂、前外侧沟、后正中沟和后外侧沟，并在沟内观察脊神经前、后根。

2. 脊髓的位置　取切除椎管后壁的脊髓标本，用镊子向两侧拉开脊髓表面的被膜观察：① 脊髓的上下界；② 脊髓节段；③ 脊神经根的走向；④ 马尾。

3. 脊髓的内部结构　取胸髓的横切面标本置于放大镜下观察：

（1）脊髓表面的六条沟、裂。

（2）灰质　观察其形状及前角、后角和侧角的特点。

（3）白质　辨认前索、外侧索和后索；取脊髓横断面模型，辨认皮质脊髓侧束、皮质脊髓前束、脊髓丘脑束、薄束、楔束的位置。

（二）脑

1. 脑的概况　取整脑标本和脑的正中矢状切面标本或模型观察脑的分部，在脑标本上指出间脑的位置。

2. 脑干　自上而下观察中脑、脑桥和延髓；在观察过程中应注意各对脑神经的连脑部位。取脑干标本和模型按下述顺序观察：

（1）腹侧面

1）中脑：辨认大脑脚和脚间窝，并在脚间窝内观察动眼神经根。

2）脑桥：观察其腹侧面膨隆的中部，辨认基底沟；在两侧变细处观察三叉神经根。并在延髓脑桥沟内辨认展神经、面神经和前庭蜗神经根。

3）延髓：观察与脊髓的同名沟、裂相续的前正中裂和前外侧沟及锥体和锥体交叉，并观察第9～12对脑神经根所连部位。

（2）背侧面

1）中脑：辨认上丘和下丘以及下丘下方的滑车神经根。

2）脑桥：观察菱形窝上部。

3）延髓：观察与脊髓同名沟相续的后正中沟和后外侧沟。辨认楔束结节和薄束结节。观察菱形窝下部。

（3）脑干的内部结构　取脑神经核模型和电动脑干模型，进行观察。并说出脑神经核的

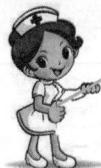

名称和位置,再观察多数脑神经名称与有关脑神经核的名称相一致情况,但也有例外,如孤束核和疑核。

再取传导通路模型,结合电动脑干模型观察:上行纤维束和下行纤维束在脑干内的行走部位;并观察锥体交叉和内侧丘系交叉的位置。

3. 小脑

(1)小脑的外形　观察离体小脑标本,注意区别小脑上、下面,着重观察:

1)小脑蚓:是小脑中部缩细而卷曲的部分。

2)小脑半球:是小脑蚓外侧膨大的部分。半球的下面,小脑蚓部的两侧各有一个膨大,即小脑扁桃体。

(2)小脑的内部结构　观察小脑水平切面染色标本,小脑灰质位于白质的表面,故又称为皮质;白质的深面有灰质团块,即小脑核,共4对,其中最大的1对为齿状核。

4. 第四脑室　借助脑正中矢状切面标本并结合脑室模型观察第四脑室的位置及交通。

5. 间脑　取间脑和脑干模型,结合脑的正中矢状切面标本观察:

(1)丘脑　观察其形状,了解其毗邻。辨认内侧膝状体、外侧膝状体。观察松果体。

(2)下丘脑　由前向后依次观察视交叉、灰结节及相连的漏斗和垂体。灰结节后方的一对隆起为乳头体;注意观察视交叉前连视神经,后连视束。

6. 端脑

(1)大脑半球的外形　利用大脑半球标本及结合挂图:分辨上外侧面、内侧面和下面。再观察辨认以下主要内容:

1)叶间沟及分叶:主要观察辨认:① 外侧沟;② 中央沟;③ 顶枕沟;④ 额叶;⑤ 枕叶;⑥ 顶叶;⑦ 颞叶;⑧ 岛叶。

2)大脑半球上外侧面的主要沟、回:

① 额叶:主要观察辨认:中央前沟;中央前回;额上、下沟;额上、中、下回。

② 顶叶:主要观察辨认:中央后沟;中央后回;顶内沟;顶上小叶;顶下小叶,并辨认缘上回和角回。

③ 颞叶:主要观察辨认:颞上、下沟;颞上、中、下回和颞横回。

3)大脑半球内侧面的主要沟、回:主要观察辨认:① 胼胝体沟与海马沟;② 扣带沟与扣带回;③ 距状沟;④ 中央旁小叶;⑤ 侧副沟;⑥ 海马旁回和钩;⑦ 边缘叶组成。

4)大脑半球的下面主要观察辨认:① 嗅球;② 嗅束。

(2)大脑半球的内部结构

1)皮质:取大脑水平切面标本观察大脑半球的不同部位,比较皮质的厚度。

2)基底核:首先取脑干及间脑的标本和模型观察豆状核、尾状核和杏仁体的形态及其与丘脑的位置关系,然后以大脑水平切面标本观察豆状核、尾状核的切面形状和构造。杏仁体因位置低,在此切面上不能看到。

3)白质

① 胼胝体:通过脑的正中矢状切面标本和冻脑剥离标本观察其形态、结构和特点。

② 内囊:大脑的水平切面标本及冻脑剥离标本观察辨认内囊前脚、内囊后脚和内囊膝。

③ 联络纤维:系指联系本侧半球不同部位皮质的纤维,在冻脑剥离标本上容易观察。

4)侧脑室:是大脑半球内的室腔。左、右各一。取脑室灌铸标本结合模型观察侧脑室的形态及脉络丛的形态。

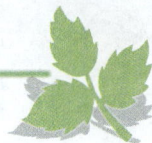

（三）神经系统的传导通路

1. 感觉传导通路

（1）躯干和四肢深感觉传导路　取深感觉传导路模型观察：① 三级神经元所在位置；② 纤维交叉位置；③ 纤维走行；④ 投射部位。

（2）躯干和四肢浅感觉传导路　取浅感觉传导路模型观察：① 三级神经元所在位置；② 纤维交叉位置；③ 纤维走行；④ 投射部位。

（3）头面部浅感觉传导路　取浅感觉传导路模型观察：① 三级神经元所在位置；② 纤维交叉位置；③ 纤维走行；④ 投射部位。

（4）视觉传导通路　取视觉传导路模型并结合挂图观察：① 三级神经元所在位置；② 纤维交叉位置、及特点；③ 纤维走行；④ 投射部位。

2. 运动传导通路

（1）皮质脊髓束　取皮质脊髓束传导路模型观察：① 上、下运动神经元所在位置；② 纤维走行；③ 纤维交叉位置及特点。

（2）皮质核束　取皮质核束传导路模型观察：① 上、下运动神经元所在位置；② 纤维走行；③ 纤维交叉位置及特点。

（四）脑和脊髓的被膜

脑和脊髓的被膜是相互延续的,为便于观察将其分为脊髓的被膜和脑的被膜。

1. 脊髓的被膜　取切除椎管后壁脊髓标本,逐层观察脊髓的被膜及硬膜外隙和蛛网膜下隙的位置。

2. 脑的被膜　脑的被膜分别与脊髓的被膜相续。

（1）硬脑膜　观察脑膜标本时应注意:硬脑膜虽与硬脊膜相续,但自枕骨大孔处与颅骨内面的骨膜相愈合,故无硬脑膜外隙。再观察硬脑膜形成的主要结构:

1）大脑镰。

2）小脑幕。

3）硬脑膜窦:① 上矢状窦;② 下矢状窦;③ 直窦;④ 窦汇;⑤ 横窦;⑥ 乙状窦;⑦ 海绵窦。

（2）蛛网膜　取包有蛛网膜的整脑标本进行观察。它与软脑膜之间的腔隙,即蛛网膜下隙,在小脑和延髓之间有扩大形成的小脑延髓池。并切开上矢状窦观察蛛网膜粒。

（3）软脑膜　紧贴脑的表面,不易分离。可在脑室内观察到脉络丛。

（五）脑和脊髓的血管

1. 脊髓的血管　脊髓的静脉大致与脊髓的动脉相似,在本实验内只着重观察脊髓的动脉。取脊髓的血管色素灌注标本,分别在前正中裂和后外侧沟内,辨认脊髓前、后动脉,并观察其行程。

2. 脑的血管　脑的静脉直接或间接地注入硬脑膜窦。在此重点观察脑的动脉,利用脑血管色素灌注标本进行观察:① 大脑中动脉;② 大脑前动脉;③ 椎动脉;④ 大脑后动脉;⑤ 大脑动脉环;⑥ 大脑中动脉的中央支。

（杨治河）

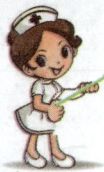

二、周围神经系统

【实验要点】

1. 脊神经的组成和分布概况。

2. 脊神经的前根、后根和前支、后支。

3. 颈丛、臂丛、腰丛、骶丛的组成和位置及主要分支

4. 胸神经前支的节段性分布特点。

5. 膈神经，肌皮神经，正中神经，尺神经，桡神经，腋神经的位置、行程及分布。

6. 臀上神经、臀下神经、阴部神经、坐骨神经的位置和走行方向及分布。

7. 脑神经连脑的部位。

8. 动眼神经、滑车神经的分支和分布。

9. 三叉神经的三大分支的行程及分支。

10. 展神经的行程及分布。

11. 面神经的行程及主要分支和分布。

12. 舌咽神经的主要分支和分布。

13. 迷走神经的行程，喉上神经、喉返神经的走行分布和迷走神经前干和后干的分支及分布。

14. 辨认副神经、舌下神经的走行及分布。

15. 内脏神经与躯体神经的区别。

16. 白交通支和灰交通支。

17. 椎旁神经节及椎前神经节。

18. 内脏大神经、内脏小神经。

19. 交感神经、副交感神经的分布特点。

【实验材料】

1. 脊髓和脊神经的标本和模型。

2. 头颈和上肢肌、血管神经标本和膈神经标本。

3. 臂丛及上肢、手部神经的标本。

4. 胸神经前支的标本。

5. 腰丛及股神经、髂腹股沟神经、闭孔神经的标本。

6. 骶丛及臀上神经、臀下神经、坐骨神经、胫神经、腓总神经的标本。

7. 阴部神经标本。

8. 脑及脑干连脑神经根的标本及模型。

9. 头部矢状切面标本。

10. 眼眶内容及神经标本。

11. 三叉神经标本和面神经标本。

12. 位听器的标本及模型。

13. 舌咽神经、迷走神经、副神经、舌下神经标本。

14. 颅底标本。

15. 暴露胸、腹腔后壁及自主神经整体标本。

16. 脊髓和脊神经根、交感干、交通支模型及标本。

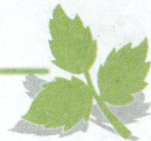

17. 眼眶标本、三叉神经标本和唾液腺模型示副交感神经节
18. 内脏神经及内脏神经丛。

【实验内容及方法】

（一）脊神经

在脊神经的标本上观察脊神经分布概况，自上而下计数和观察颈、胸、腰、骶和尾神经的对数，寻认他们穿出椎管的部位。

1. 颈丛　取头颈和上肢肌、血管神经标本，在胸锁乳突肌后缘的中点，寻认颈丛各皮支，并观察其行程和分布。翻开胸锁乳突肌：① 寻认颈丛，并观察其组成；② 辨认膈神经，追踪观察至颈根部。然后结合膈神经标本，观察其行程和分布，并同时注意与锁骨下血管、肺根和心包的位置关系。

2. 臂丛　利用臂丛及上肢、手部神经的标本，先在锁骨中点的后方辨认臂丛，并向上追踪至颈部观察臂丛的组成；在腋窝内观察其与腋动脉的关系。最后观察臂丛的主要分支：① 肌皮神经，在肱二头肌的深面寻认肌皮神经，并追踪观察其行程，注意其在肘窝内的浅出部位。寻认肌皮神经支配臂肌前群的肌支及前臂外侧皮神经。② 正中神经，在臂下部，肱动脉和尺神经之间，寻认粗大的正中神经。向上追踪至腋窝观察其两个根与腋动脉的位置关系；向下观察其在前臂的行程及其穿过肘窝的部位。再观察：支配前臂前群肌（除尺侧腕屈肌和肱桡肌外）各肌支。支配鱼际肌（除拇收肌外）和桡侧两个蚓状肌的肌支。皮支分布在手掌桡侧半和 3 个半手指掌侧面的皮肤。③ 尺神经，在肱骨内上髁的上方，寻认尺神经，向上追踪观察其起于部位及与腋动脉的位置关系；向下观察其在前臂的行程，注意其与尺动脉的关系。在前臂寻认：支配尺侧腕屈肌和指深屈肌尺侧半的肌支。在掌部寻认尺神经支配小鱼际，尺侧两个蚓状肌和骨间肌的肌支。观察分布手掌尺侧半及一个半手指掌侧面皮肤的皮支。手背支分布手背尺侧半和尺侧两个半手指背侧面的皮肤。④ 桡神经，在腋动脉的后方寻查桡神经，观察桡神经的行程。注意其与桡神经沟的关系。肌支分布臂后群肌及前臂后群肌。皮支分布在上肢背面的皮肤、手背桡侧半皮肤和桡侧两个半手指背面的皮肤。⑤ 腋神经，在肱骨外科颈的后方寻查腋神经，并观察其行程。再寻查腋神经布于肩关节、三角肌和肩部皮肤的各分支。

3. 胸神经前支　取胸神经前支的标本观察：① 第 1 胸神经和第 12 胸神经前支分别与臂丛和腰丛的关系；② 肋间神经和肋下神经的行程，与肋间血管的关系及其分支的分布；③ 结合活体确定 T_2 平对胸骨角、T_4 平对乳头、T_6 平对剑突、T_8 平对肋弓、T_{10} 平对脐、T_{12} 平对脐与耻骨联合连线中点。

4. 腰丛　取腰丛及股神经、髂腹股沟神经、闭孔神经的标本，先掀开腰大肌，在其深面观察腰丛的组成，然后观察其下列分支：① 髂腹下神经和髂腹股沟神经：在肾的后方寻认上述两神经，髂腹股沟神经平行于髂腹下神经的下方，观察它们的行程和分布；② 闭孔神经：在腰大肌的内侧缘查找，穿闭膜管入大腿内收肌；③ 股神经：是腰丛的最大分支，经腰大肌外缘下降，穿过腹股沟韧带的深面至股部。再观察股神经与股血管的位置关系。各肌支分布于股四头肌、缝匠肌。皮支分布于大腿的前面、隐神经分布于小腿内侧及足背内侧；④ 生殖股神经：在腰大肌的表面寻找，观察其行程、分支和分布。

5. 骶丛　取骶丛及臀上神经、臀下神经、坐骨神经、胫神经、腓总神经的标本和阴部神经标本。在盆腔内，梨状肌的前方，先观察该丛的组成，然后观察其下列分支：① 臀上神经，在

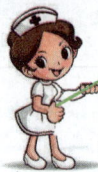

梨状肌上孔观察与其同名血管伴行分布于臀中肌、臀小肌;② 臀下神经,在梨状肌下孔观察与其同名血管伴行观察分布于臀大肌;③ 阴部神经,在坐骨棘的背面观察阴部神经,它出坐骨大孔,入坐骨小孔,进坐骨肛门窝,分布于肛门及会阴部;④ 坐骨神经,是全身最粗大的神经,观察坐骨神经与梨状肌的位置关系及坐骨神经的体表投影;坐骨神经在腘窝上方分为胫神经和腓总神经。

胫神经:翻开小腿三头肌,观察此神经的行程、分支及分布到小腿后群肌和足底肌。

腓总神经:它在腓骨头下方两横指处分为腓浅神经和腓深神经。腓浅神经分布于小腿外侧肌群和足背皮肤;腓深神经分布于小腿前肌群。

(二）脑神经

1. 运用挂图与标本相配合,统一观察第Ⅰ～Ⅻ对脑神经出入脑与出入颅的部位。

2. 观察第Ⅰ～Ⅵ对脑神经

(1) 嗅神经:利用头部矢状切面标本,在上鼻甲或鼻中隔上部观察白色的嗅丝。

(2) 视神经:利用眼眶内容及神经标本,观察视神经连于眼球后极之处。

(3) 动眼神经、滑车神经、展神经及三叉神经第一支:利用眼眶内容及神经标本,观察各神经所支配的眼外肌。并观察紧贴眶上壁的三叉神经第一支(眼神经)的分支。

(4) 三叉神经的上颌神经、下颌神经:利用头部矢状切面标本,示三叉神经分支的标本。观察上颌神经行径:穿海绵窦经圆孔→翼腭窝→眶下裂→眶下壁→眶下孔后的分支(眶下神经)。观察下颌神经出卵圆孔至颞下窝及发出主要分支(耳颞神经、下牙槽神经、颊神经、舌神经)。

3. 观察第Ⅶ～Ⅻ对脑神经

(1) 面神经:利用面神经标本、模型、挂图观察面神经主干的行程、分布于表情肌的五个分支、鼓索支及下颌下神经节和翼腭神经节。

(2) 前庭蜗神经:主要利用位听器模型和标本,联系内耳的知识,弄清位听器与中枢核联系的关系。在一般标本上,只能看到从内耳门连于脑干的一段。

(3) 舌咽神经:根据挂图了解舌咽神经的纤维成分与分支分布,在标本上要注意观察并区别舌咽神经与三叉神经的舌神经和舌下神经。从位置和形态上看,舌咽神经是上述三条神经中位置居中且比较细的一条。

(4) 迷走神经:根据挂图了解迷走神经的纤维成分、行程及主要分支。

① 观察辨认:喉上神经;左、右喉返神经;食管前丛和后丛;迷走神经的前干和迷走神经的后干。

② 观察迷走神经走行要点,分颈、胸、腹 3 段。

颈段:行于颈部血管神经鞘内,位于颈总动脉与颈内静脉之间的后方。

胸段:左、右迷走神经略有不同,要注意它们与颈根部的大血管、主动脉弓、肺根和食管的关系,并注意与膈神经的区别。

腹段:左迷走神经→胃前支、肝支→胃与肝;右迷走神经→胃后支、腹腔支→腹腔神经丛→腹腔的大部分器官。

(5) 副神经和舌下神经:主要根据它所支配的肌肉标本来观察两条神经的行程及分布范围。

(三）内脏神经

1. 交感神经

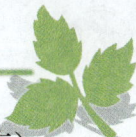

（1）在暴露胸、腹腔后壁及自主神经整体标本上，观察交感干的组成（椎旁节与节间支）、位置、分段和颈段的颈上、中、下神经节。

（2）在保留有脊髓、脊神经、交感干、灰白交通支和内脏大、小神经的一段胸后壁标本上：观察和讲解交感神经节前纤维的来源、行程和与节后神经元联系的三种情况。说明灰交通支随脊神经分布的情况。

（3）利用标本观察并了解心丛、腹腔丛与盆丛的组成、位置与大致分布。具体包括：① 交感干的各段与一部分灰、白交通支；② 颈上、中、下神经节与一两条心支；③ 内脏大、小神经；④ 腹腔神经丛与腹腔神经节；⑤ 主动脉肾节、肾丛；肠系膜上神经节、肠系膜上丛或其他神经丛等。

2. 副交感神经

（1）颅部的副交感神经的节前纤维都参与到相应的脑神经中，故可联系已有的脑神经知识进行复习巩固。抓住中枢核、副交感神经节和支配器官三个环节，结合有关挂图、模型和标本进行观察：① 动眼神经、睫状神经节；② 面神经、三叉神经的舌神经、翼腭神经节和下颌下神经节；③ 舌咽神经、耳神经节、腮腺；④ 迷走神经主干行程。

（2）骶部的副交感神经节前纤维组成盆内脏神经，以后又与交感神经的纤维交织在一起，组成盆丛、分布于降结肠以下的消化管和盆腔脏器。在神经丛的盆腔矢状切面的标本上进行观察。

3. 内脏经丛　在内脏神经标本上，逐一观察内脏神经丛，如心丛、肺丛及腹腔丛等。

（叶大平）

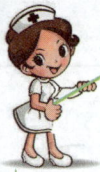

第十章

内 分 泌 系 统

【实验要点】

1. 垂体的位置和形态。
2. 甲状腺的形态和位置。
3. 甲状旁腺的形态和位置。
4. 肾上腺的形态和位置。

【实验材料】

1. 颈部的解剖标本。
2. 腹膜后间隙的器官解剖标本。
3. 泪器的解剖标本。
4. 头部正中矢状切面的解剖标本。

【实验内容及方法】

（一）垂体

取头部正中矢状切面的解剖标本,观察垂体的位置和形态,并查找它与下丘脑连接情况,指出与视交叉的位置关系。

（二）甲状腺

取颈部的解剖标本,观察甲状腺的形态,是否呈"H"形,并观察甲状腺左、右侧叶位于喉和气管的两侧,再查看甲状腺峡与气管软骨的位置关系,并查看甲状腺峡的上缘是否存在锥状叶。

（三）甲状旁腺

取颈部的解剖标本,在甲状腺侧叶的后缘观察并查找甲状旁腺的数量与甲状腺侧叶的关系。

（四）肾上腺

在腹膜后间隙的器官解剖标本上,观察左、右肾上腺与肾的位置关系,再比较左、右肾上腺的形态差别。

（五）松果体

在头部正中矢状切面的解剖标本上,观察并查找出松果体所在位置和大小。

（叶大平）

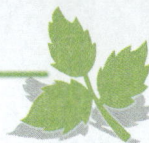

参 考 文 献

1. 邹锦慧主编. 人体解剖学. 第 3 版. 北京:科学出版社,2009

2. 程辉龙主编. 人体解剖学及组织胚胎学. 北京:科学出版社,2010

3. 柏树令主编. 系统解剖学. 第 7 版. 北京:人民卫生出版社,2008

4. 苏传怀主编. 人体解剖学基础. 南京:东南大学出版社,2009

5. 窦肇华主编. 人体解剖学与组织胚胎学. 第 6 版. 北京:人民卫生出版社,2009

6. 杨壮来主编. 人体结构学. 北京:人民卫生出版社,2004